組み合わせ自由自在
関西電力病院の
おいしい
糖尿病レシピ

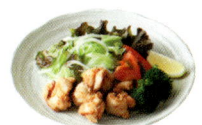 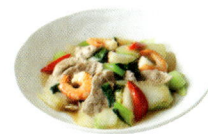 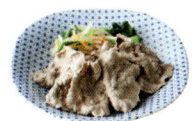

この本をお使いいただくうえでの注意

- 材料は特に表示がない場合、2人分です。
- 各料理に表示しているデータは、すべて1人分のデータです。
- 特に表示がない場合、小さじ1は5ml、大さじ1は15ml、1カップは200mlです。
- 電子レンジの加熱時間は、500Wでの目安です。
- 材料の分量はすべて正味で表記しています。
- 鶏ガラスープの素は、市販の顆粒状のものを使用しています。
- だしのとり方は96ページです。
- 野菜を洗うなどの作業は原則として省略しています。
- 作り方で特に表記がない場合、火かげんは中火で調理しています。
- フライパンや鍋はフッ素樹脂加工のものを使用しているため、油を引かずに、あるいは少量で炒めることができます。
- オーブンの温度と焼き時間は、あくまでも目安です。オーブンによって焼きかげんに違いがあるので、様子を見ながら調節してください。

はじめに

MESSAGE

糖尿病治療の枠を超えて、より健康になれる食事を

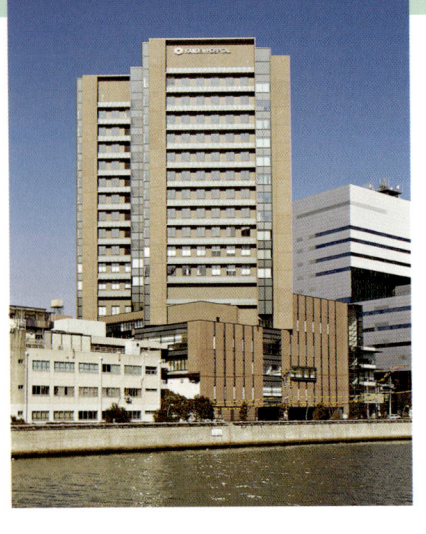

糖尿病の患者数は予備軍を含めると二千万人にのぼると推計されます。飽食の時代といわれるほど豊かになり、便利な社会基盤が整った一方で、ストレス社会や高齢化などがその要因となっているといわれています。

私どもは、長年、日本人の糖尿病の特性に向き合ってきました。その9割以上を占める2型糖尿病は、食事や運動といった普段の生活と大きくかかわっています。糖尿病の食事のことでは、多くの方に知っていただきたいことが2つあります。1つは、日本人の食生活は戦後になって大きく様変わりしましたが、肉や油脂の多い欧米型の食事に、日本人は体質的に対応しきれないことが多く、その意味では糖尿病になりやすいということ。

もう1つは、多くの方が「糖尿病食はおいしくない」という誤解をお持ちだということです。実は糖尿病の食事療法では食べてはいけないものはなく、栄養バランスと食べる量のコントロールが必要になるだけです。それはある意味では健康を維持するために理想的な食ともいえ、一生続けるとよい健康習慣になりうるのです。

PROFILE

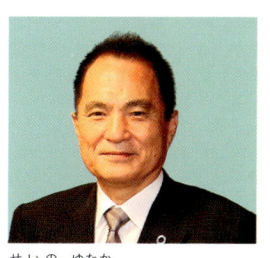

清野 裕(せいの ゆたか)・関西電力病院院長。1941年福岡市生まれ。1967年京都大学医学部卒業。医学博士。京都大学教授を経て現職。専門は糖尿病学。国際糖尿病連合西太平洋地区チェアマン、日本糖尿病協会理事長、日本糖尿病学会理事、日本病態栄養学会理事長などを兼務。

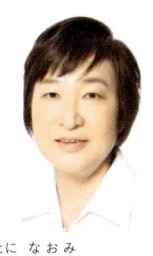

北谷 直美(きたたに なおみ)・関西電力病院栄養管理室長。1976年京都女子大学短期大学部卒業。管理栄養士、日本糖尿病療養指導士。食事療法をずっと続けられるように、患者一人ひとりとじっくり向き合い、生活スタイルに合わせたオーダーメイドの食事指導を行っている。

実際の治療にあたって、私が大切にしているのは、個々の生活スタイルに合わせた"オーダーメイド治療"です。

病気に至るには日常生活のなかに必ず理由があります。仕事、生活習慣、考え方はさまざまで、無理に一定の枠に押し込めようとしても長続きしません。また食事や運動などご自身で自主的に取り組む姿勢が不可欠であるため、「なぜ治療が必要なのか」、「改善には何が必要なのか」をよく理解していただくために、一人ひとりとよく向き合い、信頼関係を築きつつ治療を進めています。

本書では現代の食生活に柔軟に対応し、当院で行っている食事療法の注意点や調理のコツなどを多数紹介しています。また、ボリューム感があり、見た目も味も満足できる、簡単、おいしい、作りやすいレシピも多数掲載しています。ぜひご活用いただき、日々の食卓に生かしていただければ幸いです。

関西電力病院院長　清野 裕
関西電力病院栄養管理室長　北谷直美

関西電力病院

KANDEN

関西電力病院の糖尿病治療の取り組み

チーム医療の総力を結集し総合的な治療を目指して

関西電力病院は名前のとおり関西電力社員の福利厚生から出発しましたが、現在では「地域医療への貢献」「トップレベルの医療水準」「お客様満足度No.1」を目指し、時代とともに変遷する疾病の対策と予防に力を入れています。

現在、重点課題のひとつとしてとらえているものに「糖尿病を中心とする生活習慣病」への取り組みがあります。

糖尿病の9割以上を占める2型糖尿病は過去の生活習慣から発したものです。ですから治療においては日常の生活改善が欠かせません。患者自身が「なぜ治療が必要な状態に陥ったのか」、そして「改善には何が必要なのか」をよく理解し、自主的に取り組む姿勢が必要になるのです。

そこで大切にしているのは、患者一人ひとりの仕事や生活環境を考慮した「オーダーメイド治療」です。医師、看護師のみならず、管理栄養士や臨床検査技師などが「糖尿病療養指導士」としてチーム医療を行い、無理なく確実に続けられる治療環境づくりを目指しています。

関西電力病院が目指す、チームで取り組む糖尿病の療養

運動量の評価
運動療法の指導 — 理学療法士

食事量の評価
本人・家族への栄養指導 — 管理栄養士

患者さん

療養に関する総合マネージメント — 医師

看護師 — フットケア／インスリン指導／SMBG指導

臨床検査技師 — 検査方法や検査値の説明

薬剤師 — 服薬指導

その他スタッフ

糖尿病チームを結成することでより効力を発揮

病気とのつき合い方を「教育入院」で学ぶ

糖尿病は生涯つき合っていく必要のある病気です。

しかし一定の知識を持って自己管理ができれば、それ以上悪化させずに、日常生活と十分折り合いをつけて対応していけるものでもあります。そのために必要となる食事や運動の基礎知識は、病気の進行を抑えて維持・改善するために必要であり、正しく行って継続することが重要です。

そこで数日から2週間ほど入院し、必要な知識を実践的に学ぶ、糖尿病ならではの「教育入院」という方法があります。

一般的な入院とは異なり、医師や看護師の指導のもとで血糖コントロールのためのノウハウや運動療法を学び、管理栄養士による具体的な食事療法のプラン作り、そのほか合併症の検査、薬物治療を行う場合は薬の飲み方などまで、くわしく知ることができます。

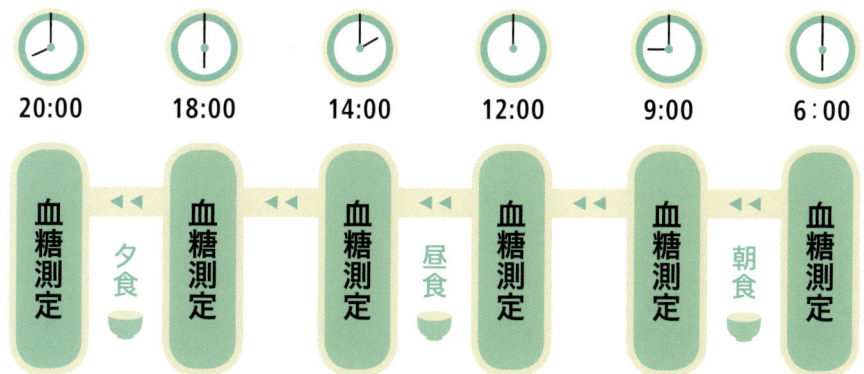

関西電力病院での糖尿病入院の1日の流れ

20:00　血糖測定　夕食
18:00　血糖測定
14:00　血糖測定　昼食
12:00　血糖測定
9:00　血糖測定　朝食
6:00　血糖測定

眼科受診や歯科受診を含む合併症検査
糖尿病Q&Aや糖尿病カンバセーションマップ
昼食会
運動療法など

入院期間や病状により、患者さんに合ったプログラムを行っています。

関西電力病院の食事療法

関西電力病院の食事は低カロリーで塩分も控えめですが、おいしく食べられる工夫がされて患者さんからも好評です。ご紹介するレシピを作って家庭でも実践してみましょう。▶▶ p.34〜

組み合わせ自由自在
関西電力病院のおいしい糖尿病レシピ

CONTENTS

PART 1 糖尿病と食事

はじめに ……… 2
関西電力病院の糖尿病治療の取り組み ……… 4

糖尿病ってどんな病気なんですか？ ……… 14
これなら毎日続けられる！関電式食事の基本 ……… 16
1日の摂取エネルギー量はどれくらい？ ……… 18
必要な栄養をバランスよく食べることが大事 ……… 20
覚えておきたい炭水化物の基礎知識 ……… 22
汁物の上手なとり方は？ ……… 24
献立の立て方のポイント ……… 26
朝昼夕の献立例 ……… 28
関西電力病院の献立 ……… 34

1 野菜たっぷりの満腹献立 ……… 36
2 調理法や味の変化でメリハリのある献立 ……… 38
3 食感を楽しむ献立 ……… 40
4 塩分控えめでもしっかり味の献立 ……… 42
5 定番メニューのヘルシーアレンジ献立 ……… 44
6 低カロリーの揚げ物献立 ……… 46
7 たっぷり食べられる肉の献立 ……… 48

COLUMN 糖質過多には要注意！ ……… 50

PART 2 主菜
組み合わせ自由自在 肉、魚介、卵、大豆のおかず

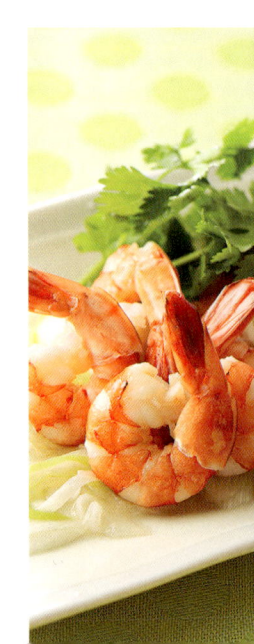

■ 肉のおかず

牛肉
牛ももののローストビーフ ……… 52
牛肉と根菜のスープ煮 ……… 53
牛肉とにらのプルコギ ……… 54
肉豆腐 ……… 54
牛肉とごぼうのしょうが煮 ……… 55
牛肉の辛味炒め ……… 55
中華風肉じゃが ……… 56
牛肉ステーキのにんにくじょうゆ ……… 56

ひき肉
ミートローフ ……… 57
きのこハンバーグ ……… 58
豆腐ハンバーグ ……… 59
メンチカツ ……… 59

豚肉

- とんかつ ... 60
- たっぷり野菜と豚のしょうが焼き ... 61
- ポークソテーオニオンペッパー ... 62
- 豚ヒレ肉の竜田揚げ ... 62
- ホイコーロー ... 63
- 彩り野菜のポークロール蒸し ... 63
- 豚肉の西京焼き ... 64
- シャキシャキ野菜の豚しゃぶのっけ ... 64
- 豚とキャベツの重ね蒸し ... 65
- 塩豚の薬味だれ ... 65

鶏肉

- 鶏ささ身のピカタ ... 66
- 鶏の野菜ロール ... 67
- 手羽元の中華煮 ... 68
- 蒸し鶏棒棒鶏 ... 68
- 鶏の塩麹漬け焼き ... 69
- 鶏肉と野菜の煮物 ... 69
- チキンのハニーマスタード焼き ... 70
- 鶏肉とれんこんのつくね焼き ... 70

■ 魚介のおかず

- かじきのトマト煮 ... 71
- たらとあさりのアクアパッツァ ... 72

魚

- 鮭ときのこのチャンチャン蒸し ... 73
- さわらのとろろかぶら蒸し ... 74
- あじの南蛮漬け ... 75
- あじのたたき ... 75
- いわしつみれのしょうがあんかけ ... 76
- いわしのムニエル ... 76
- かじきの青じそみそ焼き ... 77
- かれいの煮つけ ... 77
- かつおの焼き漬け ... 78
- かつおのたたきサラダ仕立て ... 78
- たらのみぞれ煮 ... 79
- 鮭の幽庵焼き ... 79
- さばのカレー風味ソテー ... 80
- フレッシュトマトソース ... 80
- さばのごまみそ煮 ... 81
- さんまのバルサミコ蒲焼き ... 81
- さんまのハーブ焼き ... 82
- ぶりステーキ ... 82
- まぐろのソース炒め ... 83

いか

- いかと豆苗の豆板醤炒め ... 83
- いかのにんにくバター炒め ... 84
- えびのバジル炒め ... 84

えび、たこ

- えびの香味野菜蒸し ... 84
- たこと里いもの煮物 ... 85
- たこのアヒージョ ... 85

かき、ほたて

- かきとほうれん草のクリームグラタン ... 86
- かきとにんにくの芽炒め ... 86
- ほたてのカルパッチョ ... 87
- ほたてと青菜の塩炒め ... 87

■ 卵のおかず

- もやし入りかに玉 ... 88
- 卵とトマトの中華炒め ... 89
- ポーチドエッグの温野菜添え ... 90
- 卵とベーコンのココット ... 90

■ 大豆製品のおかず

- 厚揚げと白菜のうま煮 ... 91
- 豆腐の野菜あんかけ ... 92
- いり豆腐 ... 93
- 高野豆腐の卵とじ ... 93

COLUMN

- 手作りだれ・ソース ... 94
- 昆布かつおだしのとり方 ... 96

PART 3 副菜 組み合わせ自由自在
野菜、こんにゃく、海藻、きのこのおかず

緑黄色野菜

アスパラガス
- アスパラのチーズ焼き ……… 98
- アスパラのヨーグルトソース ……… 98
- アスパラのみそバター炒め ……… 98

オクラ
- オクラとゆで鶏の梅肉ソース ……… 99
- オクラとなめこのおろしあえ ……… 99
- オクラとこんにゃくのオランダ煮 ……… 99

小松菜
- 小松菜のなめたけがけ ……… 100
- 小松菜としめじの梅昆布茶あえ ……… 100
- 小松菜と厚揚げの煮びたし ……… 100

さやいんげん
- いんげんとさつま揚げの煮物 ……… 101
- いんげんのバターソテー ……… 101
- いんげんのみそマヨ ……… 101

春菊
- 春菊とにんじんの白あえ ……… 102
- 春菊と油揚げのサラダ ……… 102
- 春菊のからしあえ ……… 102

チンゲン菜
- ゆでチンゲン菜の薬味だれ ……… 103
- チンゲン菜のにんにく炒め ……… 103
- チンゲン菜のしらすあえ ……… 103

トマト
- トマトの玉ねぎドレッシング ……… 104
- ミニトマトのレモンマリネ ……… 104
- トマトのみょうがあえ ……… 104

にら
- にらと卵の炒め物 ……… 105
- にらともやしの焼きのりあえ ……… 105
- にらの酢みそがけ ……… 105

にんじん
- キャロットラペ ……… 106
- にんじんとツナの蒸し炒め ……… 106
- にんじんとがんもどきの煮物 ……… 106

パプリカ
- パプリカのマリネ ……… 107
- 生パプリカのディップ ……… 107
- パプリカのペペロンチーノ ……… 107

ピーマン
- ピーマンの焼きびたし ……… 108
- ピーマンと桜えびの炒め物 ……… 108
- ピーマンの納豆あえ ……… 108

ブロッコリー
- ブロッコリーの粒マスタードあえ ……… 109
- ブロッコリーとえびのわさびマヨネーズ ……… 109
- ブロッコリーの鶏そぼろあん ……… 109

ほうれん草
- ほうれん草のサラダ ……… 110
- ほうれん草とえのきのごまあえ ……… 110
- ほうれん草とにんじんのソテー ……… 110

モロヘイヤ
- モロヘイヤとろろ ……… 111
- モロヘイヤと大豆もやしのナムル ……… 111
- モロヘイヤともずくの酢の物 ……… 111

淡色野菜

かぶ
- かぶのゆずあえ ……… 112
- かぶと水菜のサラダ ……… 112
- かぶとかぶ葉の炒め物 ……… 112

カリフラワー
- カリフラワーのゆかりあえ ……… 113
- カリフラワーとブロッコリーのオーロラソース ……… 113
- カリフラワーとウインナー炒め ……… 113

キャベツ
- キャベツの塩昆布あえ ……… 114
- コールスローサラダ ……… 114
- キャベツとえびの炒め物 ……… 114

きゅうり
- きゅうりとちくわのラー油炒め ……… 115
- きゅうりとかぶの即席漬け ……… 115
- きゅうりとキャベツのごま酢あえ ……… 115

ゴーヤ
- ゴーヤとツナのサラダ ……… 116
- ゴーヤと玉ねぎのおかかあえ ……… 116
- ゴーヤとロースハムのチャンプルー ……… 116

ごぼう
- ごぼうとにんじんの和風ピクルス ……… 117
- エリンギとごぼうのコチュマヨあえ ……… 117
- たたきごぼう ……… 117

ズッキーニ
- ズッキーニのナムル ……… 118
- ズッキーニとトマトのサラダ ……… 118
- ズッキーニとにんじんの炒め物 ……… 118

セロリ
- セロリとにんじんのきんぴら ……… 119
- セロリの甘酢漬け ……… 119
- セロリとザーサイのあえ物 ……… 119

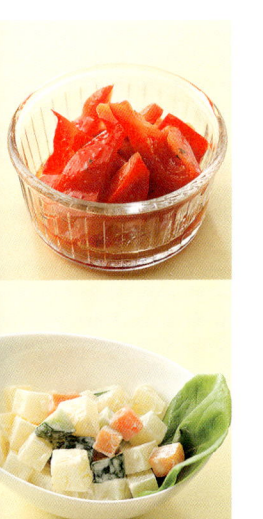

大根
- 大根とほたてのサラダ …… 120
- あちゃら漬け …… 120
- ふろふき大根 …… 120

たけのこ
- たけのことピーマン炒め …… 121
- たけのことふきのみそ漬け …… 121
- たけのこの土佐煮 …… 121

玉ねぎ
- 玉ねぎのカレーマリネ …… 122
- 玉ねぎとわかめの梅サラダ …… 122
- 焼き玉ねぎ …… 122

なす
- 蒸しなす …… 123
- なすみそ炒め …… 123
- 青じそなす …… 123

長ねぎ
- 長ねぎのチーズ焼き …… 124
- あさりとねぎのぬた …… 124
- 長ねぎとしいたけの炒め物 …… 124

白菜
- 白菜と油揚げのおひたし …… 125
- 白菜とえのきの煮びたし …… 125
- 白菜のラー油漬け …… 125

もやし
- もやしとにんじんのごまあえ …… 126
- 豆もやしのカレー煮 …… 126
- もやしと豚肉のうま煮 …… 126

レタス
- レタスと海藻のサラダ …… 127
- レタスとツナの蒸し煮 …… 127
- レタスとしめじの炒め物 …… 127

■ こんにゃく
こんにゃく
- こんにゃくサイコロステーキ …… 128
- ごぼうとこんにゃくの煮物 …… 128
- つきこんにゃくのきんぴら …… 128

しらたき
- しらたきのたらこあえ …… 129
- しらたきとにんじんのザーサイ炒め …… 129
- しらたきサラダ …… 129

■ 海藻類
昆布
- 昆布とさつま揚げの炒め物 …… 130
- きざみ昆布とトマトの和風サラダ …… 130
- 昆布と大根の煮物 …… 130

ひじき
- ひじきとにんじんのサラダ …… 131
- ひじきとたこのくるみ白あえ …… 131
- ひじきのからし炒め …… 131

もずく
- もずくの中華風 …… 132
- もずくの酢の物 …… 132
- もずくとたけのこの煮物 …… 132

わかめ
- わかめとたこの酢の物 …… 133
- わかめと大根おろしあえ …… 133
- わかめともやしのナムル風 …… 133

■ きのこ類
えのきだけ
- えのきの焼きびたし …… 134
- えのきとハムのワイン蒸し …… 134
- えのきと三つ葉のおひたし …… 134

エリンギ
- エリンギのベーコン巻き …… 135
- エリンギのソテー …… 135
- エリンギ焼き …… 135

しいたけ
- きのこの和風マリネ …… 136
- 焼きしいたけのキムチのせ …… 136
- しいたけの梅あえ …… 136

しめじ
- しめじとねぎの山椒炒め …… 137
- しめじといんげんのしょうがあえ …… 137
- しめじとじゃがいものガーリックバター …… 137

なめこ
- なめこ入り卵の花 …… 138
- なめこと長いものからしあえ …… 138
- なめことめかぶの酢の物 …… 138

まいたけ
- まいたけのサラダ …… 139
- まいたけと春菊の煮びたし …… 139
- まいたけとこんにゃくのオイスター炒め …… 139

■ 糖質の多い副菜
さつまいも
- さつまいもの粉吹き …… 140
- さつまいもとセロリのケチャップ炒め …… 140
- さつまいもとちくわの煮物 …… 140

PART 4 組み合わせ自由自在 汁物、常備菜

里いも
- 里いものオイスター炒め …… 141
- 里いものサテー …… 141
- 里いものサラダ …… 141

じゃがいも
- じゃがいもの磯チーズあえ …… 142
- マセドアンサラダ …… 142
- じゃがいもの炒め物 …… 142

長いも
- 長いもの含め煮 …… 143
- 長いもときゅうりのわさびじょうゆあえ …… 143
- 長いものきんぴら風 …… 143

かぼちゃ
- かぼちゃといんげんのピリ辛炒め …… 144
- かぼちゃの豆乳煮 …… 144
- かぼちゃのグリル …… 144

とうもろこし
- コーンとツナのサラダ …… 145
- コーンと切り干し大根のあえ物 …… 145
- コーンとほうれん草のソテー …… 145

れんこん
- れんこんとにんじんの煮なます …… 146
- れんこんとえのきのきんぴら …… 146
- 塩焼きれんこん …… 146

■ 汁物
- 豚汁 …… 148
- けんちん汁 …… 148
- 常夜汁 …… 149
- なめことなすの赤だし …… 149
- わかめのかき玉汁 …… 150
- わかめと玉ねぎのみそ汁 …… 150
- キャベツと玉ねぎのみそ汁 …… 150
- スナップえんどうとねぎのみそ汁 …… 151
- オクラと長いもの冷やし汁 …… 151
- ふのりと大根のみそ汁 …… 151
- わかめとみょうがのみそ汁 …… 151

■ スープ
- きのこのポタージュスープ …… 152
- トマトスープ …… 152
- 海鮮チゲスープ …… 153
- 酸辣湯風スープ …… 153
- キャベツとにんじんのスープ …… 154
- ブロッコリーと玉ねぎのスープ …… 154
- じゃがいもとわかめのスープ …… 154
- ほうれん草としめじのスープ …… 155
- モロヘイヤと長ねぎのスープ …… 155
- 白菜としいたけのスープ …… 155

■ 常備菜

基本 ミートソース …… 156
アレンジ① 夏野菜のラタトゥイユ風
アレンジ② 花野菜のミートソース焼き

基本 肉そぼろ …… 158
アレンジ① ビビンバ
アレンジ② 麻婆豆腐

基本 ごぼうのきんぴら …… 159
アレンジ① きんぴらかき揚げ
アレンジ② きんぴらサンド

基本 おからのいり煮 …… 160
アレンジ① おからコロッケ
アレンジ② おから入りロールキャベツ

基本 五目豆 …… 161
アレンジ① 五目豆の炊き込みごはん
アレンジ② 五目豆のチャウダー風

基本 切り干し大根の煮物 …… 162
アレンジ① 切り干し大根のサラダ
アレンジ② 切り干し大根の卵焼き

基本 ひじきのいり煮 …… 163
アレンジ① ひじき納豆
アレンジ② ひじきチャーハン

基本 きざみ昆布の煮物 …… 164
アレンジ① きざみ昆布シューマイ
アレンジ② きざみ昆布のそうめんチャンプルー

PART 5 ワンプレート 季節の献立

■ワンプレート
- 大豆のトマトカレー …… 166
- きのことチーズのリゾット …… 167
- 柳川風牛丼 …… 168
- えんどう入り親子丼 …… 168
- 小松菜としらすのチャーハン …… 169
- 漬けまぐろ丼 …… 169
- 煮込みうどん …… 170
- みそ焼きうどん …… 171
- アスパラガスとえびのトマトソースパスタ …… 172
- チンジャオロース風焼きそば …… 173
- 長ねぎとじゃこの和風パスタ …… 173
- ネバネバぶっかけそば …… 174
- 肉つけそば …… 174
- お好み焼き …… 175
- 野菜ラーメン …… 175
- フレンチトースト フルーツヨーグルトソース …… 176
- ハムと卵と野菜のサンドイッチ …… 177
- ポテトサラダのチーズトースト …… 177

■季節の献立

春
- 青豆ごはん／鶏の照り焼き／菊花かぶ の甘酢漬け／たけのことふきのじゃこ 煮／彩り野菜の沢煮わん …… 178

夏
- ゆで鶏そうめん／なすのずんだあえ／ 杏仁豆腐 …… 180

秋
- きのこごはん／さんまの塩焼き／ 小松菜のピーナッツあえ／茶わん蒸し …… 182

冬
- たらちり鍋／かぼちゃのおかか煮 …… 184

COLUMN
- 満足感のあるお弁当にするコツ …… 186
- がっつり食べるためのひと工夫 …… 188

PART 6 デザート＆ジュース 市販品の活用

■デザート
- ココアケーキ …… 190
- 抹茶とバナナの蒸しパン …… 191
- フローズンヨーグルト …… 191
- ビスコッティ …… 192
- 豆腐白玉のみたらし …… 192
- かぼちゃとさつまいもの茶巾 …… 193
- 水ようかん …… 193
- オレンジとグレープフルーツの白ワイン漬け …… 194

■ジュース
- パプリカフルーツジュース …… 194
- フレッシュトマトジュース …… 195
- 小松菜キウイジュース …… 195
- アボカドバナナドリンク …… 195
- グレープフルーツヨーグルトドリンク …… 196
- アップルキャロットドリンク …… 196
- いちごバナナミルク …… 196
- 白菜セロリドリンク …… 197
- 春菊パインジュース …… 197
- キウイグレープフルーツジュース …… 197
- ブルーベリーヨーグルトドリンク …… 198
- 市販食品を賢く利用しよう …… 198
- 外食カロリー早わかりDATA …… 202

PART 7 糖尿病の基礎知識

- 糖尿病の検査と診断の仕方 …… 206
- 治療の基本は食事・運動・薬 …… 208
- 怖い糖尿病の合併症 …… 212
- 低血糖になってしまったときは …… 213
- 生活スタイルを見直してみよう …… 214
- 食事日記をつけてみよう …… 216

料理インデックス（エネルギー量順） …… 223

本書の使い方

糖尿病に対応した食事を作るとき、この本を次のように活用してください。
それぞれの料理に表示されている数値を確認しながら献立を組み立てましょう。

手順 **1** **標準体重と適正エネルギー量を算出**

p.18を参照し、標準体重を出して、1日の適正エネルギー量を算出します。

手順 **2** **1日の適正エネルギー量を3食に振り分ける**

1日の適正エネルギーを3回分の食事に振り分けます。たとえば1700kcalの方は朝550kcal、昼550kcal、夕600kcalなど、なるべく均等に分けましょう。

手順 **3** **主菜を選ぶ**

PART2から食べたい主菜を選び、カロリーを確認します。

手順 **4** **副菜や汁物を選ぶ**

PART3とPART4から主菜に合う副菜を選び、カロリーを確認します。適正エネルギーをオーバーしないように組み合わせましょう。

PART1、7は糖尿病の基礎知識

PART1、7は糖尿病の検査方法や治療法などを紹介しています。基本的な情報を知り、糖尿病と向き合っていきましょう。

PART5、6は食事を楽しむために

PART5は昼食におすすめの1皿ごはんやめん、季節にぴったりの献立などを、PART6はヘルシーなデザートを紹介しています。ぜひ、楽しみながら食事をしてください。

各レシピの表示の見方

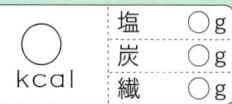

○kcalはエネルギー量、塩＝塩分、炭＝炭水化物、繊＝は食物繊維の量で、それぞれ1人分です。

炭水化物、塩分、食物繊維の量もチェックしましょう。炭水化物は1日の適正エネルギー量の50〜60％が目安です。塩分は1日男性9ｇ未満、女性7.5ｇ未満に。食物繊維は食後の血糖値の上昇を抑えるなど健康に役立つ作用があるので、1日20〜25ｇを目安にしましょう。

＊医師の指導を受けている方は、指示に従ってください。

PART 1

糖尿病と食事

糖尿病の治療には食生活が大きくかかわってきます。毎日のことなので、長続きさせることが大切です。まずはできるところから改善し、ずっと続けられるように習慣にしていきましょう。

KEYWORD 1

糖尿病ってどんな病気なんですか？

慢性的に血糖値が高くなる病気です

私たちの日々の食事に含まれる糖質は消化・吸収されてブドウ糖に分解されます。そして血液によって肝臓を経由して脳や筋肉など全身に運ばれてエネルギーになります。また、その一部は肝臓や筋肉でグリコーゲンに作りかえられて貯蔵され、余った糖は脂肪として蓄えられます。

この「糖代謝」のしくみは膵臓から分泌されるインスリンというホルモンが支えており、血液中のブドウ糖の量（血糖値）をコントロールしています。ところが生活習慣やなんらかの要因により、この働きが正常に機能しなくなり、糖が血液中にあふれてしまうのが糖尿病です。

［ 糖が体内で使われるしくみ ］

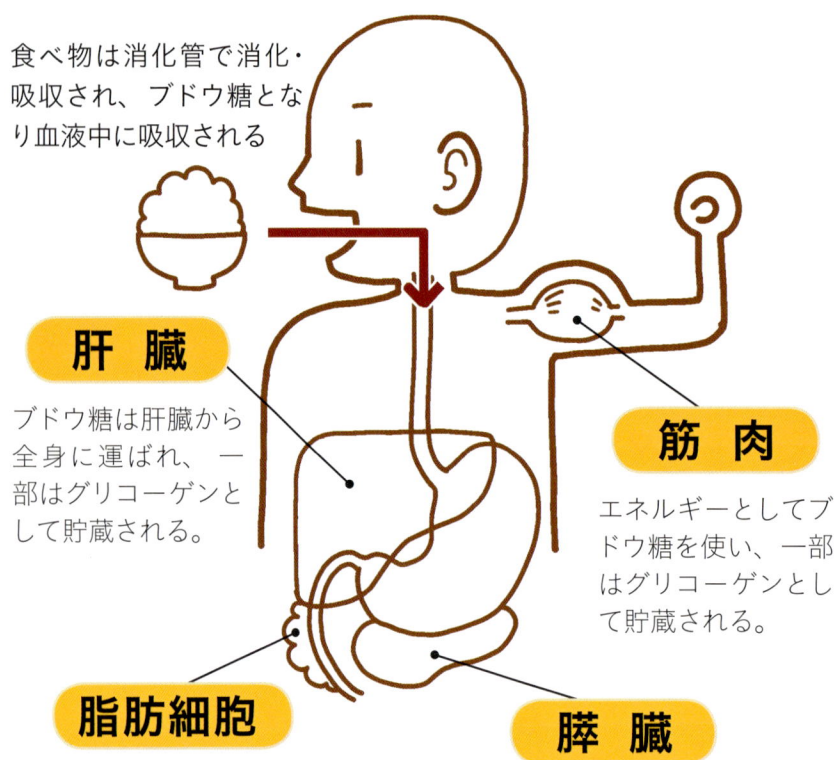

食べ物は消化管で消化・吸収され、ブドウ糖となり血液中に吸収される

肝臓
ブドウ糖は肝臓から全身に運ばれ、一部はグリコーゲンとして貯蔵される。

筋肉
エネルギーとしてブドウ糖を使い、一部はグリコーゲンとして貯蔵される。

脂肪細胞
余ったブドウ糖を貯蔵する。

膵臓
インスリンを分泌し、インスリンは肝臓、筋肉、脂肪細胞などに作用し、血液中のブドウ糖の量を調節する。インスリンがうまく働かなくなると、慢性的に血糖値が高くなってしまう。

糖尿病のタイプ

TYPE 3 妊娠糖尿病
妊娠中に発見された、あるいは発症した糖尿病です。多くは出産後に元に戻るケースがほとんどです。安全な出産のためには厳密な血糖コントロールが重要となります。

TYPE 1 1型糖尿病
膵臓のβ細胞に異常があり、インスリンが正常に分泌されなくなったために起こります。年齢や生活習慣に関係なく、若い方や子どもにも起こります。

TYPE 4 その他の糖尿病
膵臓や肝臓の病気、感染症や遺伝子異常、薬物の影響などが原因となり、二次的に発症する糖尿病です。血糖値に配慮しながら、もとになった病気の治療が優先されます。

TYPE 2 2型糖尿病
食べすぎ、飲みすぎなどの偏った食事や飲酒、ストレスなど生活習慣がおもな原因となって起こります。糖尿病患者のほぼ90％以上を占めます。

病気のタイプにより治療法も異なります

上にあげた糖尿病のタイプの中で、全体の9割にあたるのが2型糖尿病です。2型糖尿病は、生活習慣を見直すことで病気を予防したり、進行を遅らせたりすることができます。治療の基本は、食事療法と運動療法で、必要な場合に薬物療法を行います。

本書ではおもに「2型糖尿病と診断された方」や「糖尿病が疑われる方」への食事療法が中心になります。血糖値をコントロールするために「適切な食生活」を身につけていきましょう。

POINT
毎日の食事で無理なく続けられる血糖コントロールの方法を覚えましょう。

KEYWORD 2

これなら毎日続けられる！

関電式

食事の基本

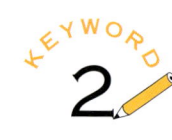

食事はおいしく楽しく食べるのが基本！

① 食べてはいけないものはない！

必要な栄養をバランスよく食べることが基本です。食べてはいけないものは基本的にはなく、炭水化物の摂り方や栄養バランスに注意して、食べすぎに気をつけることが最も重要です。糖尿病の方が目指すべき食事とは"健康食"ともいえます。

② 家族と同じものを食べられる

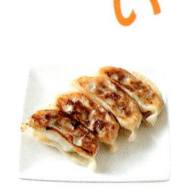

家族の食卓でひとりだけ別のものを食べるのは寂しいもの。でも同じ食事で問題はありません。必要なのは量のコントロールですから、鍋や大皿料理はできれば避けるか、1人前を1回でとり分けるようにして、食べた量を把握できる工夫をしましょう。

③ 好きなものを食べてよし！

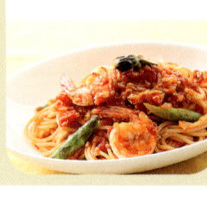
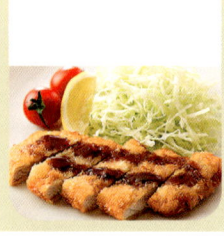

食べごたえのある、ボリュームたっぷりのメニューも大丈夫。ただ摂取エネルギー量には注意が必要です。油や塩分をとりすぎない調理法や、切り身にしてかさを増やす、個数を多くする、暖色系の彩りや盛りつけを楽しむなどの演出で満足感を味わいましょう。

PART1 糖尿病と食事

4 甘いもの我慢のストレスなし！

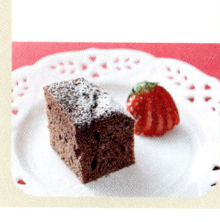

甘いものもすべてNGにしてしまうと、甘いもの好きな方は食事療法に前向きに取り組む意欲が持てなくなってしまいます。もちろん食べすぎはいけませんが、食べる日を決めたり、計画的にエネルギー量を計算して食べたりして、ストレス発散をしましょう。

5 外食やコンビニも賢く利用！

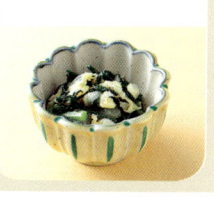

仕事場や外出先、手作りができなかったときも考え方は同じ。外食がいけないということはなく、食べ方やメニューの組み合わせしだいです。サラダやお惣菜などで野菜を多めに、バランスよく摂るように心がけましょう。味つけが濃いものも多いので注意を。

6 食べすぎたときも挽回可能！

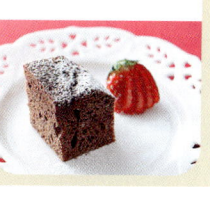

接待やおつき合いなどで病気のことを言い出せない場合や、予定外に食べすぎたりしてしまうこともあるでしょう。そんなときは、前後の食事、もしくは1週間といったスパンで量をコントロールしてもいいのです。無理せず、長く継続することが何より重要です。

7 ルールを守ればアルコールも

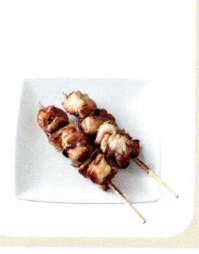

飲みすぎはもちろん厳禁ですが、量や節度を守ってほどほどに。とはいえ、飲み始めたら途中でやめられないという人は、最初から控えたほうがいいかもしれません。またお酒のつまみになる食事は、油や塩分が多くなりがちですから、おつまみにも気をつけましょう。

KEYWORD 3

1日の摂取エネルギー量はどれくらい？

適正エネルギー量は人によって異なります

食事療法を始めるときには、まず1日に食べることのできる適正なエネルギー摂取量を知ることです。

1日の摂取量は、体格指数を表すBMI（ボディ・マス・インデックス）に基づいて算出した「標準体重」と、毎日の活動量の目安を示した「身体活動量」から算出することができます。

適正エネルギー量が割り出せたら、それが1日に摂ることのできるエネルギー摂取量になります。3食は均等に振り分けることが望ましいため、3で割った数が、1食あたりの適正エネルギー量です。

1　標準体重を算出する

標準体重

身長 m × 身長 m × 22 ＝ kg

2　身体活動量のレベルを判定する

身体活動量

デスクワーク中心の人や専業主婦	▶▶ 25～30kcal/kg
接客業など立ち仕事の多い人	▶▶ 30～35kcal/kg
力仕事の多い人	▶▶ 35～40kcal/kg

（※肥満ぎみの人は低いほうの数字を使用）

3　①と②を掛けて適正エネルギーを割り出す

kcal

例　身長が160cm、専業主婦の女性の場合

1.6×1.6×22 ＝ 約56kg ← 標準体重

56kg ×28kcal/kg ＝ 約1600kcal ← 適正エネルギー

PART1　糖尿病と食事

栄養素の作用

栄養素の種類と働き

- ビタミン
- ミネラル

必要な栄養素が効果的に利用されるための調整役として働きます。

エネルギーになる

- **炭水化物**
  糖質（ブドウ糖）と食物繊維からなり、糖質はエネルギーになります。

  糖質と食物繊維が含まれています
  - **糖質** 食べると血糖値が上がります。
  - **食物繊維** ほとんど消化吸収されません。血糖値が上がるのを抑える働きがあります。

- **タンパク質**
  植物性（大豆製品など）と動物性もバランスよく摂取を。

- **脂質**
  肉・魚や油脂などに含まれ、適量は必要不可欠です。

体の調子を整える

理想のPFCバランス

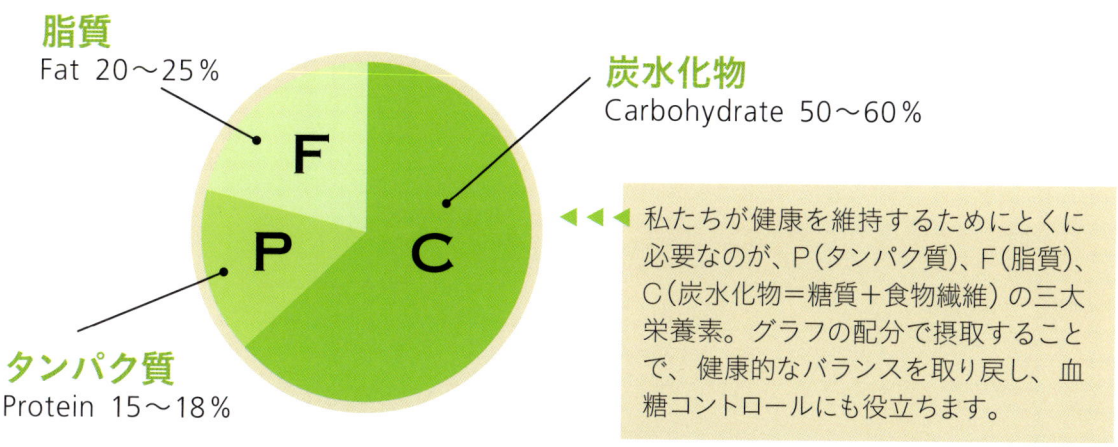

脂質 Fat 20〜25％
炭水化物 Carbohydrate 50〜60％
タンパク質 Protein 15〜18％

◀◀◀ 私たちが健康を維持するためにとくに必要なのが、P（タンパク質）、F（脂質）、C（炭水化物＝糖質＋食物繊維）の三大栄養素。グラフの配分で摂取することで、健康的なバランスを取り戻し、血糖コントロールにも役立ちます。

KEYWORD 4

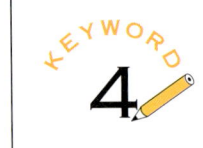

必要な栄養をバランスよく食べることが大事

定食スタイルで量と栄養のバランスを

量と栄養の両面でバランスのよい食事をとるには、栄養素をグループ分けして、どのグループのものをどのくらい食べられるのかを覚えておくと、とても簡単にバランスを考えることができます（21ページ参照）。

最も注意したいのは表1の「主に炭水化物を含む食品」です。パンやごはんだけでなく、いもやれんこん、大豆を除く豆類もこのグループに入ること。たとえば副菜にポテトサラダを選ぶと、それは表1の部類となり、炭水化物にカウントされるため注意が必要です。

［ 栄養バランスのよい食事 ］

副菜
主菜と食材や調理法が違うものを選びましょう。
➡ PART3
（p.97〜146）

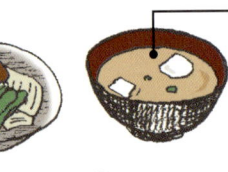

もう1品
汁物や海藻類など、プラスしたい栄養素を心がけて。
➡ PART4
（p.147〜164）

主菜
タンパク質を中心にしたメインとなるおかずです。
➡ PART2
（p.51〜93）

主食
パンやごはんなど、エネルギーの中心となります。
➡ PART1
（p.22〜23）

「定食」をイメージして選ぶといいでしょう。単品に集中するのではなく、「バラエティのある組み合わせにして、ゆっくり食べる」のが食事を楽しみながら血糖コントロールを継続するコツです。汁物をつけたい場合は、塩分に気をつけて。また、牛乳・乳製品、果物はとりすぎにならない範囲で加えましょう。

PART1 糖尿病と食事

食品別3大栄養素含有量の目安

『食品交換表』には「6つの食品グループ」と、1単位を80kcalとして量の目安もはかれるようになっています。日々のメニュー選びに役立てるために、まずは表1だけでも頭に入れておきましょう。

食品の分類		食品の種類	1単位（80kcal）あたりの栄養素平均含有量		
			炭水化物（g）	タンパク質（g）	脂質（g）
主に炭水化物を含む食品	表1	パン、ごはん、スパゲッティ、うどん、そば、とうもろこし、いも、れんこん、豆（大豆を除く）	18	2	0
	表2	バナナ、いちご、みかん、かき、りんご、梨、ぶどう、メロン、キウイ、すいか	19	1	0
主にタンパク質を含む食品	表3	肉、魚介類、大豆とその製品（納豆、豆腐）、卵、チーズ、ソーセージ、ハム	1	8	5
	表4	牛乳、加工乳やヨーグルトなどの乳製品（チーズを除く）	7	4	4
主に脂質を含む食品	表5	バター、マヨネーズ、アボカドなどの脂質の多い種実、ベーコンなど多脂性食品	0	0	9
主にビタミン・ミネラルを含む食品	表6	海藻、きのこ、こんにゃく、にんじん、きゅうり（炭水化物の多い一部の野菜を除く）	14	4	1
	調味料	みそ、みりん、砂糖など	12	3	2

※『糖尿病食事療法のための食品交換表』日本糖尿病学会編・日本糖尿病協会　文光堂刊

KEYWORD 5 覚えておきたい炭水化物の基礎知識

糖類の違いを知って主食のとり方に注意を

糖尿病の食事療法では、21ページの食品グループで「表1」に属する炭水化物の摂取に注意が必要です。ひと言で炭水化物といっても、食品によって血糖値の上がるスピードに違いがあります。

炭水化物は糖質と食物繊維で成り立っていますが、そのうち糖質には「糖類」が含まれ、さまざまな種類があります。大きく分けると、ブドウ糖や果物などの「単糖類」「少糖類」と、単糖が結合した「二糖類」「多糖類」があります。結合が複雑になるほど、消化吸収に時間がかかるため血糖値は上がりにくく、腹持ちのよさにつながります。

［ 炭水化物の血糖値の上がり方の違い ］

遅 ◂◂ **多糖類**

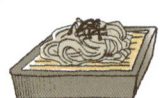 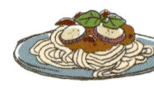 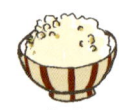 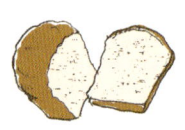

うどん、そば　スパゲティ　白米・玄米ごはん　全粒粉入りパン

解説 単糖類・少糖類に比べて急激な変化を抑えられ、間食を抑えることにもつながります。

速 ◂◂ **単糖・少糖類**

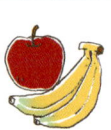 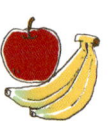 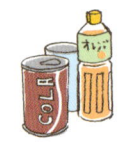

果物　砂糖・はちみつ　甘いジュース

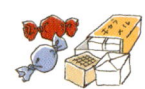

アメ・キャラメル

果糖はブドウ糖に比べると血糖値の上昇はゆるやかですが、糖度の高いものほど注意が必要です。

解説 低血糖などの対処には有効ですが（p.213参照）、食事ではとりすぎに注意を。

1回の主食の量を覚えておきましょう

1日1600kcalの場合（炭水化物55％）

1食あたり240kcal（3単位）の目安です。

ごはん	食パン	うどん（ゆで）
小さい茶わん1杯半・150g	6枚切り1枚半・90g（8枚切り2枚）	240g

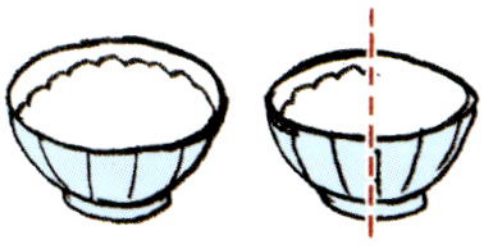

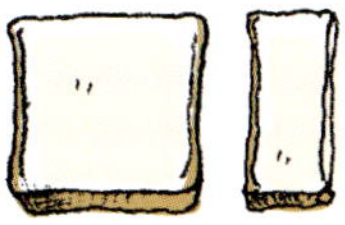

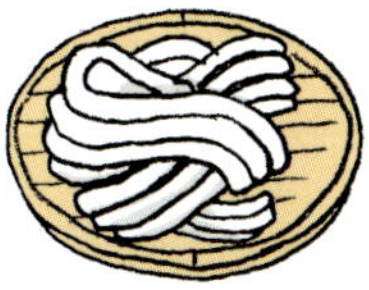

スパゲティ（乾めん）	フランスパン	コーンフレーク
60g	90g（3切れ）	60g

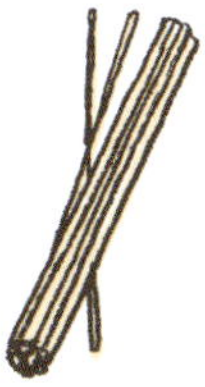

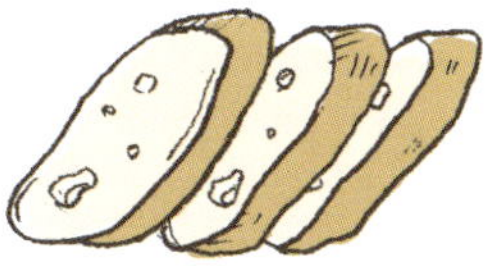

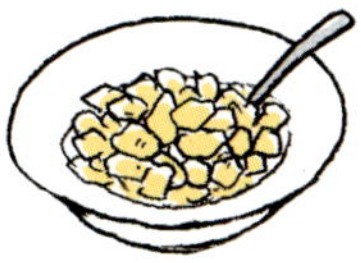

主食の仲間になる野菜

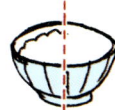 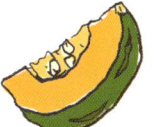 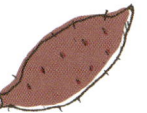

ごはん	じゃがいも	かぼちゃ	さつまいも
小さい茶わん半分50g	110g（中1個）	90g（小さめ1/8個）	60g

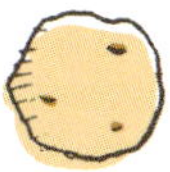

解説 主食の量を減らせばその分をおかずに回すこともできます。

KEYWORD 6

汁物の上手なとり方は？

塩分はセーブしながら満足感を得るコツとは

食のバリエーションを楽しみながら、満足感を味わうこともできる汁物。ただし塩分のとりすぎは高血圧や動脈硬化の引き金になり、糖尿病や合併症、とくに腎症の悪化につながります。どうしても塩分が多くなりがちな汁物は、塩分量をチェックしつつ献立に加えましょう。

塩分を控えるには、ベースとなるだしをしっかりとり、うまみを際立たせること。糖尿病の食事は量を抑える分、だしや調味料は質のよいものにこだわって、少量で満足感を感じられる食事を心がけましょう。無理なく食べすぎを防ぐことにもつながります。

うまみや香りのある具材を使う

旬の野菜は栄養もおいしさも格別。みょうがやセロリなどの香味野菜を使うと塩分を抑えられます。

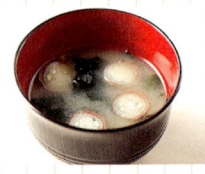

しっかりだしをとる

ていねいにだしをとり、うまみをしっかりと感じられると、塩やみその量を減らすことができます。

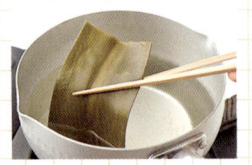

器は浅いものを選ぶ

同じ分量でも浅めの器に盛ると汁を減らすことができ、具材のボリューム感を感じられます。

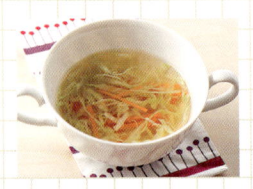

汁の量を減らして具だくさんに

具材を蒸し煮や煮びたしにする要領で具だくさんにすることで、食べごたえのある一品に。

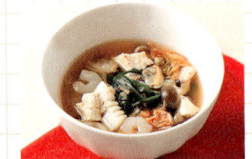

こんな具材がおすすめ

MISO SOUP みそ汁

1杯分のみその分量は小さじ2杯（12ｇ）、だし150ml、具は40ｇが目安です。みそは減塩タイプを使うか、濃くなりすぎないよう心がけて。

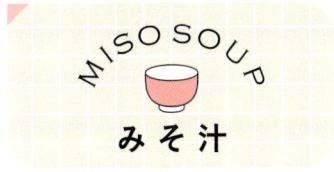
ごぼう、しめじ

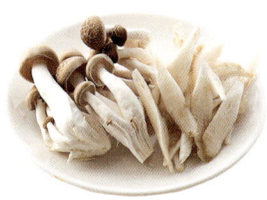
かぼちゃ、玉ねぎ

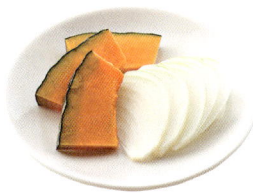

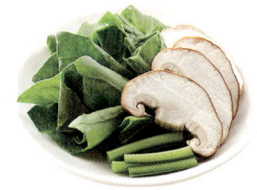
ほうれん草、しいたけ

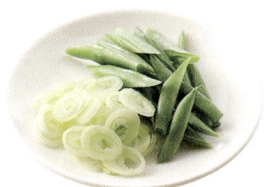
さやいんげん、ねぎ

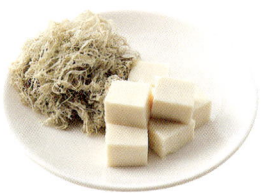
とろろこんぶ、豆腐

SOUP スープ

お吸い物や洋風、中華風でのアレンジを楽しみましょう。コンソメや顆粒の鶏ガラスープの素は塩分が含まれていますのでとりすぎには注意を。

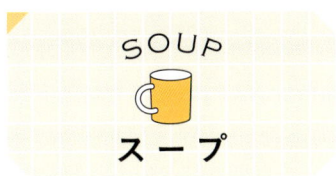

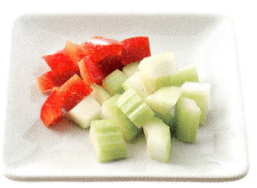
セロリ、パプリカ

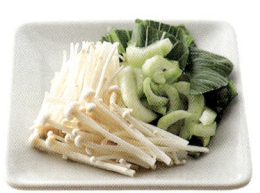
えのきだけ、チンゲン菜

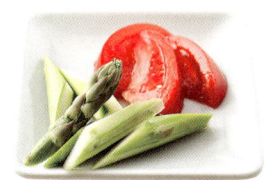
グリーンアスパラガス、トマト

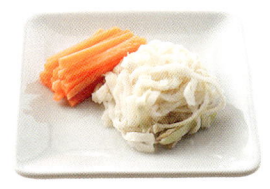
切り干し大根、にんじん

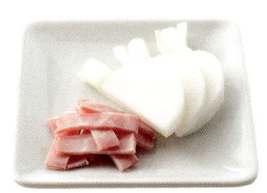
かぶ、ショルダーベーコン

献立の立て方のポイント

KEYWORD 7

基本の組み合わせを守り楽しく続ける工夫を

1食あたりの食事には、主食・主菜・副菜を基本に、汁物や小鉢、ときにはデザートをプラスして献立を決めます。カロリーだけでなく栄養素のバランスにも配慮して組み合わせましょう。慣れれば決して難しいものではありません。

間食は控えたほうがいいのですが、食べるなら1日の摂取量の範囲内で果物やヨーグルトなどの軽いものをとり、ストレスをためないように。

糖尿病対策の食事は予防も含め生涯続くものです。改善すべきところは改善し、無理なく楽しみながら、好きなものを食べられる喜びを大事にしましょう。

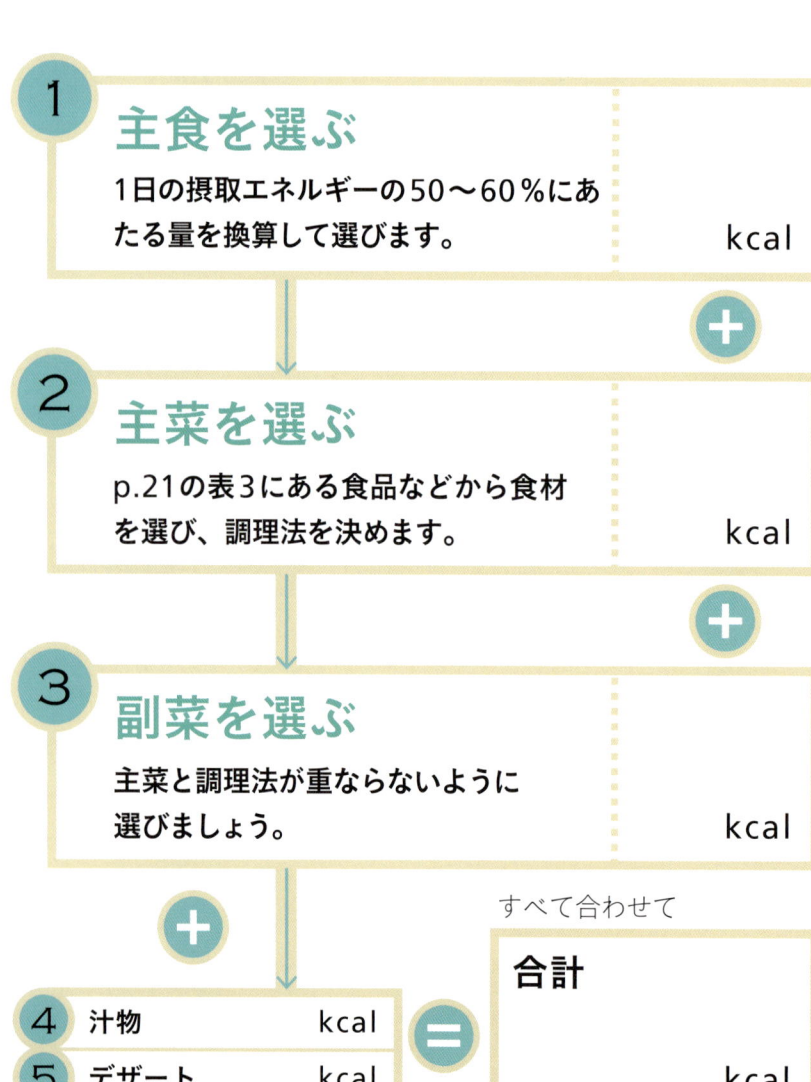

1 主食を選ぶ
1日の摂取エネルギーの50〜60％にあたる量を換算して選びます。　　kcal

＋

2 主菜を選ぶ
p.21の表3にある食品などから食材を選び、調理法を決めます。　　kcal

＋

3 副菜を選ぶ
主菜と調理法が重ならないように選びましょう。　　kcal

＋

4 汁物　　kcal
5 デザート　　kcal

＝

すべて合わせて
合計　　kcal

PART1　糖尿病と食事

食べ方のコツ

コツ4
よくかんでゆっくり食べよう

満腹感を感じるには一般に15分ほど時間がかかるため、よくかんでゆっくり食べましょう。食物繊維が多く、かみごたえのある食材を選ぶと、食べすぎを防げます。

コツ1
野菜から先に食べよう

野菜→タンパク質→炭水化物と、懐石料理やフルコースのような順で食べることで、血糖値の急上昇を抑えやすくなります。

コツ5
大皿盛りはNG

鍋や大皿料理は何をどれくらい食べたのか把握することが難しいため、できれば避けるか、1人前を最初によそってしまいましょう。

コツ2
デザートは食事に続けて食べる

デザートを間食として食べると、食事で上がった血糖値が下がりきらないうちにまた上げることになります。食事に続けて食べましょう。

コツ6
どんぶりより小皿を活用

皿数が多くなると、見た目にボリュームが感じられて満足感につながります。器や盛りつけにこだわり、食の楽しみを味わいましょう。

コツ3
糖質+油の料理を避ける

糖質は血糖値の上昇につながりやすく、油脂は血糖値を下げにくくする特徴があります。できれば避けるか、食べるなら量を減らして昼食に。

※カレーライス、揚げ物、酢豚、ケーキなど

朝昼夕の献立例

違いを知ることから食生活を改善していこう

1日分の献立例を実際に作ってみましょう。1日分を作って食べてみると、味や量など、ふだんの自分の食事との違いがわかると思います。その違いを認識することが大切です。違いを思い出しながら、ちょっとずつ気をつけていくことで食生活の改善につながっていきます。

献立を考えるときは、朝・昼・夜で使う食材や調理法を変えると、飽きのこないメリハリのある献立になります。

＊レシピは2人分です。

朝食 BREAKFAST

しっかり血糖をコントロールし、生活リズムを整えるためにも、朝食は必ずとりましょう。もし、朝ごはんを食べないことが習慣化している場合は、野菜ジュース、ヨーグルト、バナナなど、簡単に食べられるものから始めて、朝食を習慣づけていきましょう。

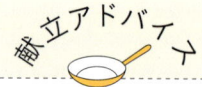

献立アドバイス

和食

和食は漬け物、梅干し、みそ汁など、塩分が多くなりやすいので注意が必要です。魚、豆腐、卵、乳製品などでタンパク質をとり、おひたしや常備菜、野菜サラダを組み合わせて栄養バランスを整えます。

洋食

洋食は塩分と脂質が多くならないように気をつけます。パンにつけるジャムやはちみつ、バターなどには注意しましょう。パンには何もつけずに、野菜をのせてオープンサンドにすると栄養バランスもよくなります。

PART 1　糖尿病と食事

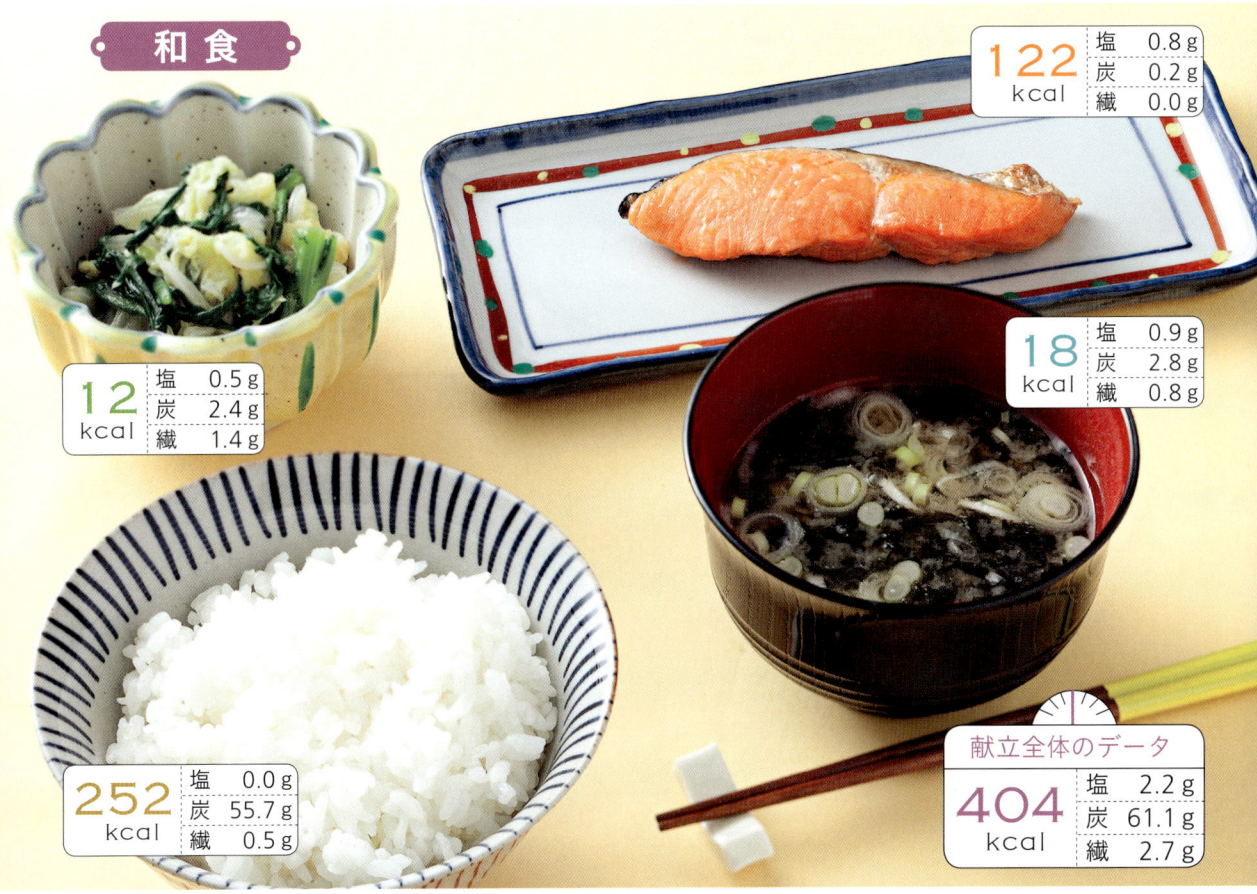

和食

	塩	炭	繊
122 kcal	0.8 g	0.2 g	0.0 g
12 kcal	0.5 g	2.4 g	1.4 g
18 kcal	0.9 g	2.8 g	0.8 g
252 kcal	0.0 g	55.7 g	0.5 g

献立全体のデータ
404 kcal　塩 2.2 g　炭 61.1 g　繊 2.7 g

味つけはだしじょうゆでコクを出す
春菊と白菜のおひたし

[材料]　春菊…3株（60 g）
　　　　白菜…½枚強（60 g）
　　　　A｛ だし…大さじ1
　　　　　　薄口しょうゆ…小さじ1

[作り方]　❶春菊、白菜は熱湯でゆでて冷水にとり、水けをしぼり、食べやすい大きさに切る。
❷Aを合わせてかける。

POINT　葉物野菜は加熱してかさを減らすとたくさん食べられます。旬の野菜を使いましょう。

ごはん　300 g（1人分150 g）

小ぶりで塩分の少ないものを選んで
焼き鮭

[材料]　甘塩鮭…2切れ（120 g）
[作り方]　鮭は両面をグリルで焼く。

POINT　生鮭を使う場合は、脂質が少ない国産の鮭を選び、塩は少量に。

みそは少量で香りを楽しんで
あおさとねぎのみそ汁

[材料]　あおさのり…2 g
　　　　長ねぎ…⅕本（20 g）
　　　　だし…¾カップ　みそ…小さじ2

[作り方]　❶ねぎは小口切りにする。
❷鍋にだしを入れて火にかけ、ねぎを加えて煮る。煮立ったら火を止めてみそをとき入れ、あおさのりを加えてサッと火を通す。

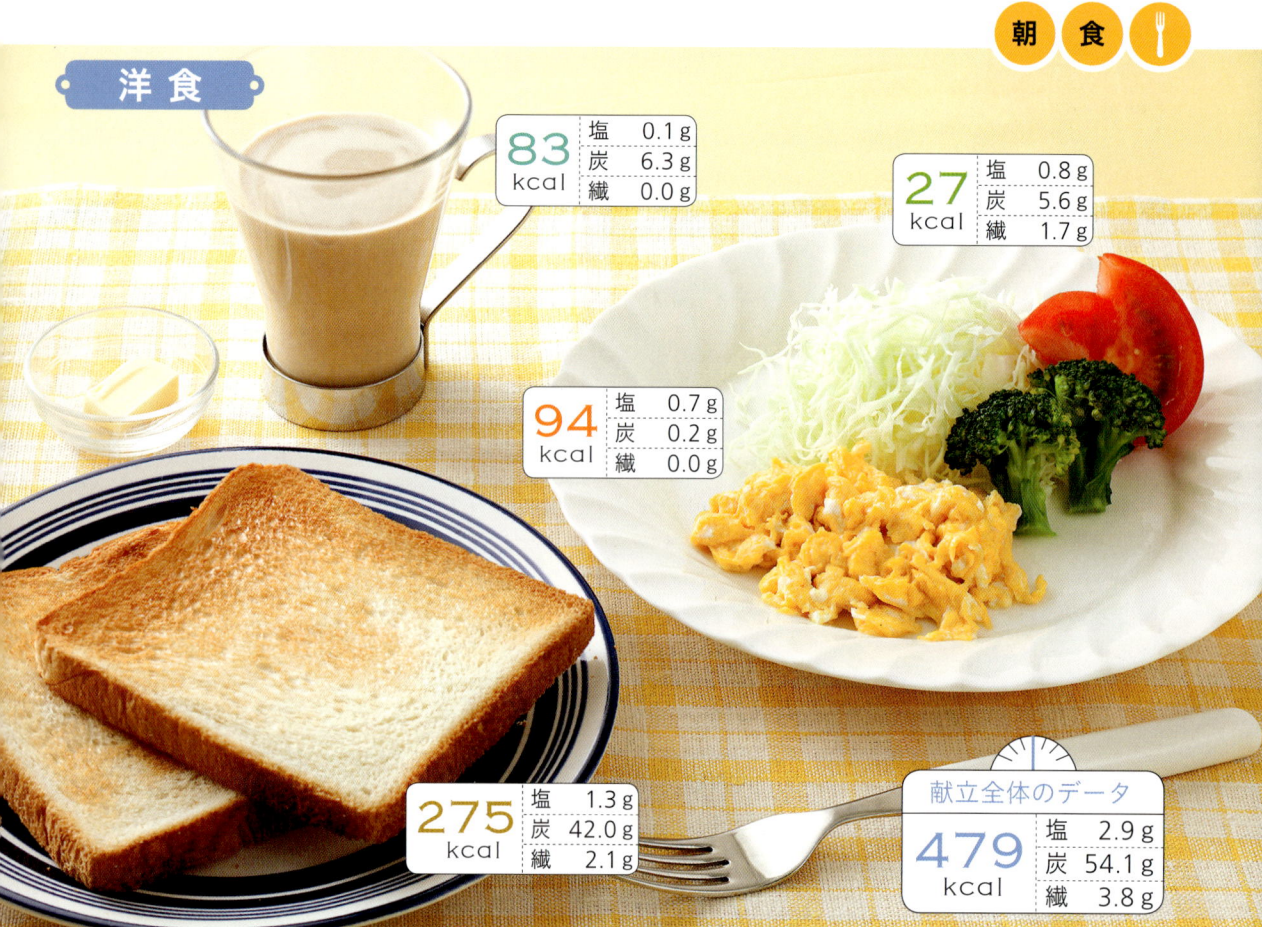

朝食

洋食

83 kcal 塩 0.1g 炭 6.3g 繊 0.0g

27 kcal 塩 0.8g 炭 5.6g 繊 1.7g

94 kcal 塩 0.7g 炭 0.2g 繊 0.0g

275 kcal 塩 1.3g 炭 42.0g 繊 2.1g

献立全体のデータ
479 kcal 塩 2.9g 炭 54.1g 繊 3.8g

生野菜とゆで野菜を合わせてたっぷりと
野菜サラダ

[材料] キャベツ…1枚（60g）
　　　　ブロッコリー…4房（40g）
　　　　トマト…中½個（60g）
　　　　ドレッシング（ノンオイルタイプ）…大さじ1⅓

[作り方] ❶ キャベツはせん切りにし、水にさらす。ブロッコリーは小房に分けてゆで、冷ます。❷ トマトはくし形に切る。水けをきった❶とともに器に盛りつけ、食べるときにドレッシングをかける。

POINT ドレッシングのかわりにポン酢じょうゆをかけても。

オープンサンドでバターを少なく
トースト

[材料] 食パン（8枚切り）…4枚　バター…10g

少なめの油で手早く炒めて
スクランブルエッグ

[材料] 卵…2個
　　　　塩、こしょう…各少々
　　　　サラダ油…小さじ1（4g）

[作り方] ❶ 卵は割りほぐし、塩、こしょうを加えてよく混ぜる。❷ フライパンに油を熱し、卵を流し込む。❸ 木べらなどで大きく混ぜ、全体が半熟状になったところでフライパンを火からおろし、ぬれぶきんの上で冷ましながらさらにかき混ぜ、器に盛る。

砂糖は加えず、牛乳の甘みを楽しむ
カフェオレ

[材料] 温かい牛乳…240ml
　　　　インスタントコーヒー…2g

[作り方] 牛乳を温め、インスタントコーヒーを入れてよく混ぜる。

いろいろな野菜を入れてかみごたえを出して
けんちんそば

[材料]

そば（ゆで）…2玉（320g）　ごぼう…20g
鶏胸肉（皮なし）…30g　しいたけ…1個（15g）
小松菜…2株（40g）　めんつゆ（3倍濃縮タイプ）
にんじん…1/5本（40g）　…90ml
大根…4cm（80g）　水…1カップ

[作り方] ❶ 小松菜は3〜4cm長さに切る。にんじん、大根はいちょう切り、しいたけは薄切りにする。ごぼうはささがきにし、水にさらす。鶏肉は食べやすい大きさに切る。❷ 鍋にめんつゆと水を入れて火にかけ、肉、にんじん、大根、ごぼう、しいたけを加えて柔らかくなるまで煮る。最後に小松菜を入れて火を通す。❸ そばに熱湯をかけてほぐして器に盛り、❷を入れ、つゆをかける。

削り節でうまみを出して薄味に
焼き厚揚げ

[材料]

厚揚げ…120g　削り節…少々
玉ねぎ…1/6個強（30g）　ポン酢じょうゆ…小さじ2

[作り方] ❶ 厚揚げはトースターかグリルで焼き色がつくまで焼き、食べやすい大きさに切る。❷ 玉ねぎは薄切りにして水にさらしておく。❸ 器に水けをきった❷の半量を敷き、❶をのせ、残りの❷と削り節、ポン酢じょうゆをかける。

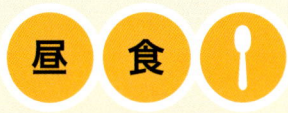

LUNCH

昼はワンプレートごはんやめん類をとることが多いかもしれません。気をつけたいのは主食が多く、炭水化物を摂りすぎてしまうことです。タンパク質や野菜不足にならないよう、栄養バランスを意識してください。揚げ物が食べたいときは、夕食よりも昼食でとりましょう。

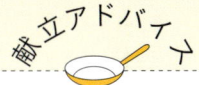

外食で野菜がとれないような場合は、小鉢を追加するなど、できるだけバランスがとれるように考えてメニューを選びましょう。昼食に主食が多くなってしまったら、夕食の主食を控えるなど、1日の中でバランスがとれるような工夫が必要です。

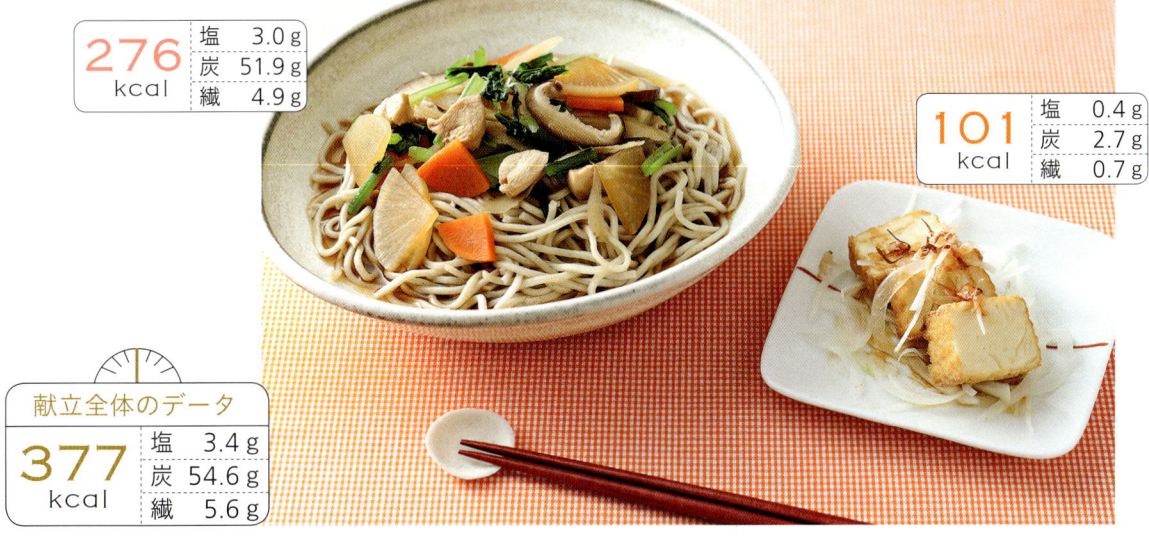

けんちんそば: 276 kcal　塩 3.0g　炭 51.9g　繊 4.9g

焼き厚揚げ: 101 kcal　塩 0.4g　炭 2.7g　繊 0.7g

献立全体のデータ: 377 kcal　塩 3.4g　炭 54.6g　繊 5.6g

脂肪の少ない鶏胸肉を使って炒め煮に
酢鶏

[材料] 鶏胸肉（皮なし）…160ｇ
にんじん…¼本強（60ｇ）
玉ねぎ…½個（100ｇ）
ピーマン…1個（30ｇ）
たけのこ（水煮）…60ｇ
しいたけ…2個（30ｇ）
Ⓐ ┌ 黒酢…大さじ1（15ｇ）
　　│ しょうゆ…小さじ1（6ｇ）
　　│ 砂糖…小さじ½（1.5ｇ）
　　│ 鶏ガラスープの素…小さじ½
　　└ 水…大さじ4
片栗粉…小さじ½（1.5ｇ）
サラダ油…小さじ2（8ｇ）

[作り方] ❶鶏肉は一口大に切る。にんじん、玉ねぎ、ピーマン、たけのこは乱切りにする。しいたけは石づきを取り、4等分に切る。にんじんは耐熱容器に入れてラップをかけ、電子レンジで2分ほど加熱し、柔らかくする。❷フライパンに油を熱し、❶を入れて炒める。火が通ってきたら合わせたＡを加えて煮る。
❸煮汁が少なくなってきたら、水小さじ1でといた片栗粉を回し入れてとろみをつけ、器に盛る。

POINT 素材にからむあんが多いと高カロリーになるので、調味料を控えめにして表面に味をからませる程度にします。野菜が多いので、しっかりかむことで早食いを防げます。

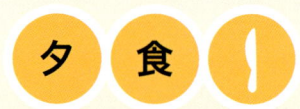

DINNER

　たくさん食べたい場合は、主菜を2品にした献立にしてもOKです。ただし、野菜をたっぷり使い、調理法をひと工夫して糖質や脂質を抑えるようにします。タンパク質の食材と野菜を上手に組み合わせてボリュームを出しましょう。また、昼に油の多いメニューだったら、夜は油を使わないなど、1日のうちでメリハリをつけるとバランスがとりやすくなります。

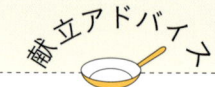
献立アドバイス

夕食のカロリーが、1日分の50〜60％になりがちです。野菜を多くしてカロリー控えめにし、朝、昼、夜のカロリーが夕食に偏らないようにしましょう。また、油と炭水化物の組み合わせは、血糖値が下がりにくいので注意が必要です。

昆布を調味料がわりに
塩昆布トマト

[材料] トマト…大1個（200ｇ）
塩昆布…ひとつまみ

[作り方] トマトはくし形に切り、器に盛って塩昆布をのせる。

半量を玄米にして食物繊維をアップ
玄米ごはん （1人分150ｇ）

[材料] 玄米ごはん…150ｇ
ごはん…150ｇ

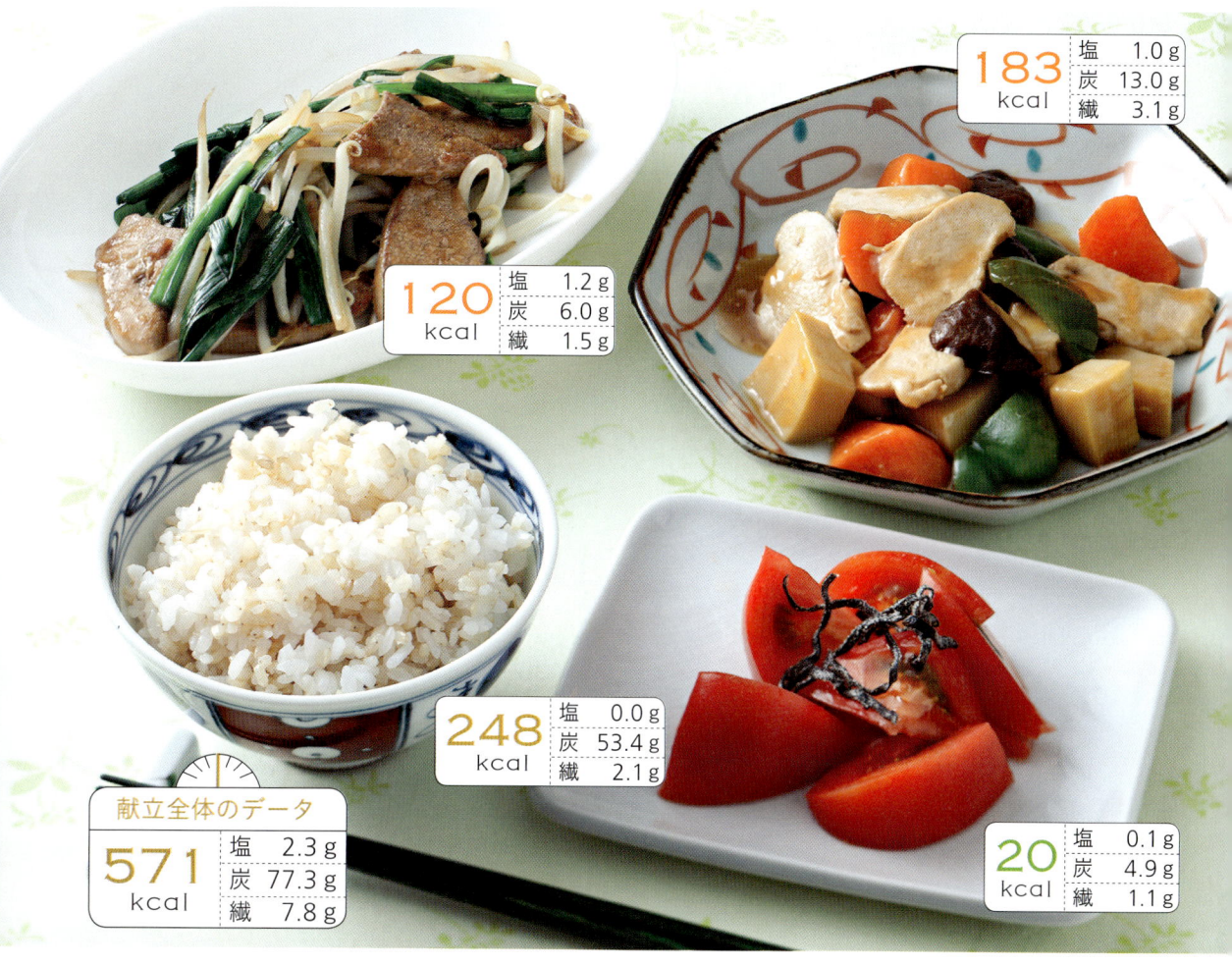

もやしや香味野菜で満足感を出す
にらレバ炒め

[材料] 豚レバー…120g
にら…½束（50g）
もやし…½袋（100g）
しょうが、にんにく（みじん切り）
…各½かけ分
Ａ┌オイスターソース…小さじ2（12g）
　│しょうゆ…小さじ1（6g）
　└ごま油…小さじ1（4g）

[作り方] ❶ レバーは牛乳（材料外）に20分程度ひたしてくさみを抜き、キッチンペーパーでふきとって食べやすい大きさに切る。にらは4～5cm長さに切る。もやしはひげ根を取る。
❷ フライパンにごま油を熱し、しょうがとにんにくを入れ、香りが立ったらレバーを加えて炒める。もやしを加えてさらに炒め、しんなりしたらにらを入れて炒める。
❸ Ａを加えて味つけし、器に盛る。

POINT 豚レバーはタンパク質や鉄分を多く含みます。にらともやしでビタミンＡ、Ｃや食物繊維が摂れる、栄養バランスのいい1品です。

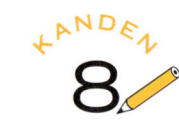

関西電力病院の献立

これからの献立づくりに役立つレシピ

ここからは実際に関西電力病院で使われているレシピをご紹介します。ご自宅の味や量、調理法と比較してみてください。違いを実感することで、これからの献立づくりに役立てることができるでしょう。

36ページからは、1週間分の献立例です。昼食は写真入りのレシピを、朝食と夕食は材料と主な料理の作り方を掲載しています。いつもの食材が簡単においしく、満足のいくものになるヒントがいっぱいです。掲載している材料は2人分で、1日のエネルギー量が1600キロカロリーの方を基準にしています。

関西電力病院では、入院されている方に食事を楽しんでほしいと、調理法を変えたり、食感に変化をつけたりといろいろな工夫をしています。入院中はエネルギー量など食事の制限があるので、マンネリ化を防ぐために、お重のようなお弁当箱に盛りつけて目先に変化をつけることもあります。

なかでも好評なのが、フレンチレストランのシェフに依頼して作ってもらった献立です（写真）。食器は料理が引き立つように、白いシンプルな陶器を使っています。このような、いつもとはちょっと違う献立を取り入れると、食事にメリハリがついて食事療法も長く続けられそうです。

関電のフレンチ献立

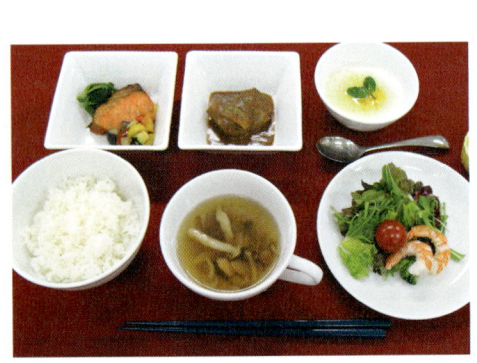

- ごはん　150g
- 牛肉パプリカ煮込み
- サーモンのポワレ
- シュリンプサラダ
- きのこスープ
- ブラマンジェ

PART1 糖尿病と食事

関電レシピ栄養量DATA

p.36〜49に掲載している朝食と夕食の栄養量、昼食の合計の栄養量と1日の合計の栄養量を掲載しています。

	カテゴリー別番号	料理名	エネルギー量	炭水化物(g)	食物繊維(g)	食塩(g)		カテゴリー別番号	料理名	エネルギー量	炭水化物(g)	食物繊維(g)	食塩(g)
1 (36、37ページ)		昼食合計	586	85.4	4.3	2.3	5 (44、45ページ)		昼食合計	496	77.1	6.2	3.7
	主食	3種パン、マーガリン	233	30.9	1.3	0.8		主食	食パン、マーガリン	298	42.1	2.1	1.3
	主菜	低脂肪牛乳	92	11.0	0.0	0.4		主菜	低脂肪牛乳	92	11.0	0.0	0.4
	主菜	プロセスチーズ	51	0.2	0.0	0.4		主菜	プロセスチーズ	51	0.2	0.0	0.4
	副菜	野菜サラダ	36	7.8	2.0	0.8		副菜	野菜サラダ	35	7.9	1.8	0.8
	デザート	オレンジ	31	7.8	0.6	0.0		デザート	キウイ	42	10.8	2.0	0.0
		朝食合計	443	57.7	3.9	2.4			朝食合計	518	72.0	5.9	2.9
	主食	米飯	252	55.7	0.5	0.0		主食	ご飯	252	55.7	0.5	0.0
	主菜	かれいの京風みぞれ蒸し	98	6.0	0.8	1.2		主菜	さばの煮つけ	180	3.9	0.0	0.9
	副菜	五目煮	77	6.4	2.0	0.6		副菜	小松菜と生揚げの煮びたし	58	2.4	1.0	0.5
	副菜	ブロッコリーのごまあえ	35	4.7	3.7	0.7		副菜	キャベツのみそマヨあえ	83	6.0	1.4	1.0
	汁物	キャベツと玉ねぎの味噌汁	20	3.4	0.8	0.7		汁物	大根と三つ葉のすまし汁	5	1.2	0.3	0.5
		夕食合計	482	76.2	7.8	3.2			夕食合計	578	69.2	3.2	2.9
		1日合計	1511	219.3	16.0	7.9			1日合計	1592	218.3	15.3	9.5
2 (38、39ページ)		昼食合計	509	65.5	4.9	3.3	6 (46、47ページ)		昼食合計	537	88.4	6.0	2.9
	主食	食パン、マーガリン	298	42.1	2.1	1.3		主食	3種パン、マーガリン	233	30.9	1.3	0.8
	主菜	低脂肪牛乳	92	11.0	0.0	0.4		主菜	低脂肪牛乳	92	11.0	0.0	0.4
	主菜	ゆで卵	76	0.2	0.0	0.7		主菜	ヨーグルト	57	10.1	0.0	0.2
	副菜	野菜サラダ	31	6.4	2.0	0.8		副菜	大根サラダ	31	6.8	1.6	0.4
	デザート	パイナップル	36	9.4	1.1	0.0		デザート	オレンジ	31	7.8	0.6	0.0
		朝食合計	533	69.1	5.2	3.2			朝食合計	444	66.6	3.5	2.2
	主食	ご飯	252	55.7	0.5	0.0		主食	米飯	252	55.7	0.5	0.0
	主菜	若鶏の照り焼き	107	2.5	0.0	0.8		主菜	赤魚の煮つけ	120	4.8	0.5	0.8
	副菜	なすの炊き合わせ	18	4.2	1.7	0.4		副菜	高野豆腐煮	61	2.1	0.4	0.4
	副菜	ごぼうサラダ	79	8.7	2.5	0.8		副菜	ひじきとごぼうのサラダ	89	9.1	3.6	0.5
	汁物	もやしと小松菜のみそ汁	16	2.2	0.8	0.7		汁物	小松菜と玉ねぎのみそ汁	19	3.0	0.8	0.7
		夕食合計	472	73.3	5.5	2.7			夕食合計	541	74.7	5.8	2.4
		1日合計	1514	207.9	15.6	9.2			1日合計	1522	229.7	15.3	7.5
3 (40、41ページ)		昼食合計	553	85.2	4.6	2.4	7 (48、49ページ)		昼食合計	432	70.3	6.0	2.6
	主食	3種パン、マーガリン	294	37.3	1.6	1.0		主食	食パン、マーガリン	298	42.1	2.1	1.3
	主菜	低脂肪牛乳	92	11.0	0.0	0.4		主菜	低脂肪牛乳	92	11.0	0.0	0.4
	主菜	ヨーグルト	57	10.1	0.0	0.2		主菜	ゆで卵	76	0.2	0.0	0.7
	副菜	野菜サラダ	27	5.5	1.8	0.7		副菜	野菜サラダ	28	6.3	1.2	0.7
	デザート	オレンジ	31	7.8	0.6	0.0		デザート	キウイ	42	10.8	2.0	0.0
		朝食合計	501	71.7	4.0	2.3			朝食合計	536	70.4	5.3	3.1
	主食	米飯	252	55.7	0.5	0.0		主食	米飯	252	55.7	0.5	0.0
	主菜	さばの塩焼き レモン	167	1.5	0.5	1.3		主菜	さわらの幽庵焼き	155	2.4	0.1	0.7
	副菜	野菜炒め	75	4.2	1.6	0.8		副菜	なすの煮物	24	5.3	2.0	0.4
	副菜	ほうれん草のおひたし	18	3.0	2.3	0.6		副菜	蒸し鶏みぞれあえ	55	5.0	0.9	1.1
	汁物	大根と青じそのすまし汁	6	1.2	0.3	0.5		汁物	えびとわかめのすまし汁	20	0.6	0.3	0.6
		夕食合計	518	65.6	5.2	3.2			夕食合計	506	69.0	3.8	2.8
		1日合計	1572	222.5	13.8	7.9			1日合計	1474	209.7	15.1	8.5
4 (42、43ページ)		昼食合計	603	84.0	7.2	2.3							
	主食	食パン、マーガリン	298	42.1	2.1	1.3							
	主菜	低脂肪牛乳	92	11.0	0.0	0.4							
	主菜	プロセスチーズ	51	0.2	0.0	0.4							
	副菜	野菜サラダ	35	7.9	1.8	0.8							
	デザート	キウイ	42	10.8	2.0	0.0							
		朝食合計	518	72.0	5.9	2.9							
	主食	米飯	252	55.7	0.5	0.0							
	主菜	弁当:鮭、鶏塩麹焼き	132	0.9	0.0	0.5							
	主菜	弁当:だし巻き卵	38	0.1	0.0	0.2							
	副菜	焼き野菜	14	3.2	1.2	0.4							
	副菜	えびのサラダ	44	4.1	0.6	0.9							
	汁物	ほうれん草と花麩のすまし汁	10	1.5	0.6	0.5							
		夕食合計	490	65.5	2.9	2.5							
		1日合計	1611	221.5	16.0	7.7							

＊36ページからの献立でドレッシングはすべてカロリーの少ないタイプのものを、マヨネーズはカロリーハーフタイプを使っています。

関西電力病院の献立

1 野菜たっぷりの満腹献立

昼

ゆでてかさを減らしてたっぷりと
白菜のおひたし

[材料] 白菜…2枚（200g）
　　　油揚げ…1/2枚（10g）
　　　薄口しょうゆ…小さじ1 1/3

[作り方] ① 白菜と油揚げは食べやすい大きさに切り、沸騰した湯で3〜4分ゆでる。② 白菜がゆで上がったら、流水で冷まし、しっかりと水けをしぼる。③ 器に盛りつけ、しょうゆをかける。

だしのうまみでしょうゆは控えめに
ほうれん草と大根のすまし汁

[材料] ほうれん草…30g
　　　大根…30g
　　　だし…140ml
　　　薄口しょうゆ、酒、塩…各少々

[作り方] ① ほうれん草は2〜3cm長さに切り、大根はいちょう切りにする。② 鍋にだしと大根を入れ、ふたをして柔らかくなるまで煮る。③ 大根が柔らかくなったら、ほうれん草を加え、ひと煮立ちしたら調味する。

ごはん 300g（1人分150g）
バナナ 小1本（100g）

にんじんで彩りとボリュームを出す
千草焼き

[材料] 卵…2個
　　　鶏ひき肉…40g
　　　にんじん…小1/5本（20g）
　　　薄口しょうゆ…小さじ1
　　　みりん…小さじ2/3
　　　サラダ油…小さじ2

[作り方] ① にんじんは2〜3cm長さのせん切りにする。② 卵は割りほぐし、油以外の材料をすべて混ぜ合わせる。③ 角型のフライパンに油を熱し、厚焼き卵の要領で焼く。

煮汁は少なめにして味を十分しみ込ませて
さつま揚げと焼き豆腐の炊き合わせ

[材料] さつま揚げ…60g
　　　焼き豆腐…1/3丁（100g）
　　　A ┌ 薄口しょうゆ…小さじ2/3
　　　　├ みりん…小さじ2/3
　　　　└ だし…150ml

[作り方] ① さつま揚げ、焼き豆腐は食べやすい大きさに切る。② 小鍋にAを合わせて煮立て、①を加える。落としぶたをして7〜8分煮る。

夕

ブロッコリーのごまあえ
ブロッコリー…160g
すり白ごま…少量
薄口しょうゆ…小さじ1 1/3
だし…小さじ1

[作り方] 1. ブロッコリーは小房に分けてゆでる。2. ごまと調味料を混ぜ合わせ、1をあえる。

みそ汁
キャベツ…1/2枚（30g）
玉ねぎ…1/6個（30g）
みそ…小さじ1 2/3
だし…140ml

[作り方] キャベツはせん切り、玉ねぎは薄切りにする。だしで野菜を煮て、みそをとき入れる。

ごはん 300g（1人分150g）

かれいの京風みぞれ蒸し
かれい…2切れ（140g）　三つ葉…少々　塩…少々
大根…100g
卵白…1/3個分（10g）
きざみゆず…少々
A ┌ 薄口しょうゆ…小さじ1 2/3
　├ みりん…小さじ1 2/3
　├ だし…1/2カップ
　└ 片栗粉…少々

[作り方] 1. 大根はおろして卵白、塩と混ぜる。2. かれいに1をかけて蒸し器で蒸し、皿に盛り、煮立てたAをかけ、ゆず、三つ葉を飾る。

五目煮
鶏もも肉（皮なし）…60g
大豆（水煮）…20g
大根…80g
にんじん…小1/3本（30g）
しょうゆ、みりん…各小さじ1
だし…60ml
グリーンピース…少量

[作り方] 1. 鶏肉、野菜はさいの目に切る。2. だしと調味料を鍋に煮立て、材料をすべて入れて柔らかくなるまで煮る。

朝

3種パン
バターロール…2個
ホワイトブレッド…小2枚（50g）
レーズンロール…小2個（44g）
マーガリン…大さじ1 1/3
低脂肪牛乳…2カップ
プロセスチーズ…30g
オレンジ…小1個（160g）

野菜サラダ
キャベツ…2枚（100g）
きゅうり…1/2本弱（40g）
赤玉ねぎ…1/6個弱（30g）
グリーンアスパラガス…小2本（40g）
にんじん…小1/5本（20g）
ドレッシング…大さじ1 1/3

[作り方] にんじん、アスパラはゆでて、ほかの野菜とともに食べやすい大きさに切り、好みでドレッシングをかける。

PART1

主菜 千草焼き

156 kcal　塩 0.7g　炭 2.1g　繊 0.3g

献立全体のデータ
586 kcal　塩 2.3g　炭 85.4g　繊 4.3g

＋

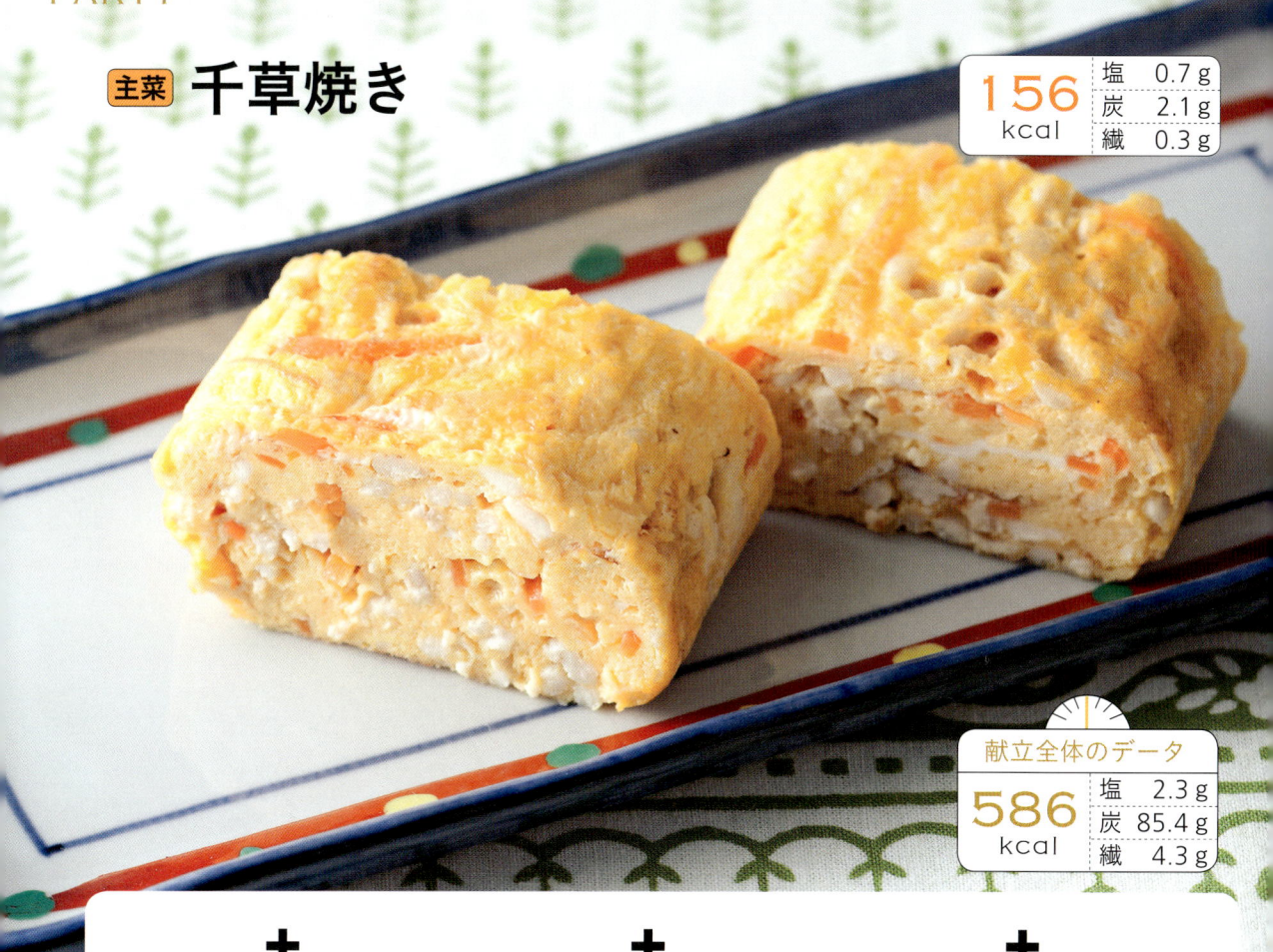

副菜 さつま揚げと焼き豆腐の炊き合わせ

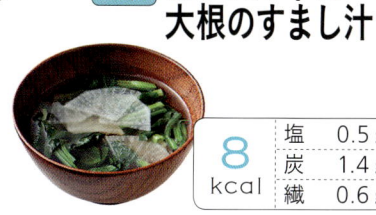

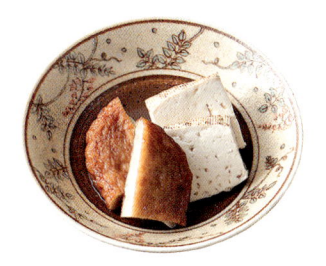

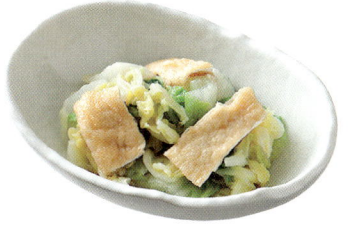

91 kcal　塩 0.4g　炭 11.2g　繊 0.9g

＋

副菜 白菜のおひたし

36 kcal　塩 0.7g　炭 3.7g　繊 1.4g

＋

汁物 ほうれん草と大根のすまし汁

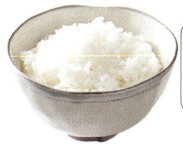

8 kcal　塩 0.5g　炭 1.4g　繊 0.6g

主食 ごはん

252 kcal　塩 0.0g　炭 55.7g　繊 0.5g

デザート バナナ

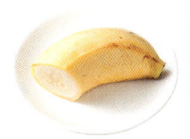

43 kcal　塩 0.0g　炭 11.3g　繊 0.6g

▶▶ **献立POINT**

主菜は卵に野菜を入れることで食感を楽しむことができます。汁物のわんは小さめにして汁を少なくし、塩分を抑えましょう。おひたしをかみごたえのあるものにすることで、よくかみ、満腹感を得ることができます。

関西電力病院の献立

2 調理法や味の変化でメリハリのある献立

昼

煮物より塩分を抑えたあんかけに
大根のそぼろあん

[材料] 大根…160g　だし…1カップ
　　　〈そぼろあん〉
　　　鶏ひき肉…40g
　　　薄口しょうゆ…小さじ2/3
　　　みりん…小さじ2/3
　　　片栗粉…小さじ1/3
　　　だし…40ml

[作り方] ①大根は乱切りにし、だしで柔らかくなるまで煮る。②小鍋にそぼろあんの材料を合わせて火にかけ、かき混ぜながらひき肉に火が通るまで煮る。③①を器に盛り、そぼろあんをかける。

ごまの風味で薄味でもおいしく
さやいんげんとにんじんのごまあえ

[材料] さやいんげん…4本（80g）
　　　にんじん…小1/5本（20g）
　　　A｜すり白ごま…小さじ2
　　　　｜薄口しょうゆ…小さじ1 1/3
　　　　｜だし…小さじ1

[作り方] ①いんげんは斜め半分に切り、にんじんは2～3cm長さのせん切りにしてゆでる。②Aを合わせ、冷ました①をあえる。

レモンの香りと酸味で味を引き締めて
さばの塩焼き

[材料] さば…2切れ（160g）
　　　塩…少々　レモン…1/5個（20g）

[作り方] ①さばは塩を振り、グリルで焼く。②器に盛り、くし形に切ったレモンを添える。

なめこのうまみとねぎの香りで減塩
なめことねぎのすまし汁

[材料] なめこ…40g　長ねぎ…少量
　　　だし…140ml
　　　薄口しょうゆ、酒、塩…各少々

[作り方] ①なめこは軽く水ですすぎ、ねぎは小口切りにする。②鍋にだしと①を合わせ、ふたをして煮る。具材が煮えたら、調味する。

いもは糖質が多いのでごはんの量を調節
さつまいもごはん

[材料] 米…110g　　　塩…少々
　　　さつまいも…70g　酒…小さじ1

[作り方] ①米は洗って水けをきり、炊飯器に水160mlとともに入れる。②さつまいもは皮つきのまま、5～6mm厚さのいちょう切りにして水にさらす。③①に酒、塩を加えて軽くかき混ぜ、水けをきったさつまいもを上にのせて炊く。

夕

なすの炊き合わせ
なす…小1個（60g）
さやえんどう…6枚（12g）
薄口しょうゆ…小さじ1/3
みりん…少々　だし…40ml
〈しいたけ煮〉
干ししいたけ…2個（4g）
薄口しょうゆ…小さじ1/3
みりん…小さじ1/3
だし…大さじ2

[作り方] なすはへたを取り、縦に切って調味料を合わせて柔らかくなるまで煮る。しいたけは水でもどし、調味料で煮含める。

みそ汁
もやし…1/4袋（40g）
小松菜…30g　だし…140ml
みそ…小さじ1 2/3

[作り方] もやしはひげ根を取り、小松菜は3～4cm長さに切り、だしで煮てみそをとき入れる。

ごはん300g（1人分150g）

若鶏の照り焼き
鶏もも肉（皮なし）…160g
〈下味〉しょうゆ…小さじ2/3
　　　みりん…小さじ2/3
A｜しょうゆ…小さじ2/3
　｜みりん…小さじ2/3
　｜片栗粉…少々
　｜だし…20ml

[作り方] 鶏肉は下味をつけてグリルで焼き、鍋にAを合わせて煮、からめる。

ごぼうサラダ
ささがきごぼう…80g　かに風かまぼこ…4本（40g）
サニーレタス…小1枚（20g）
マヨネーズ…大さじ1 1/3
薄口しょうゆ…小さじ1/3　こしょう…少々

[作り方] ごぼうはゆで、かにかまとともに調味料であえる。器にサニーレタスとともに盛る。

朝

食パン（6枚切り）…2枚（180g）
マーガリン…大さじ1 1/3
低脂肪牛乳…2カップ
ゆで卵
　卵…2個　塩…少々
パイナップル…140g

野菜サラダ
サニーレタス…1枚（30g）
グリーンリーフ…1枚（30g）　玉ねぎ…20g
トマト…中1/2個（80g）　ブロッコリー…40g
ドレッシング…大さじ1 1/3

[作り方] ブロッコリーは小房に分けてゆで、玉ねぎはせん切り、レタス、グリーンリーフ、トマトは洗って食べやすい大きさに切って皿に盛り、ドレッシングをかける。

38

PART1

主菜 さばの塩焼き

167 kcal
塩　1.3g
炭　1.5g
繊　0.5g

献立全体のデータ
509 kcal
塩　3.3g
炭　65.5g
繊　4.9g

＋

副菜 大根のそぼろあん

58 kcal
塩　0.5g
炭　5.1g
繊　1.0g

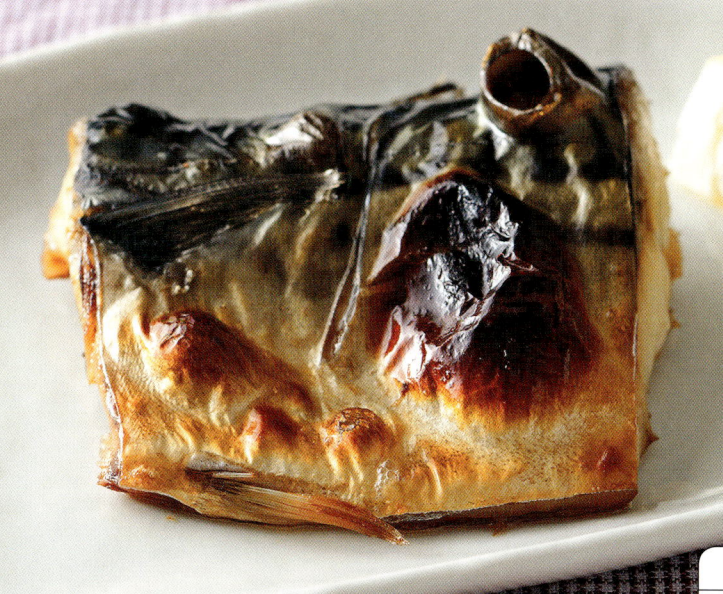

＋

副菜 さやいんげんとにんじんのごまあえ

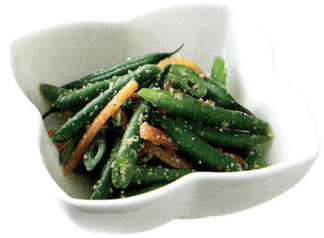

33 kcal
塩　0.7g
炭　3.8g
繊　1.6g

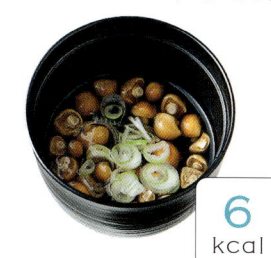

＋

汁物 なめことねぎのすまし汁

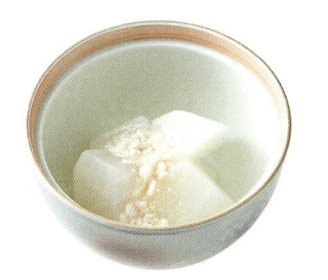

6 kcal
塩　0.5g
炭　1.6g
繊　0.7g

主食 さつまいもごはん

245 kcal
塩　0.3g
炭　53.5g
繊　1.1g

▶▶ 献立POINT

別々の調理法にすることで、献立がメリハリのあるものになり、塩分、油のとりすぎを抑えることにもつながります。また、調理法に変化をつけると、野菜も飽きずに食べられます。

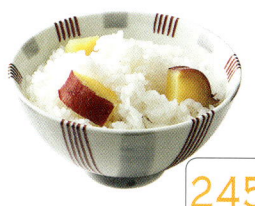

3 食感を楽しむ献立

昼

豆は食物繊維が豊富。1粒ずつよくかんで
ビーンズサラダ

[材料] ミックスビーンズ…60g
サニーレタス…小1枚（20g）
レタス…小1枚（20g）
トマト…中¼個（40g）
ドレッシング…大さじ1⅓

[作り方] ❶ サニーレタスとレタスは、食べやすい大きさにちぎって冷水にさらし、水けをきる。❷ トマトは食べやすい大きさに切る。❸ 器に❶、❷、ミックスビーンズを盛り、ドレッシングをかける。

薄味にしてえのきのうまみと食感を楽しんで
わかめとえのきのみそ汁

[材料] わかめ（もどしたもの）…20g
えのきたけ…20g
だし…140ml
みそ…小さじ1⅔

[作り方] ❶ えのきは石づきを取り、わかめとともに2～3cm長さに切る。❷ 小鍋にだしとえのきを合わせて火にかけ、ふたをしてひと煮立ちしたらわかめを入れ、みそをとき入れる。

野菜は軽くゆでて歯ごたえを出しましょう
牛しゃぶ

[材料] 牛もも薄切り肉…200g
もやし…¼袋（60g）
チンゲン菜…40g
水菜…20g
にんじん…小⅕本（20g）
ポン酢じょうゆ…大さじ1

[作り方] ❶ もやしはひげ根を取り、チンゲン菜は1cm幅、水菜は3cm長さ、にんじんは3cm長さのせん切りにする。❷ ❶の野菜を熱湯でサッとゆで、冷水にとって水けをしぼる。牛肉は熱湯に通して火を通す。❸ 器に野菜と牛肉を盛り、ポン酢じょうゆをかける。

ごはん　300g（1人分150g）
りんご　大½個（160g）

夕

ほうれん草のおひたし

ほうれん草…140g
しめじ…⅕パック（20g）
薄口しょうゆ…小さじ1⅓
だし…小さじ1強

[作り方] ほうれん草、しめじは熱湯でゆでて水けをしぼり、だしで割ったしょうゆをかける。

すまし汁

大根…40g
青じそ…1枚
しょうゆ、酒、塩…各少々
だし…140ml

[作り方] 大根はいちょう切りにし、だしで煮てみそをとき入れる。せん切りにした青じそを飾る。

ごはん300g
（1人分150g）

さばの塩焼き

さば…2切れ（160g）
塩…小さじ⅓　レモン…⅕個（20g）

[作り方] p.38参照

野菜炒め

卵…1個　にら…⅕束（20g）
キャベツ…1½枚強（80g）
にんじん…小⅕本（20g）
しめじ…⅕パック（20g）
しょうゆ…小さじ1
塩、こしょう…各少々
サラダ油…小さじ1

[作り方] 野菜は食べやすい大きさに切り、フライパンに油を熱し、炒める。とき卵を加えてさらに炒め、調味料で味つけをする。

朝

3種パン
バターロール…2個
ホワイトブレッド…小2枚（50g）
ごまロール…小2個（44g）
　マーガリン…大さじ1⅓
低脂肪牛乳…2カップ
ヨーグルト…170g
オレンジ…小1個（160g）

野菜サラダ

レタス…小2枚（40g）　　トレビス…20g
きゅうり…½本（40g）　　ドレッシング
グリーンアスパラガス…2本（40g）…大さじ1⅓
カリフラワー…40g

[作り方] アスパラ、カリフラワーはゆで、レタス、きゅうり、トレビスは食べやすい大きさに切って器に盛り、ドレッシングをかける。

PART1

184 kcal	塩 0.7 g 炭 4.3 g 繊 1.2 g

主菜 牛しゃぶ

献立全体のデータ

553 kcal	塩 2.4 g 炭 85.2 g 繊 4.6 g

\+

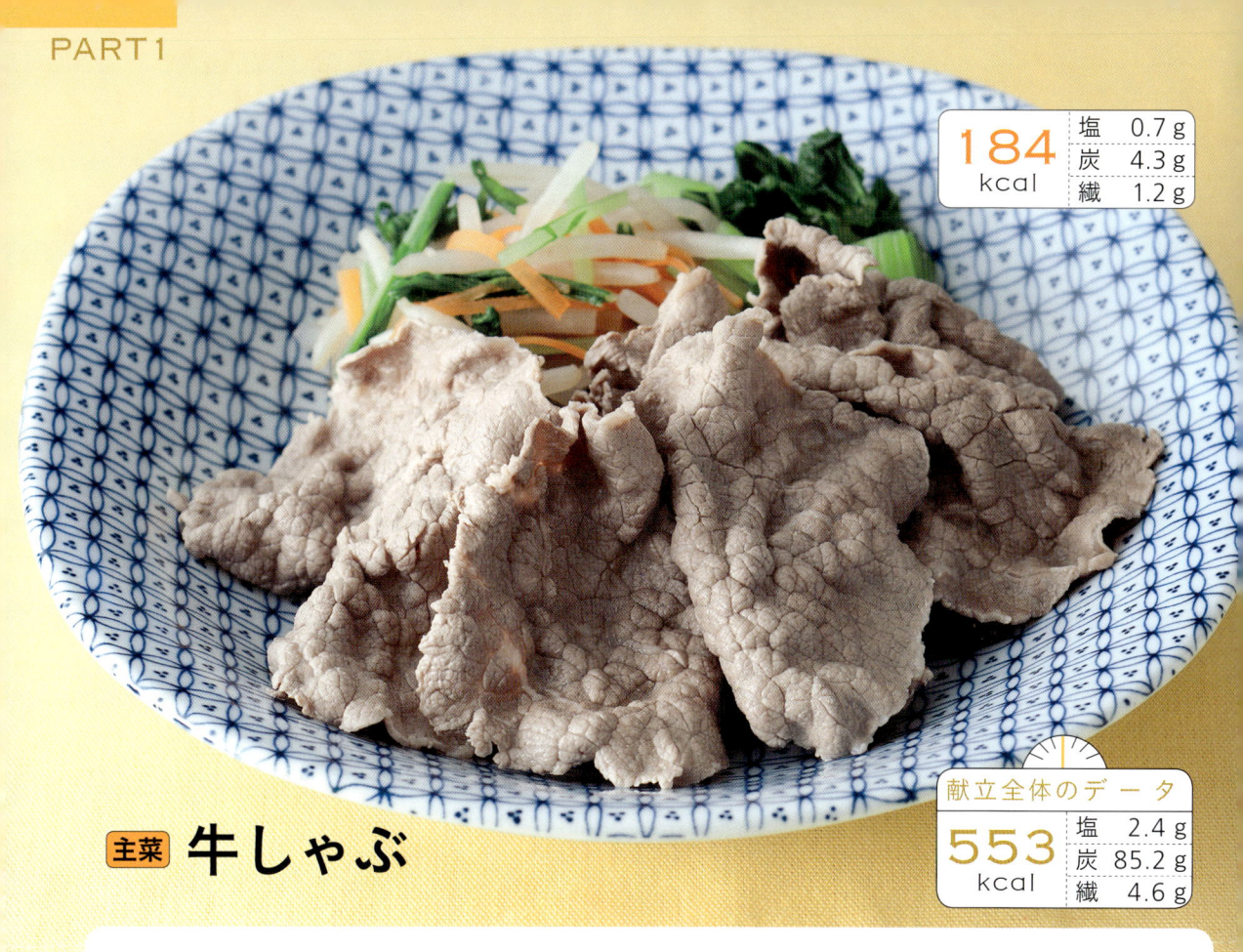

副菜 ビーンズサラダ

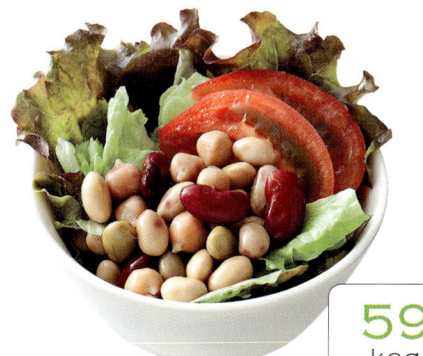

59 kcal	塩 0.9 g 炭 10.8 g 繊 0.5 g

\+

汁物 わかめとえのきのみそ汁

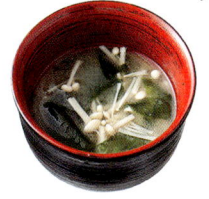

15 kcal	塩 0.8 g 炭 2.7 g 繊 1.2 g

主食 ごはん

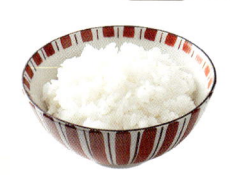

252 kcal	塩 0.0 g 炭 55.7 g 繊 0.5 g

デザート りんご

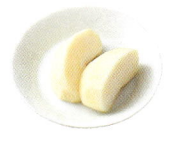

43 kcal	塩 0.0 g 炭 11.7 g 繊 1.2 g

▶▶ **献立POINT**

柔らかくなりすぎないように、サッとゆでて食材の歯ごたえを楽しみましょう。ゆでることで食材のかさが減り、野菜を多く食べられます。また肉の脂を落とすこともできます。豆は1粒ずつ食べることで、早食い防止につながります。

4 塩分控えめでもしっかり味の献立

昼

鮮やかな色合いでビタミンも豊富な1品
ミモザサラダ

[材料]
- キャベツ…2枚（100g）
- グリーンアスパラガス…2本（40g）
- パプリカ（赤）…少量
- ゆで卵…½個
- シーザードレッシング…大さじ2½

[作り方] ① キャベツは食べやすい大きさに切る。アスパラは下半分の皮をむき、3cm長さに切ってキャベツとともにゆでる。② パプリカは薄切りにし、ゆで卵はみじん切りにする。③ 器に①、②を盛り、ドレッシングをかける。

サッと煮て、素材のかみごたえを残して
小松菜としめじのみそ汁

[材料]
- 小松菜…60g
- しめじ…⅕パック（20g）
- だし…140ml
- みそ…小さじ1⅔

[作り方] ① 小松菜は3～4cm長さに切り、しめじは石づきを取り、小房に分ける。② 小鍋にだしを沸かし、①を加えてふたをして煮る。具材に火が通ったら、みそをとき入れる。

ごはん　300g（1人分150g）

塩麹で魚のうまみがアップ
さわらの塩麹焼き

[材料]
- さわら…2切れ（160g）
- 塩麹…8g　大根…60g
- にんじん…小⅕本（20g）

[作り方] ① さわらの表面に塩麹を塗り、半日ほど冷蔵庫に入れ味をなじませて焼く。② 大根とにんじんをすりおろしてもみじおろしにし、さわらとともに器に盛る。

少量の油を使いサッと野菜を調味して
きんぴらごぼう

[材料]
- ささがきごぼう…60g
- にんじん…小⅓本弱（30g）
- つきこんにゃく…30g
- A［しょうゆ…小さじ1
　　みりん…小さじ1］
- ごま油…小さじ1½

[作り方] ① ささがきごぼうは水にさらしてアク抜きし、にんじんはせん切りにする。② つきこんにゃくは食べやすい長さに切り、下ゆでしてアク抜きする。③ フライパンにごま油を熱し、①、②を炒め、ごぼうがしんなりしてきたらAで調味する。

パイナップル　140g

夕

えびサラダ
- むきえび…60g　玉ねぎ…20g
- きゅうり…大½本（60g）
- パプリカ（黄）…⅙個（20g）
- ゆずかつおドレッシング…大さじ1⅓

[作り方] えびはゆで、野菜はせん切りにし、ドレッシングと混ぜ合わせる。

すまし汁
- ほうれん草…40g
- 花麩…2個（2g）だし…140ml
- 酒、薄口しょうゆ、塩…各少々

[作り方] ほうれん草は3～4cm長さに切る。だしでほうれん草と麩を煮て、調味料を加える。

ごはん300g
（1人分150g）

焼き鮭
- 銀鮭…80g　塩…少々

だし巻き卵…50g

焼き野菜
- なす…1個（80g）
- グリーンアスパラガス…1本（20g）
- パプリカ（赤）…⅙個（20g）
- 塩…少々

[作り方] 野菜を食べやすい大きさに切り、グリルで焼き、塩を振る。

朝

- 食パン（6枚切り）…2枚（180g）
- マーガリン…大さじ1⅓
- 低脂肪牛乳…2カップ　プロセスチーズ…30g
- キウイ…小2個（160g）

野菜サラダ
- キャベツ…2枚（100g）　プチトマト…6個（60g）
- きゅうり…½本（40g）　ドレッシング（ノンオイルタイプ）
- にんじん…小⅕本（20g）　…大さじ1⅓

[作り方] 野菜はせん切りにしてトマトを添え、ドレッシングをかける。

鶏塩麹焼き
- 鶏もも肉（皮なし）…80g　塩麹…2g

[作り方] 鶏肉を食べやすい大きさに切り、塩麹をつけて20分ほどねかせてから焼く。

PART 1

| 主菜 | さわらの塩麹焼き

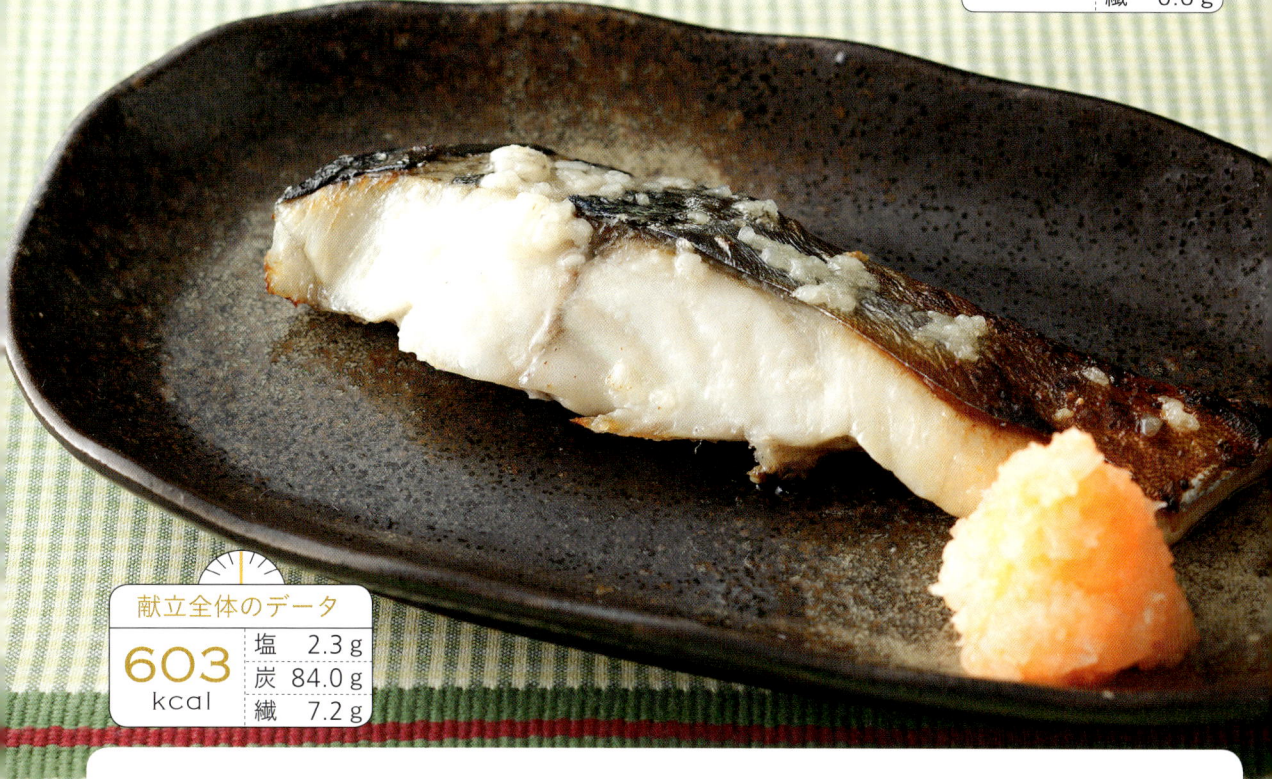

158 kcal 塩 0.6 g / 炭 3.8 g / 繊 0.6 g

献立全体のデータ
603 kcal 塩 2.3 g / 炭 84.0 g / 繊 7.2 g

＋

| 副菜 | きんぴらごぼう
44 kcal 塩 0.5 g / 炭 7.9 g / 繊 2.5 g

＋

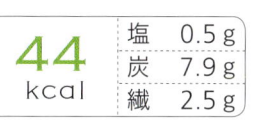

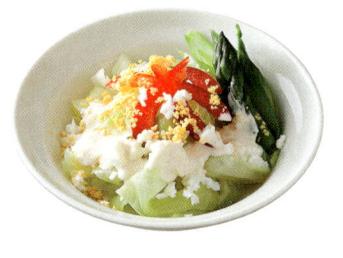

| 副菜 | ミモザサラダ
96 kcal 塩 0.5 g / 炭 4.7 g / 繊 1.3 g

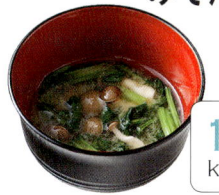

＋

| 汁物 | 小松菜としめじのみそ汁
17 kcal 塩 0.7 g / 炭 2.5 g / 繊 1.2 g

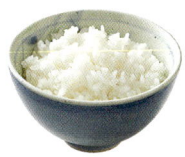

| 主食 | ごはん
252 kcal 塩 0.0 g / 炭 55.7 g / 繊 0.5 g

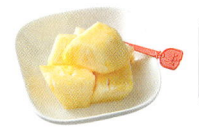

| デザート | パイナップル
36 kcal 塩 0.0 g / 炭 9.4 g / 繊 1.1 g

▶▶ **献立POINT**

主菜はマンネリ化しやすい魚料理の新定番ともいえる、塩麹を使った料理です。きんぴらごぼうは、最後に味をからめることで、塩分控えめにすることができます。

関西電力病院の献立

5 定番メニューのヘルシーアレンジ献立

昼

白ごまの風味を生かしマヨネーズは控えめに
ごぼうサラダ

[材料]
- ささがきごぼう…80g
- にんじん…小⅓本（30g）
- A
  - マヨネーズ…大さじ1⅓
  - 薄口しょうゆ…小さじ⅔
  - すり白ごま…小さじ⅔
- サラダ菜…小4枚（20g）

[作り方] ❶ ささがきごぼうは水にさらしてアク抜きし、にんじんは3cm長さのせん切りにし、ごぼうとともにゆでる。❷ ❶をAであえ、サラダ菜とともに器に盛る。

片栗粉でうまみを閉じ込めて、減塩
かき玉スープ

[材料]
- 卵…½個
- 玉ねぎ…⅕個（40g）
- 鶏ガラスープの素…小さじ1
- 水…140ml
- 片栗粉…小さじ⅓

[作り方] ❶ 玉ねぎは薄切りにする。❷ 鍋に水とスープの素を合わせて火にかけ、玉ねぎを加え、ふたをして煮る。❸ 玉ねぎが煮えたら、水少々でといた水どき片栗粉でとろみをつけ、とき卵を流し入れる。

あんは極力少量に抑えて低カロリーに
八宝菜

[材料]
- 豚もも薄切り肉…60g
- むきえび…60g
- 白菜…1½枚（160g）
- チンゲン菜…120g
- 玉ねぎ…¼個（60g）
- パプリカ（赤）…⅙個（20g）
- A
  - 鶏ガラスープの素…小さじ2
  - しょうゆ…小さじ⅔
  - オイスターソース…小さじ⅔
  - ごま油…小さじ½
  - こしょう…少々
  - 片栗粉…小さじ1⅓
  - 水…140ml
- サラダ油…小さじ⅔

[作り方] ❶ 豚肉は3cm長さに切り、白菜、チンゲン菜も大きさを合わせてそぎ切りにする。玉ねぎ、パプリカは一口大に切る。❷ フライパンに油を熱し、肉を炒め、色が変わってきたら、えびと野菜を加える。❸ 野菜が軽くしんなりしてきたら、Aを合わせて加え、かき混ぜながら味をからめる。

ごはん　300g（1人分150g）

夕

キャベツのみそマヨあえ
- キャベツ…1½枚（140g）
- ちくわ…20g
- A
  - マヨネーズ…大さじ2
  - みそ…小さじ⅔
  - 薄口しょうゆ…小さじ⅓

[作り方] キャベツはゆでて食べやすい大きさに切り、ちくわは輪切りにし、Aとあえる。

すまし汁
- 大根…40g
- 三つ葉…6g
- 酒、薄口しょうゆ、塩…各少々
- だし…140ml

[作り方] 大根はいちょう切り、三つ葉はざく切りにする。だしで野菜を煮て、調味料を加える。

ごはん300g（1人分150g）

さばの煮つけ
- さば…80g
- A
  - おろししょうが…少々
  - しょうゆ…小さじ1⅓
  - 砂糖…小さじ2
  - 酒…小さじ1強
  - だし…40ml
- ねぎ（小口切り）…少量

[作り方] 鍋にAを入れ、沸騰したらさばを入れて煮る。器に盛り、ねぎを飾る。

小松菜と生揚げの煮びたし
- 生揚げ…60g　小松菜…80g
- A
  - 薄口しょうゆ…小さじ1
  - みりん…小さじ⅔
  - だし…60ml

[作り方] Aを煮立て、食べやすい大きさに切った生揚げを煮る。4〜5cmに切った小松菜を加え、さっと火を通し、器に盛る。

朝

- 食パン（6枚切り）…2枚（180g）
- マーガリン…大さじ1⅓
- 低脂肪牛乳…2カップ
- プロセスチーズ…30g
- キウイ…小2個（160g）

野菜サラダ
- キャベツ…1枚（100g）
- きゅうり…½本（40g）
- にんじん…小⅕本（20g）
- ミニトマト…6個（60g）
- ドレッシング…大さじ1⅓

[作り方] トマト以外の野菜はせん切りにし、器に盛り、トマトを飾る。ドレッシングをかける。

PART 1

主菜 八宝菜

135 kcal　塩 2.2 g／炭 10.2 g／繊 2.4 g

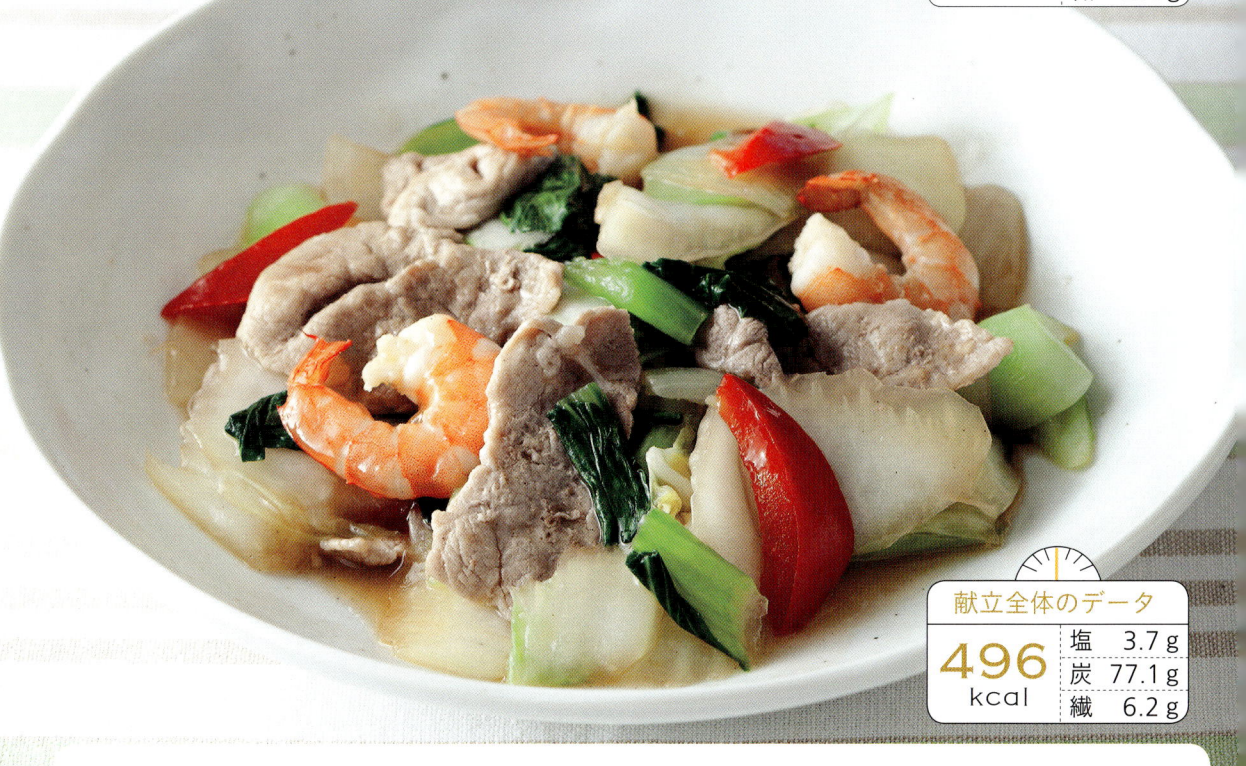

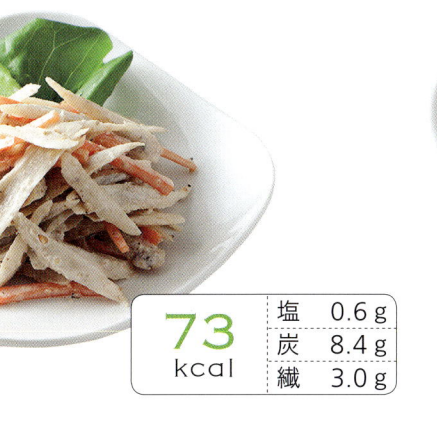

献立全体のデータ
496 kcal　塩 3.7 g／炭 77.1 g／繊 6.2 g

＋

副菜 ごぼうサラダ

73 kcal　塩 0.6 g／炭 8.4 g／繊 3.0 g

＋

汁物 かき玉スープ

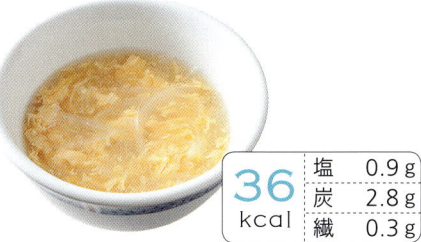

36 kcal　塩 0.9 g／炭 2.8 g／繊 0.3 g

主食 ごはん

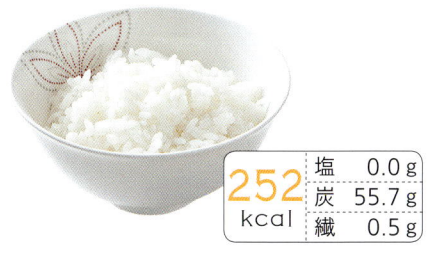

252 kcal　塩 0.0 g／炭 55.7 g／繊 0.5 g

▶▶ **献立POINT**
食材のうまみを引き出すあっさり味の料理です。ごぼうサラダのマヨネーズにごまを加えることで、マヨネーズの分量を減らすことができます。また、スープは玉ねぎを多めにして甘みを出しているので、調味料を少なくしてもおいしくいただけます。

関西電力病院の献立

6 低カロリーの揚げ物献立

昼

玉ねぎで風味をアップして満足な味に
グリーンサラダ

[材料]
- レタス…1枚（30g）
- サニーレタス…小1枚（20g）
- 玉ねぎ…20g
- ブロッコリー…40g
- トマト…¼個強（40g）
- ドレッシング…大さじ1⅓

[作り方] ❶ レタス、サニーレタスは食べやすい大きさにちぎって、薄切りにした玉ねぎとともに水にさらす。❷ ブロッコリーは、小房に分けてゆで、トマトは食べやすい大きさに切る。❸ ❶の水けをきって❷とともに盛り、ドレッシングをかける。

キャベツの甘みをスープに生かして
キャベツとほうれん草のスープ

[材料]
- キャベツ…½枚（30g）
- ほうれん草…30g
- 顆粒コンソメ…少々
- 水…140ml

[作り方] ❶ キャベツ、ほうれん草は、食べやすい大きさに切る。❷ 小鍋に水とコンソメを合わせて火にかけ、沸いてきたらキャベツを加え、ふたをして煮る。❸ キャベツがしんなりしたら、ほうれん草も加えて火を通す。

メロン 200g

塩麹としょうがで下味をしっかりつけて
若鶏から揚げ

[材料]
- 鶏もも肉（皮なし）…160g
- 塩麹…8g
- おろししょうが…少々
- 片栗粉…大さじ2弱
- 揚げ油…適量
- レモン…⅕個

[作り方] ❶ 鶏肉は食べやすい大きさに切り分け、塩麹、おろししょうがをもみ込んで1〜2時間冷蔵庫でねかせる。❷ 揚げる30分前に冷蔵庫から出し、片栗粉をまぶし、180度の油で揚げる。❸ くし形に切ったレモンとともに盛る。

香ばしく焼き、味つけは割りじょうゆで
焼きなす

[材料]
- なす…2個（140g）
- だし…小さじ2
- 薄口しょうゆ…小さじ1
- おろししょうが…3g
- 削り節…少々

[作り方] ❶ なすはグリルで焼き、冷水にひたす。皮をむいて軽く水けをしぼり、食べやすい大きさに切る。❷ だしとしょうゆを合わせる。❸ ❶を器に盛り、❷をかけ、削り節をのせ、おろししょうがを添える。

ごはん 300g（1人分150g）

夕

赤魚の煮つけ
- 赤魚…2切れ（200g）
- 長ねぎ…40g
- おろししょうが…少々
- みりん…小さじ2

A
- しょうゆ…小さじ1⅓
- 酒…小さじ1強
- だし…40ml

[作り方] Aを煮立てて魚を煮、器に盛り、白髪ねぎを飾る。

高野豆腐煮
- 高野豆腐…20g
- 薄口しょうゆ…小さじ⅔
- みりん…小さじ⅔
- だし…60ml
- さやえんどう…5枚（12g）

[作り方] 高野豆腐を水でもどし、軽く水けをしぼり、食べやすい大きさに切る。だしと調味料を煮立てて高野豆腐を煮、器に盛り、ゆでたさやえんどうを飾る。

ごはん300g（1人分150g）

ひじきとごぼうのサラダ
- ひじき（乾燥）…1.4g
- ささがきごぼう…90g
- オクラ…3本（30g）
- マヨネーズ、ドレッシング…各大さじ1⅓

[作り方] ひじきは水でもどしてサッと湯通しする。ごぼうはゆでる。オクラはゆでて小口切りにする。マヨネーズとドレッシングを混ぜ、からめる。

みそ汁
- 小松菜…30g
- 玉ねぎ…⅙個（30g）
- みそ…小さじ1⅔
- だし…140ml

[作り方] 小松菜は4〜5cm長さに切り、玉ねぎは薄切りにする。だしで野菜を煮て、みそをとき入れる。

朝

3種パン
- バターロール…2個
- ホワイトブレッド…小2枚（50g）
- 胚芽ロール…小2個（50g）
- マーガリン…大さじ1⅓
- 低脂肪牛乳…2カップ
- ヨーグルト…170g
- オレンジ…小1個（160g）

大根サラダ
- 大根…160g
- かいわれ菜…少々
- にんじん…小½本（40g）
- ゆずかつおドレッシング…大さじ1⅓

[作り方] 野菜をせん切りにし、ドレッシングをかける。

PART 1

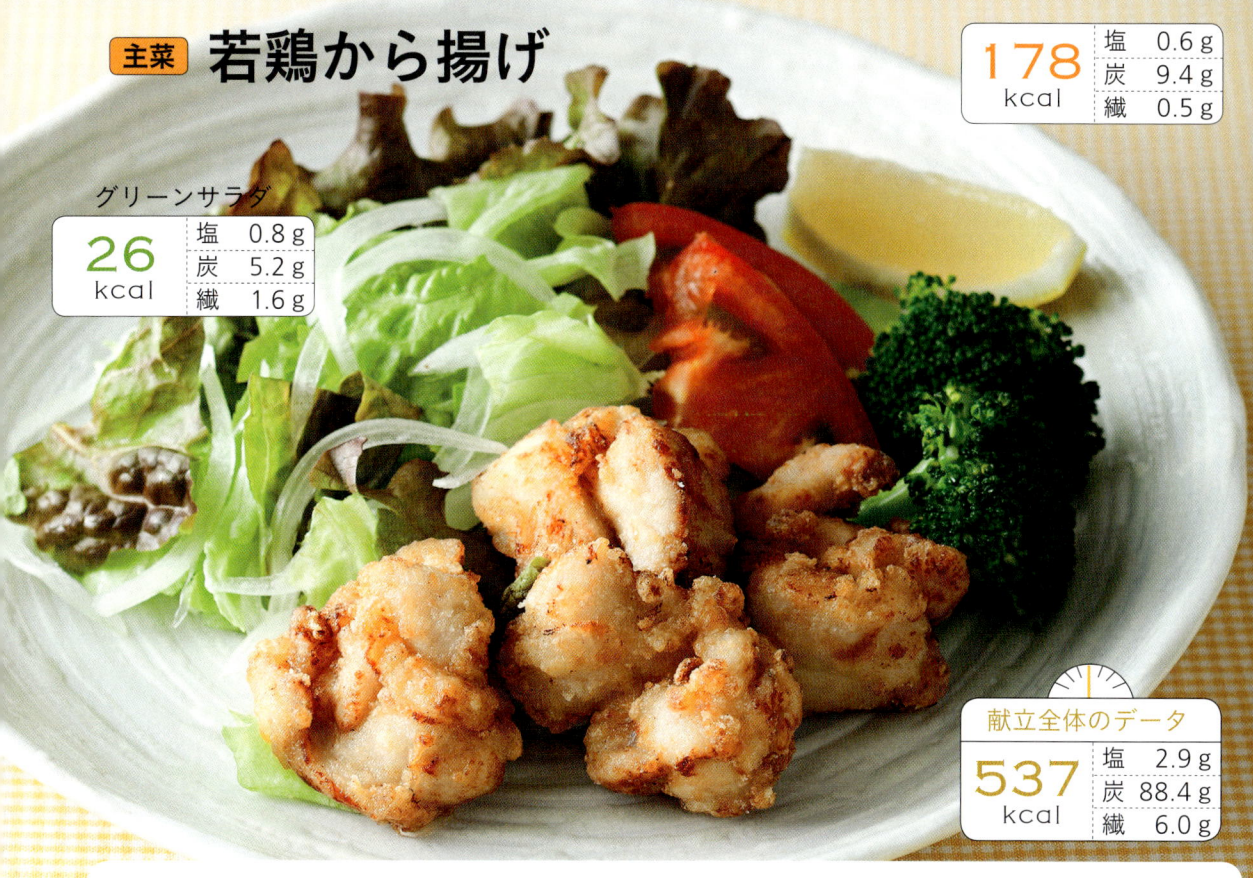

[主菜] 若鶏から揚げ

| 178 kcal | 塩 0.6 g / 炭 9.4 g / 繊 0.5 g |

グリーンサラダ
| 26 kcal | 塩 0.8 g / 炭 5.2 g / 繊 1.6 g |

献立全体のデータ
| 537 kcal | 塩 2.9 g / 炭 88.4 g / 繊 6.0 g |

＋

[副菜] 焼きなす
| 27 kcal | 塩 0.5 g / 炭 5.6 g / 繊 2.2 g |

＋

[汁物] キャベツとほうれん草のスープ
| 12 kcal | 塩 1.0 g / 炭 2.2 g / 繊 0.7 g |

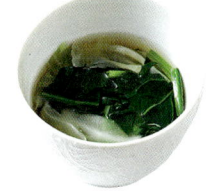

[主食] ごはん
| 252 kcal | 塩 0.0 g / 炭 55.7 g / 繊 0.5 g |

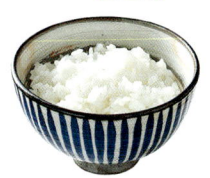

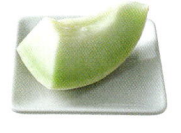

[デザート] メロン
| 42 kcal | 塩 0.0 g / 炭 10.3 g / 繊 0.5 g |

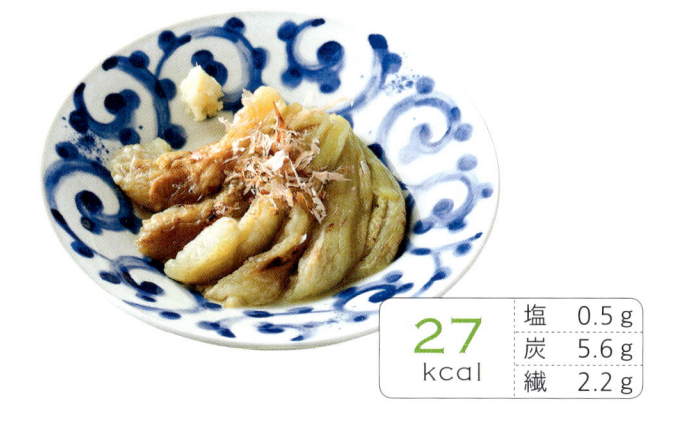

▶▶ 献立POINT

下味をつけたあと1〜2時間ねかせることで、少ない調味料でもしっかり味をつけることができます。衣を薄くすると油を吸う量が減り低カロリーになります。主菜が揚げ物のときには副菜は油を使わないものに。

関西電力病院の献立

7 たっぷり食べられる肉の献立

昼

豚ロース肉は使わず、低カロリーのもも肉で
豚肉のしょうが焼き

[材料] 豚もも薄切り肉…120g
しょうゆ…小さじ1
みりん…小さじ1
おろししょうが…2g
サラダ油…小さじ1/2
キャベツ…1 1/2枚（80g）
サラダ菜…4枚（20g）
ミニトマト…小4個（30g）

[作り方] ① 豚肉は半分に切り、油を熱したフライパンで焼く。② 肉の色が変わってきたら、しょうゆ、みりん、しょうがを混ぜ合わせて加え、からめる。
③ せん切りにしたキャベツ、半分に切ったミニトマト、サラダ菜とともに盛る。

だしじょうゆは薄味でも満足な味
ほうれん草のおひたし

[材料] ほうれん草…120g
だし…大さじ1 1/3
薄口しょうゆ…小さじ1 1/3

[作り方] ① ほうれん草は、熱湯でゆでて冷水にとり、水けをしっかりしぼる。② 食べやすい長さに切って器に盛り、だしじょうゆをかける。

ゆずの酸味と風味でさわやかな味に
きゅうりとわかめのあえ物

[材料] きゅうり…1本（100g）
わかめ（水でもどす）…20g
ゆずしょうゆドレッシング
…大さじ1 1/3

[作り方] ① きゅうりは縦半分にしてから斜め薄切りにし、塩（分量外）を振ってしんなりさせる。② わかめは食べやすい長さに切り、熱湯をかけてから冷水にとり、水けをしぼる。③ ①を水洗いし、水けをしぼって②とともにドレッシングであえる。

ねぎの香りをプラスして、みそは少量に
白菜とねぎのみそ汁

[材料] 白菜…1/2枚強（60g）
長ねぎ…1/5本（20g）
だし…140ml
みそ…小さじ1 2/3

[作り方] ① 白菜は1cm幅に切り、ねぎは小口切りにする。② 小鍋にだしと①を合わせ、ふたをして煮る。③ 具材が柔らかくなったらみそをとき入れる。

ごはん　300g（1人分150g）

夕

蒸し鶏みぞれあえ
鶏ささ身（ほぐす）…60g
大根…120g　三つ葉…10g
ゆずしょうゆドレッシング
…大さじ2
[作り方] 鶏肉はゆでてこまかくほぐす。おろした大根、切った三つ葉とあえ、ドレッシングをかける。

すまし汁
むきえび…40g　ねぎ…少量
わかめ（乾燥）…1g
薄口しょうゆ、酒、塩…各少々
だし…140ml
[作り方] わかめはもどして食べやすい大きさに切り、ねぎは小口切りにし、えびとともにだしで煮て、調味料を加える。

ごはん300g
（1人分150g）

さわらの幽庵焼き
さわらの切り身…2切れ（160g）
しょうゆ…小さじ1 1/3
みりん…小さじ1 1/3　きざみゆず…少々
[作り方] 調味料とゆずを混ぜて切り身に塗り、グリルで焼く。

なすの煮物
なす…2個（180g）
Ⓐ 薄口しょうゆ…小さじ2/3
　みりん…小さじ1/3　だし…80ml
[作り方] なすは食べやすい大きさに切る。Ⓐを煮立て、柔らかくなるまで煮る。

朝

食パン（6枚切り）…2枚（180g）
マーガリン…大さじ1 1/3
低脂肪牛乳…2カップ
ゆで卵
　卵…2個　塩…少々
キウイ…小2個（160g）

野菜サラダ
トマト…1/2個（80g）　　ドレッシング
レタス…2枚（60g）　　　…大さじ1 1/3
きゅうり…1/2本（40g）
玉ねぎ…1/6個（30g）

[作り方] トマトとレタスは食べやすい大きさに切り、きゅうりと玉ねぎはせん切りにし、ドレッシングをかける。

48

121 kcal　塩 0.5g　炭 4.9g　繊 1.0g

主菜 豚肉のしょうが焼き

献立全体のデータ
432 kcal　塩 2.6g　炭 70.3g　繊 6.0g

＋　＋　＋

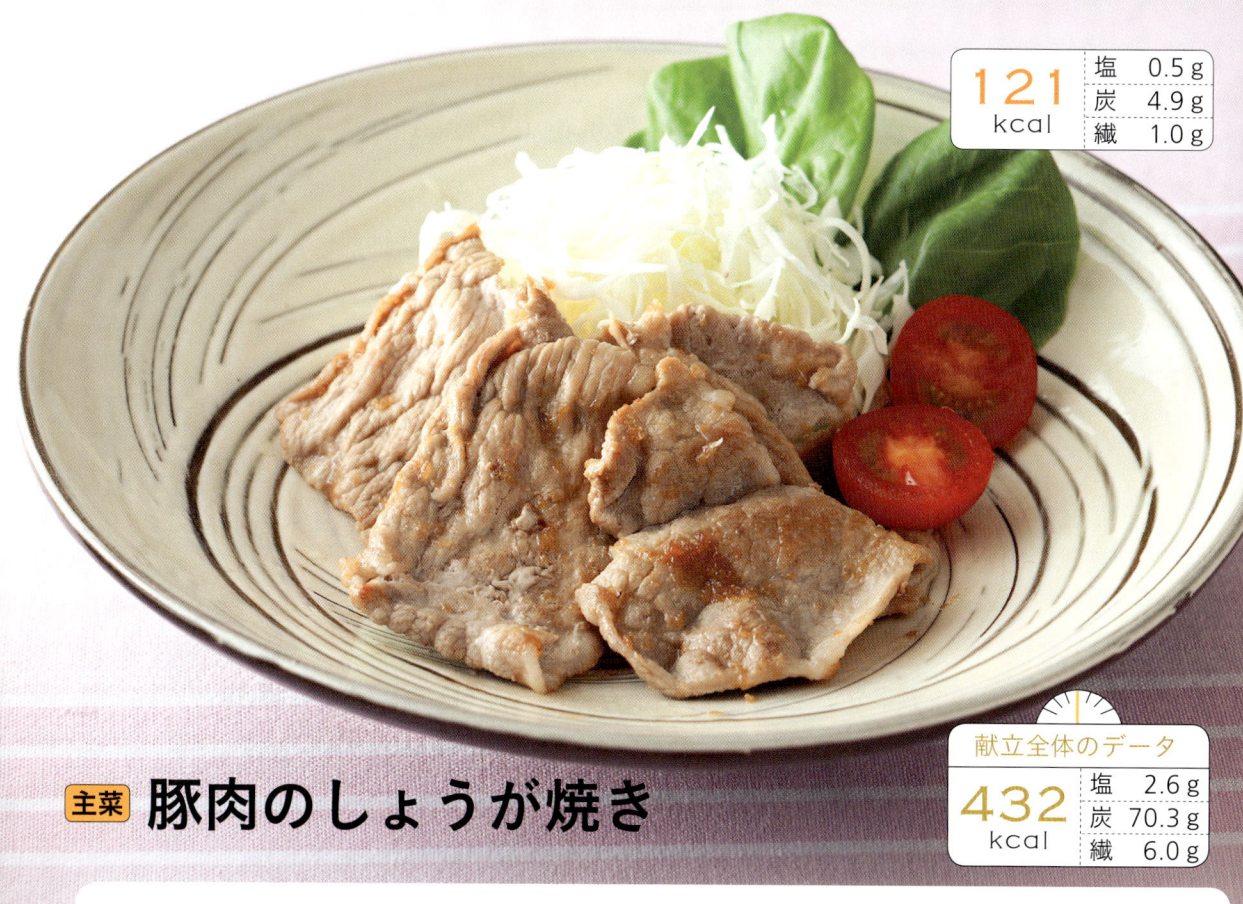

副菜 きゅうりとわかめのあえ物
17 kcal　塩 0.8g　炭 3.7g　繊 1.2g

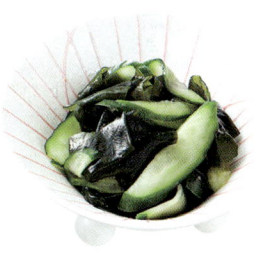

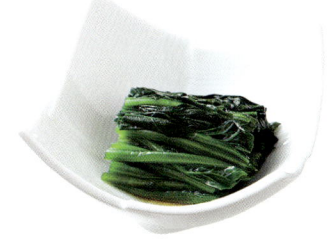

副菜 ほうれん草のおひたし
24 kcal　塩 0.6g　炭 3.0g　繊 2.4g

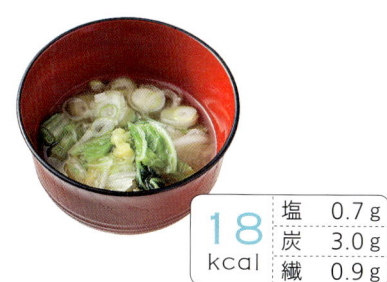

汁物 白菜とねぎのみそ汁
18 kcal　塩 0.7g　炭 3.0g　繊 0.9g

主食 ごはん
252 kcal　塩 0.0g　炭 55.7g　繊 0.5g

▶▶ **献立POINT**

ロース肉よりもも肉のほうが低カロリーです。野菜の上にこんもりと盛ると、見た目の満足感がアップします。薄口しょうゆやだしを使い、食材の味を生かす味つけをしましょう。

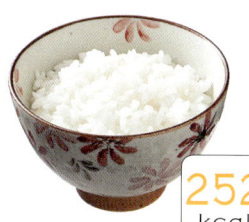

COLUMN

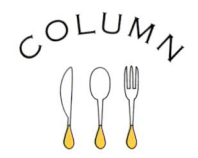

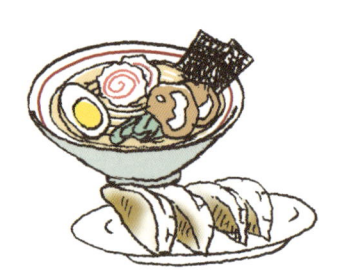

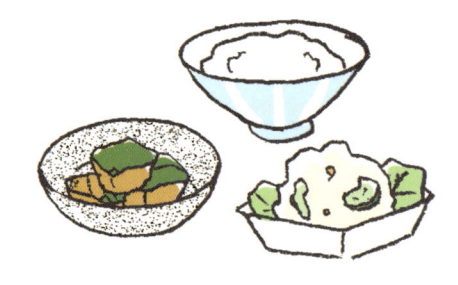

糖質過多には要注意！

　飽食の時代といわれて久しい現代、街で目にするのはコンビニやファストフード。身近に安価な食がそろって便利になったものの、注意しないと、あっというまに炭水化物＝糖質の過剰摂取になりがちです。

　一人暮らしの若い男性で言えば、ラーメン、ごはん、ギョーザにビールの組み合わせなどが頻繁に登場していないでしょうか？　これは男性に限ったことではありません。女性は食事がわりにお菓子を食べたり、野菜をとっているつもりでかぼちゃやポテトばかり食べていたりすることもあります。また最近では一人住まいの高齢者の方も自炊がおっくうになり、外食に頼るケースが多いようです。

　必要なのは「選び方」です。外食であっても、可能な限り「主食＋主菜＋副菜」のバランスを整えれば、自然に糖質を適量に近づけることができます。主食と主菜だけでは補いにくいビタミンやミネラル、食物繊維を副菜からとるように組み合わせを考えて選びましょう。

　食べるものは自分の体を、そして人生をつくります。食べるものを選べない体になる前に、今の食生活を見直して健康な体をつくっていきましょう。

しょうゆラーメン ＋ ギョーザ
　　（1杯）　　　　　（4個）

合計
679 kcal
塩　5.9 g
炭　98.2 g
繊　5.1 g

ごはん ＋ かぼちゃの煮物 ＋ ポテトサラダ
（150 g）　　（100 g）　　　（50 g）

合計
560 kcal
塩　2.1 g
炭　95.1 g
繊　5.5 g

PART 2

組み合わせ自由自在

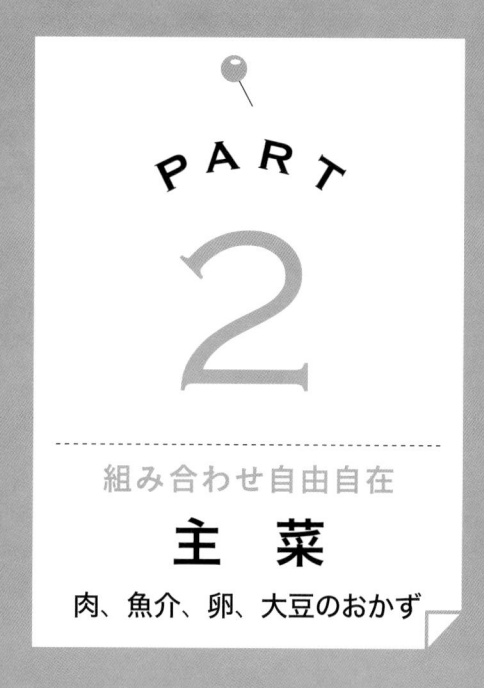

主 菜

肉、魚介、卵、大豆のおかず

主菜のレシピのページです。まずはここから、主菜を決めてそのカロリーなどを確認したら、組み合わせる副菜や汁物をPART3とPART4から選んでください。

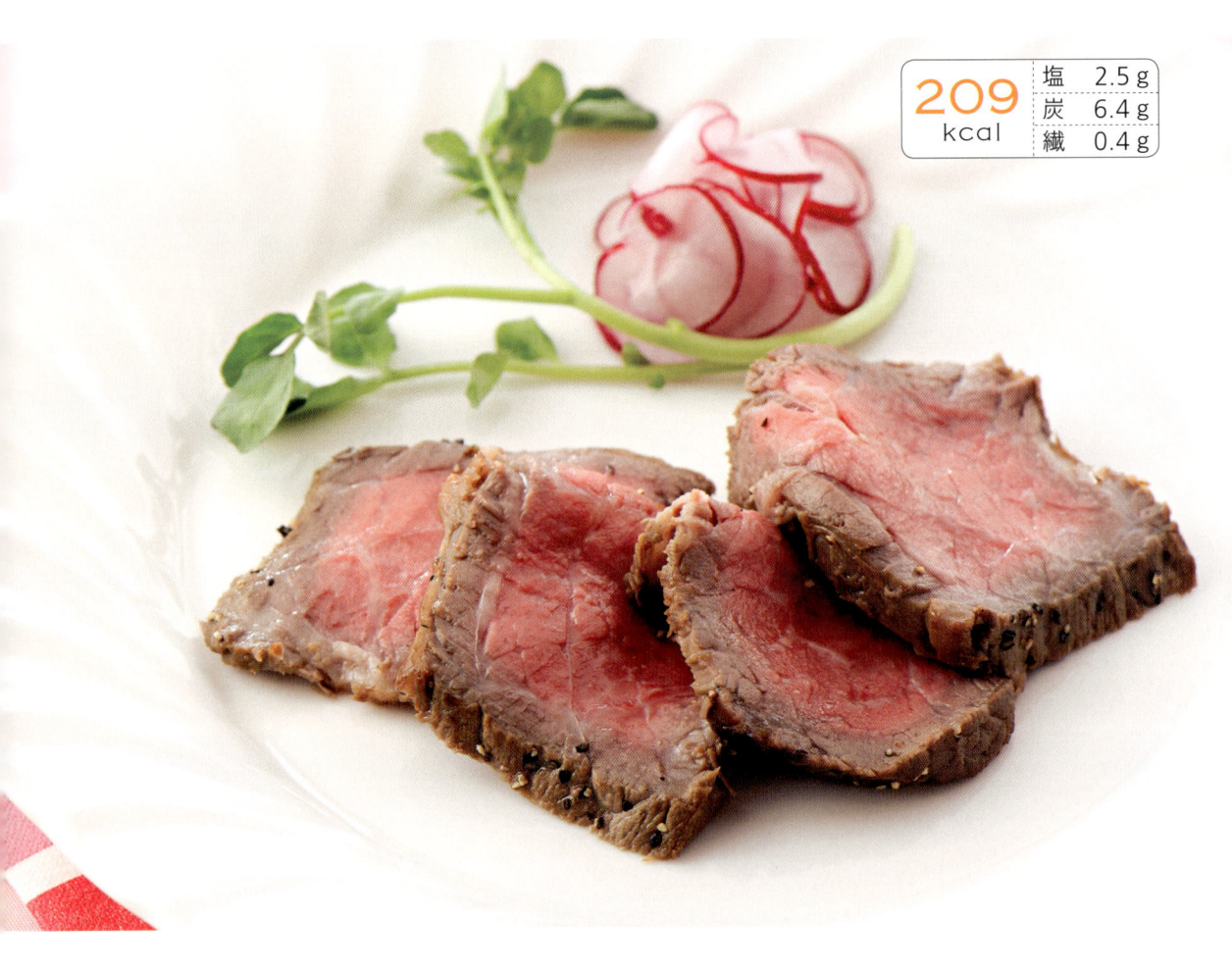

	209 kcal	塩 2.5 g
		炭 6.4 g
		繊 0.4 g

肉の表面だけに味をからませて、塩分をカット

牛もものローストビーフ

[材料（4人分）]

牛ももかたまり肉（ローストビーフ用）
…200 g
塩、黒こしょう…各少々
おろしにんにく…5 g
A ┌ しょうゆ…大さじ2（36 g）
  │ ウスターソース…大さじ2（36 g）
  │ みりん…小さじ2（12 g）
  └ 酒…小さじ2（10 g）
サラダ油…小さじ2（8 g）
クレソン…2本（10 g）
ラディッシュ（スライス）…2個（20 g）

[作り方]

① 牛肉に、塩とこしょうを振り、すり込む。フライパンに油を熱してにんにくを入れ、肉の全面を強火で焼き、焼き色がついたらとり出す。

② 鍋にAの調味料を入れて煮立て、肉を入れて転がしながら15分ほど煮て、火を止める。あら熱がとれたら汁けをふきとり、冷蔵庫で3〜4時間ねかせる。

③ 肉を食べやすい厚さにスライスして器に盛り、クレソンとラディッシュを一緒に飾る。

POINT

煮込んでから冷蔵庫でねかせると肉汁が落ち着き、肉がしっとりします。

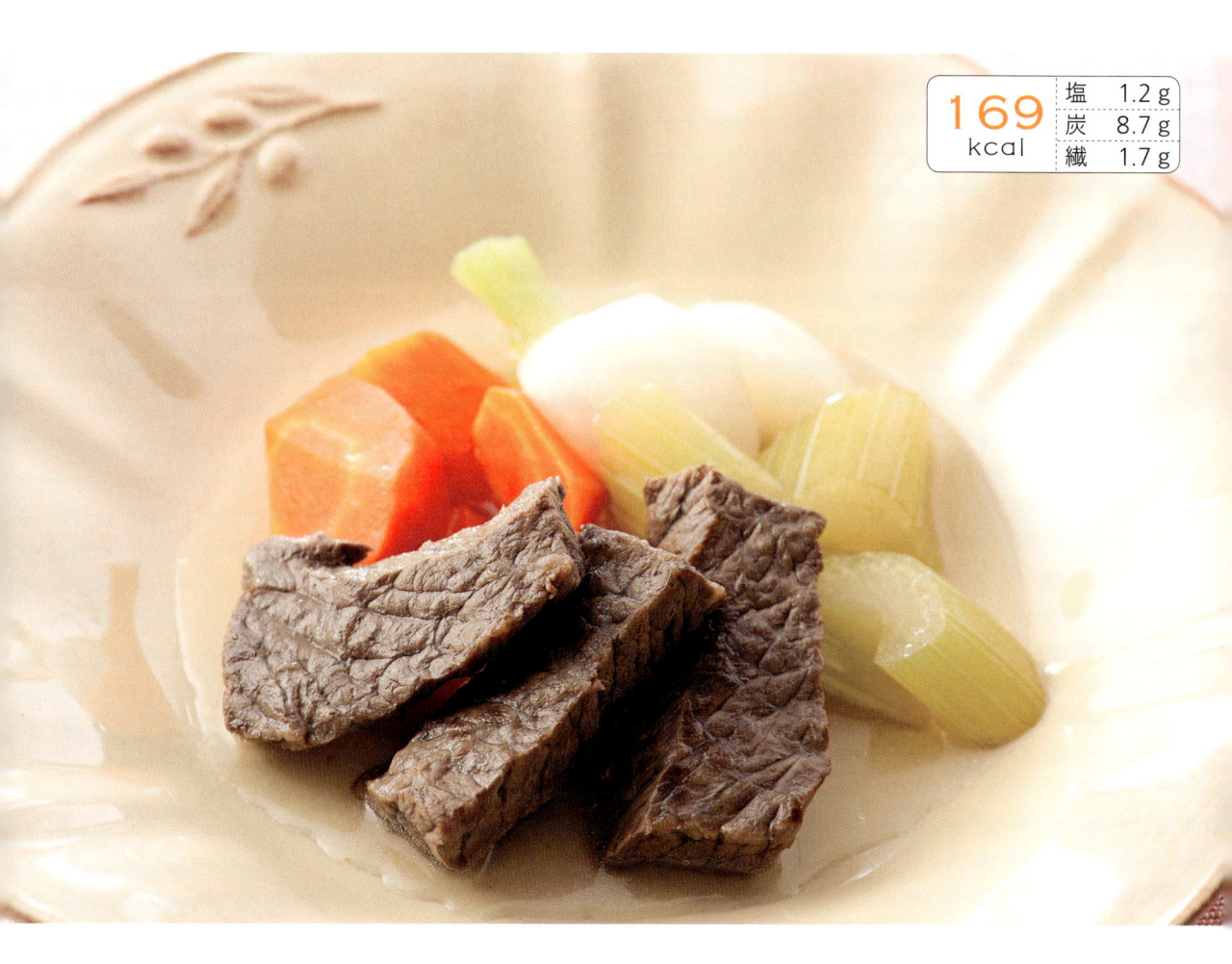

PART2　組み合わせ自由自在　主菜 ▶▶ 肉

169 kcal ｜ 塩 1.2 g ｜ 炭 8.7 g ｜ 繊 1.7 g

塩麹で肉に下味をつけ、薄味でも満足感を出します

牛肉と根菜のスープ煮

[材料]

牛ももかたまり肉（ステーキ用）
…160 g（80 g ×2枚）
塩麹…大さじ1（15 g）
おろししょうが…5 g
にんじん…60 g
セロリ…60 g
かぶ…小1個（60 g）
塩、こしょう…各少々

POINT
塩麹は麹と塩、水を混ぜて発酵、熟成させた調味料。

[作り方]

❶ 牛肉は食べやすい大きさに切る。しょうがと塩麹をもみ込んで、4時間ほどつけ込む。

❷ にんじんとセロリは乱切りに、かぶはくし形に切る。

❸ ❶の肉をとり出し、キッチンペーパーで表面をきれいにふきとる。

❹ フライパンで肉を両面焼き、軽く焼き色がついたらとり出す。鍋に水500mlを入れ、肉、にんじん、セロリを加え、火にかけて沸騰したら中火にし、15分煮る。野菜が柔らかくなったらかぶを入れて塩、こしょうをし、5分ほど煮て、器に盛る。

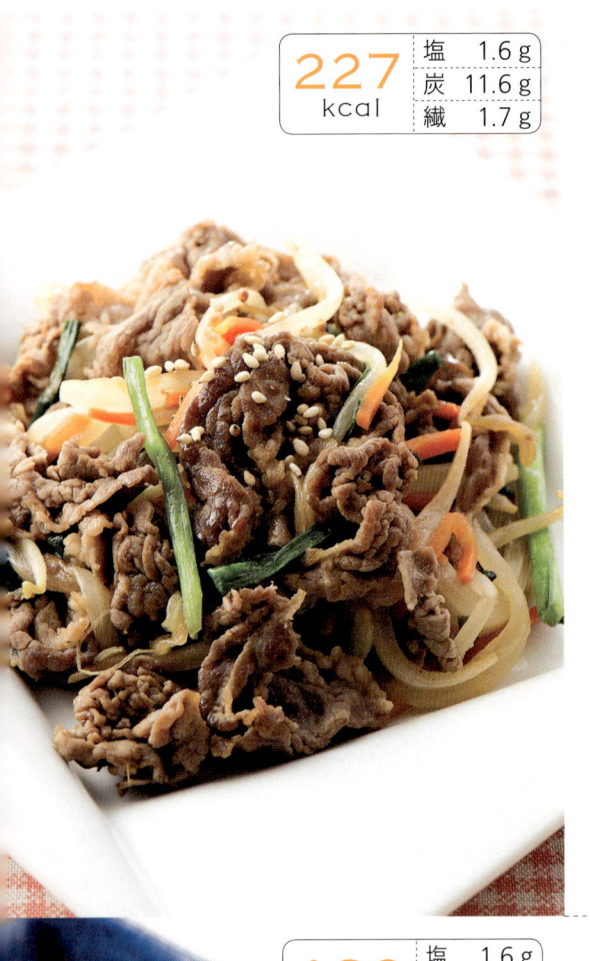

227 kcal	塩 1.6 g
	炭 11.6 g
	繊 1.7 g

しっかり味で野菜がたっぷり食べられる

牛肉とにらのプルコギ

[材料]

牛もも薄切り肉…160 g
もやし…1/2袋（100 g）
玉ねぎ…中1/2個（120 g）
にんじん…40 g
にら…1/4束（25 g）

A ┌ おろしにんにく…1/2かけ（3 g）
　├ しょうゆ、みりん…各大さじ1（18 g）
　└ コチュジャン…小さじ1（6 g）

いり白ごま…少々
サラダ油…小さじ2（8 g）

[作り方]

❶ 牛肉は食べやすい大きさに切り、混ぜ合わせたAでもみ込み、10分ほどつける。

❷ もやしはひげ根を取り、玉ねぎは薄切り、にんじんはせん切り、にらは4～5cm長さに切る。

❸ フライパンに油を熱し、❶の肉を炒める。色が変わってきたらにんじん、玉ねぎ、もやしを炒める。全体に火が通ったら、にらを加えて、しんなりしたら器に盛り、ごまを振る。

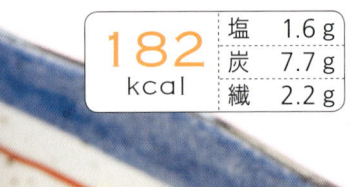

182 kcal	塩 1.6 g
	炭 7.7 g
	繊 2.2 g

すき焼きのように濃い味つけにせず、さっぱりと

肉豆腐

[材料]

牛切り落とし肉…100 g
木綿豆腐…1/2丁（200 g）
長ねぎ…60 g
しめじ…60 g
だし…150ml
薄口しょうゆ…大さじ1（18 g）
みりん…小さじ1（6 g）

[作り方]

❶ 牛肉と豆腐は食べやすい大きさに切る。ねぎは斜めに切り、しめじは石づきを取り、ほぐす。

❷ 鍋にだしを熱し、肉を入れ色が変わったら、豆腐、ねぎ、しめじを入れる。アクは途中ですくいとる。

❸ 火が通ったらしょうゆとみりんを加え、10分ほど煮て器に盛り、好みで七味とうがらしを振る。

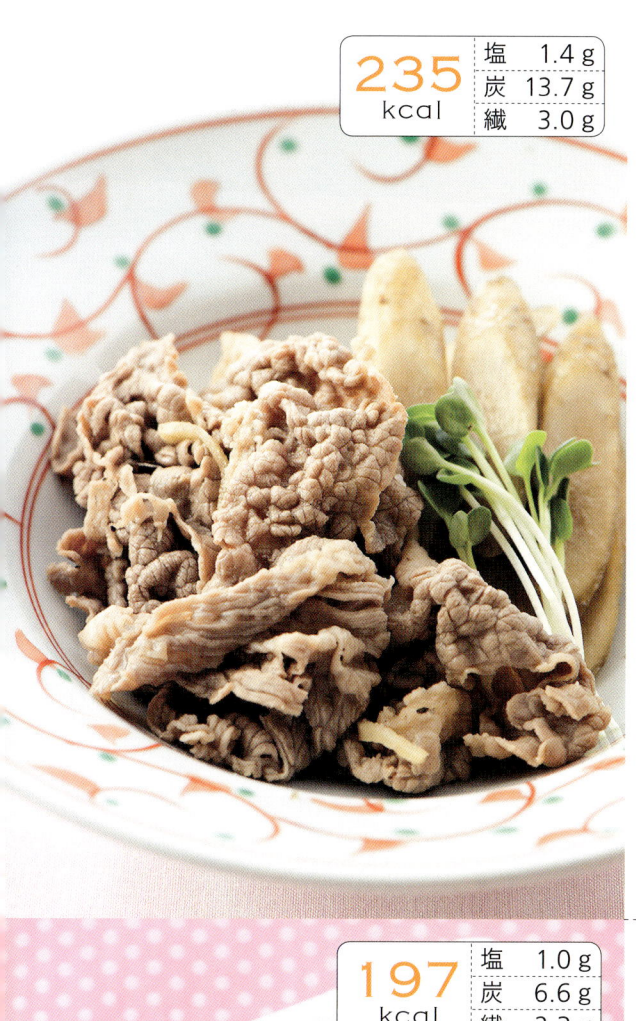

PART2　組み合わせ自由自在　[主菜] ▶▶ 肉

235 kcal　塩 1.4 g　炭 13.7 g　繊 3.0 g

たっぷりのごぼうで食物繊維をしっかりと
牛肉とごぼうのしょうが煮

[材料]
牛切り落とし肉…200 g
ごぼう…1本（100 g）
しょうが（薄切り）…10 g
A ┌ しょうゆ、みりん…各大さじ1（18 g）
　 └ 酒…大さじ1（15 g）
かいわれ菜…少々（2 g）

[作り方]
❶ ごぼうは皮をこそげて斜め薄切りにする。牛肉、ごぼうを熱湯で下ゆでする。

❷ 鍋にAとしょうがを入れ、煮立ったら❶を入れて汁けがなくなるまで煮る。

❸ 器に盛り、かいわれを添える。

POINT
ごぼうはささがきにせず斜め薄切りに。しっかりかんで早食いを防止。

---

197 kcal　塩 1.0 g　炭 6.6 g　繊 2.3 g

豆板醤のピリッとした辛味で塩分を抑えて
牛肉の辛味炒め

[材料]
牛切り落とし肉…160 g
なす…2個（140 g）
ピーマン…1個（30 g）
長ねぎ…20 g
すりおろしにんにく…½かけ分（3 g）
豆板醤…小さじ1（6 g）
オイスターソース…小さじ1（6 g）
サラダ油…小さじ2（8 g）

[作り方]
❶ 牛肉は食べやすい大きさに切り、なすとピーマンは乱切りにする。ねぎは斜め薄切りにする。

❷ フライパンに油とにんにくを熱し、香りが立ったら肉を炒め、色が変わったらなす、ピーマン、ねぎを加えて炒める。豆板醤、オイスターソースを加えて全体に味をつけて器に盛る。

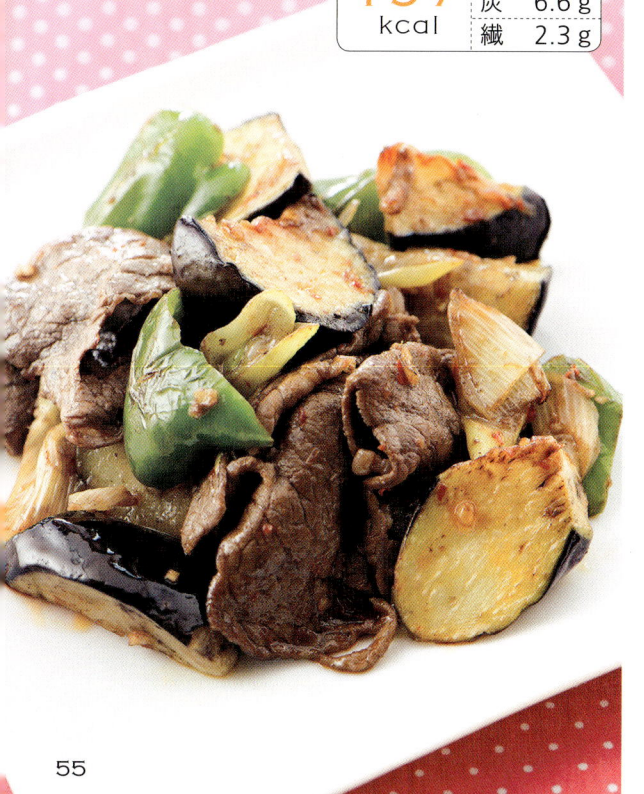

| 304 kcal | 塩 1.6 g / 炭 31.0 g / 繊 4.2 g |

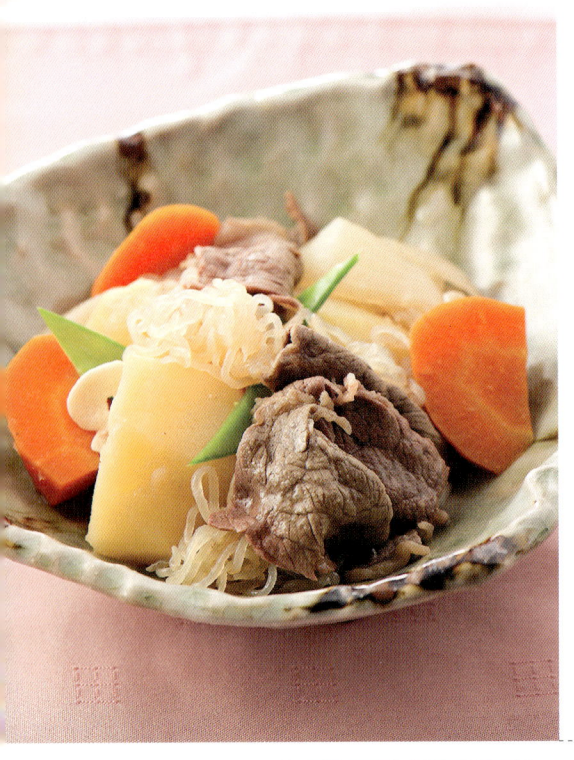

ごま油の香りとにんにくの風味を生かして減塩
中華風肉じゃが

[材料]

牛もも薄切り肉…（160 g）　にんにく…1かけ（10 g）
じゃがいも…中2個（200 g）　しらたき…60 g
玉ねぎ…中½個（100 g）　薄口しょうゆ…大さじ1（18 g）
にんじん…60 g　みりん…小さじ2（12 g）
絹さや…4枚（10 g）　ごま油…小さじ2（8 g）

[作り方]

① 牛肉と皮をむいたじゃがいもは食べやすい大きさに切る。玉ねぎはくし形切り、にんじんは乱切りにする。しらたきは食べやすい長さに切り、絹さやはすじを取り、ゆでて斜め切りにする。にんにくは4等分する。② 鍋にごま油とにんにくを熱し、肉を炒め色が変わったら、にんじんと玉ねぎを加えてさらに炒める。③ 水2カップを加えてじゃがいもを入れ、中火で加熱する。沸騰したら火を弱め、しょうゆとみりん、しらたきを加え、汁けがなくなるまで煮る。④ 器に絹さやとともに盛る。

| 152 kcal | 塩 0.9 g / 炭 1.4 g / 繊 0.2 g |

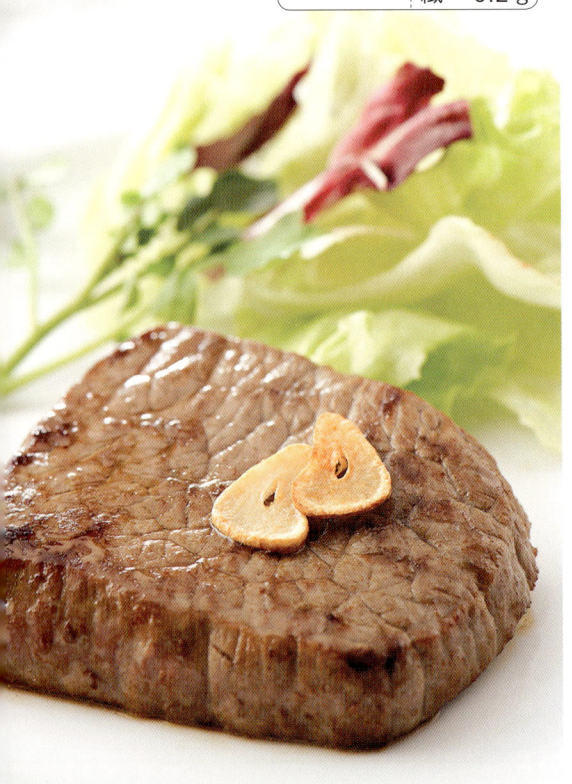

少量のバターじょうゆとにんにくで、薄味でも◎
牛肉ステーキのにんにくじょうゆ

[材料]

牛もも肉（ステーキ用）　しょうゆ…小さじ1（6 g）
…160 g（1枚80 g×2枚）レタス…20 g
塩、こしょう… 各少々　トレビス…10 g
バター…小さじ1（4 g）　クレソン…2本
にんにく…½かけ（3 g）

[作り方]

① 牛肉に塩、こしょうを振る。野菜は水で洗ってキッチンペーパーで水けをふきとり、食べやすい大きさにちぎる。

② フライパンにバターを熱し、薄切りにしたにんにくを入れ軽く焼き、香りが立ったらとり出す。肉を入れ両面を焼く。しょうゆを入れ味をつける。

③ 器に②を盛り、肉の上ににんにくをのせ、野菜を添える。

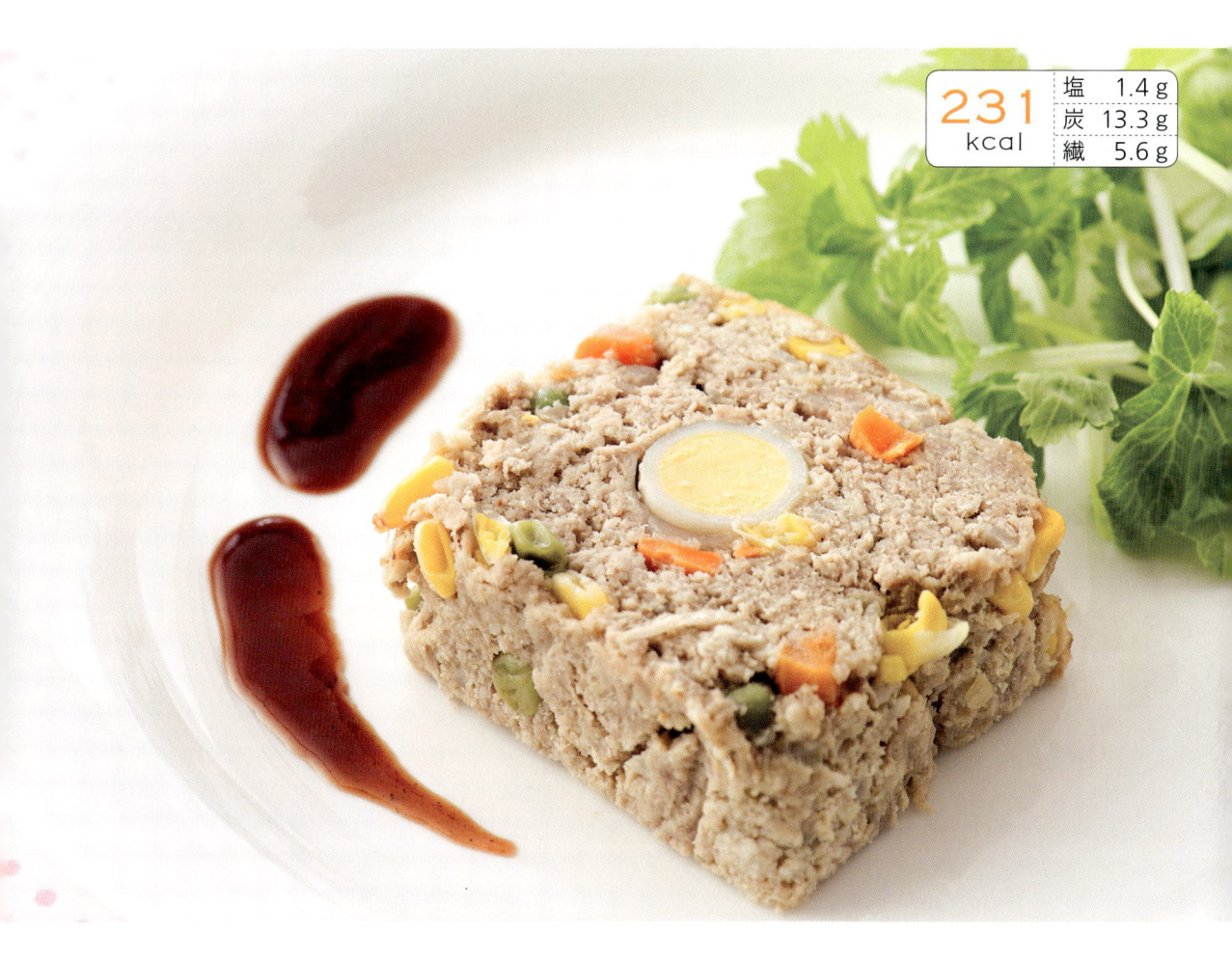

PART2 組み合わせ自由自在　主菜 ▶▶肉

231 kcal　塩 1.4g　炭 13.3g　繊 5.6g

おからでかさを増やして低カロリーに

ミートローフ

[材料（4人分）]

合いびき肉…200g
おから…160g
とき卵…1個分（50g）
ミックスベジタブル（冷凍）…60g
片栗粉…小さじ2（6g）
うずらの卵（ボイル）…6個（48g）
塩、こしょう…各少々
A ┬ トマトケチャップ…大さじ1 ⅓
　└ ウスターソース…大さじ1 ⅓
ホワイトセロリ…60g

[作り方]

① ひき肉に塩、こしょうを合わせ、粘りが出るまでよくこねる。おから、とき卵も加えてよくこね、片栗粉の半量を振ったミックスベジタブルを混ぜる。

② パウンド型に①の半量をしっかりと詰め、残りの片栗粉を振ったうずらの卵を上に並べる。①の残りをかぶせ、しっかりと空気を抜くように詰める。

③ 180度のオーブンで30分ほど焼き、4等分に切る。

④ 皿に盛り、Aを合わせたソース、食べやすく切ったセロリを添える。

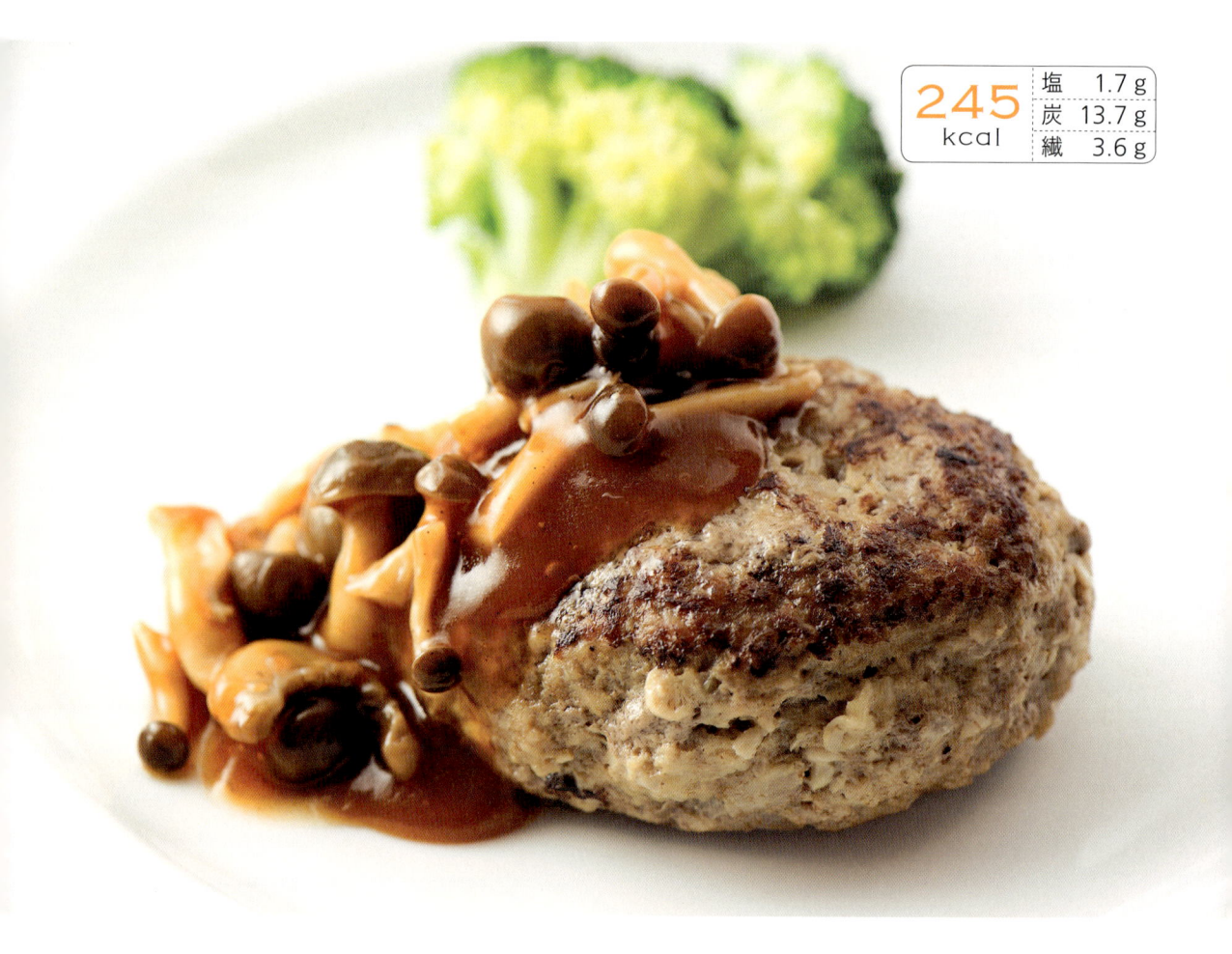

245 kcal | 塩 1.7g | 炭 13.7g | 繊 3.6g

ソースもたっぷりのきのこでかさを増やします

きのこハンバーグ

[材料]

合いびき肉…140g
玉ねぎ…¼個（50g）
えのきたけ…50g
乾燥パン粉…大さじ2（12g）
卵…½個（25g）
塩、こしょう、ナツメグ…各少々
しめじ…30g
マッシュルーム…4個（40g）
サラダ油…小さじ1（4g）
A ┃ トマトケチャップ…大さじ1 ⅓（20g）
　┃ ウスターソース…大さじ1（18g）
　┗ 水…60ml
ブロッコリー…40g

[作り方]

❶ 玉ねぎはみじん切りにし、耐熱容器に入れて軽くラップをかける。電子レンジで30秒加熱する。

❷ ボウルにひき肉と塩を合わせ、粘りが出るまでよくこね、あら熱をとった❶、みじん切りにしたえのき、パン粉、卵、こしょう、ナツメグを加えてさらにこね、2等分して小判形に成形する。

❸ 油を熱したフライパンで❷を焼く。少し焼き色がついたらひっくり返してふたをし、弱火で蒸し焼きにして火を通す。

❹ ハンバーグをとり出し器に盛る。同じフライパンで小房に分けたしめじ、薄切りにしたマッシュルームを炒め、Aを加えて軽く煮詰めたソースをハンバーグにかける。小房に分けてゆでたブロッコリーを添える。

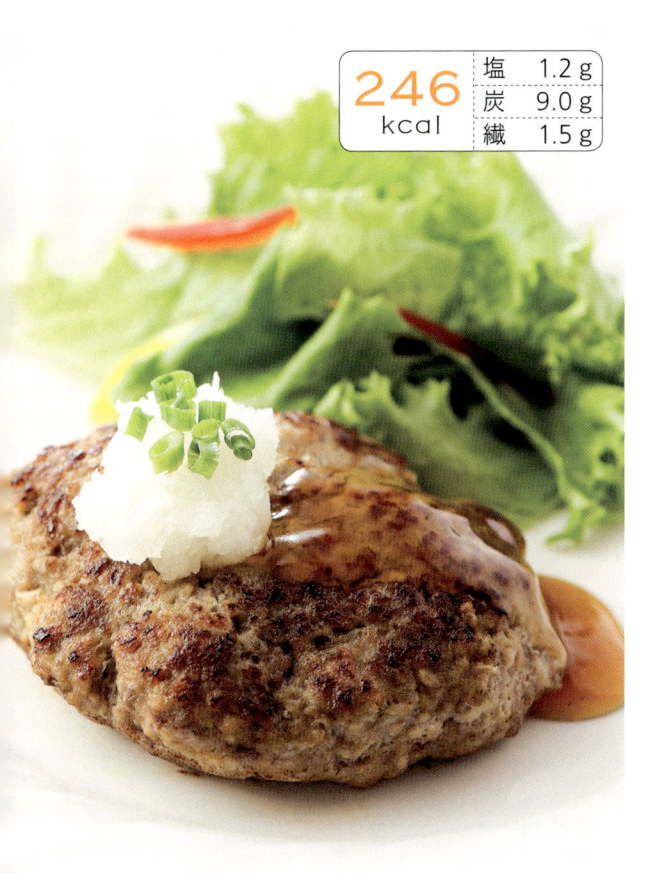

PART2　組み合わせ自由自在　**主菜** ▶▶ 肉

246 kcal　塩 1.2 g　炭 9.0 g　繊 1.5 g

辛味のある大根おろしで味にパンチを
豆腐ハンバーグ

[材料]

合いびき肉…120 g
木綿豆腐…100 g
玉ねぎ…¼個（50 g）
大根おろし…50 g
万能ねぎ（小口切り）…少々
グリーンカール…30 g
パプリカ（赤、黄）…各5 g

Ⓐ
- 塩、こしょう、ナツメグ…各少々
- とき卵…½個分（25 g）
- 乾燥パン粉…大さじ2（12 g）

Ⓑ
- だし…大さじ2
- ポン酢じょうゆ…大さじ1（15 g）
- 片栗粉…小さじ½（1.5 g）

サラダ油…小さじ1（4 g）

[作り方]　❶ 豆腐はよく水けをきる。玉ねぎはみじん切りにして耐熱容器に入れ、軽くラップをかけて電子レンジで30秒加熱する。❷ ボウルにひき肉とAの塩を合わせ、粘りが出るまでよくこね、❶の豆腐、あら熱をとった玉ねぎ、残りのAを加えてよく混ぜる。2等分して小判形にする。❸ 油を熱したフライパンで❷を焼く。少し焼き色がついたらひっくり返してふたをし、弱火で蒸し焼きにして火を通す。❹ 小鍋にBを合わせ、かき混ぜながら加熱し、とろみがついたたれを器に盛った❸にかけ、大根おろしをのせてねぎを散らす。食べやすく切ったグリーンカール、パプリカを添える。

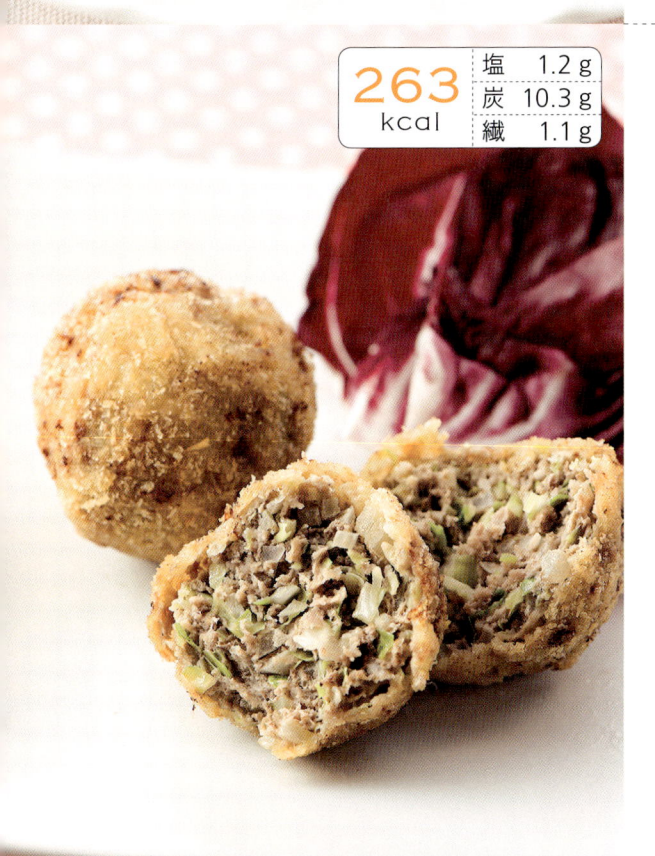

263 kcal　塩 1.2 g　炭 10.3 g　繊 1.1 g

パン粉をこまかくしてカロリーダウン
メンチカツ

[材料]

合いびき肉…140 g
塩…少々

Ⓐ
- 玉ねぎ（みじん切り）…30 g
- キャベツ（あらみじん）…30 g
- とき卵…½個分（25 g）
- こしょう、ナツメグ
  …各少々

小麦粉…大さじ1
乾燥パン粉
　…大さじ2（12 g）
揚げ油…適量
トレビス…20 g

[作り方]

❶ ボウルにひき肉と塩を合わせ、粘りが出るまでよくこね、Aを加えてさらによくこね、4等分にして丸く成形する。❷ 小麦粉を同量の水でといて❶につけ、指でつぶしてこまかくしたパン粉をつける。❸ 170度の油で2～3分揚げ、油をしっかりときる。❹ 皿に盛り、食べやすい大きさにちぎったトレビスを添える。

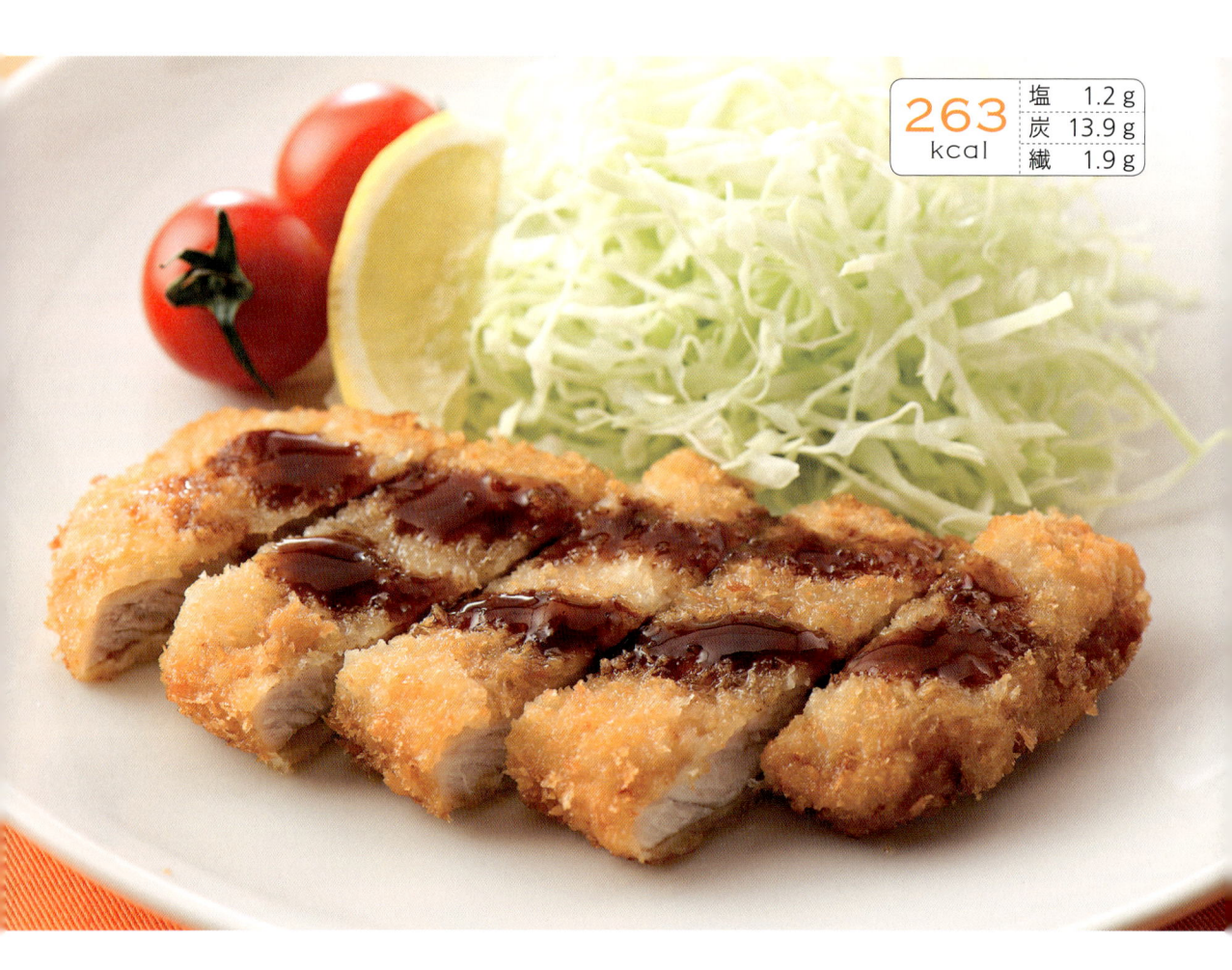

263 kcal | 塩 1.2 g | 炭 13.9 g | 繊 1.9 g

卵を使わず、小麦粉と水で薄い衣に
とんかつ

[材料]

豚ロース肉（脂身なし）…2枚（150 g）
塩、こしょう…各少々
小麦粉…小さじ2
乾燥パン粉…大さじ2（12 g）
揚げ油…適量
中濃ソース…大さじ1
キャベツ（せん切り）…80 g
ミニトマト…4個（40 g）
レモン（くし形切り）…20 g

[作り方]

❶ 豚肉は、すじ切りして包丁の背でたたき、塩、こしょうを振る。

❷ 同量の水でといた小麦粉を❶につけ、パン粉を薄くつけて170度の油で2～3分、きつね色になるまで揚げる。油をしっかりきる。

❸ ❷を食べやすい大きさに切り、キャベツ、トマト、レモンとともに器に盛り、ソースをかける。

POINT

豚ロース肉の縁に脂肪がついているときは、切り落としてから調理して。

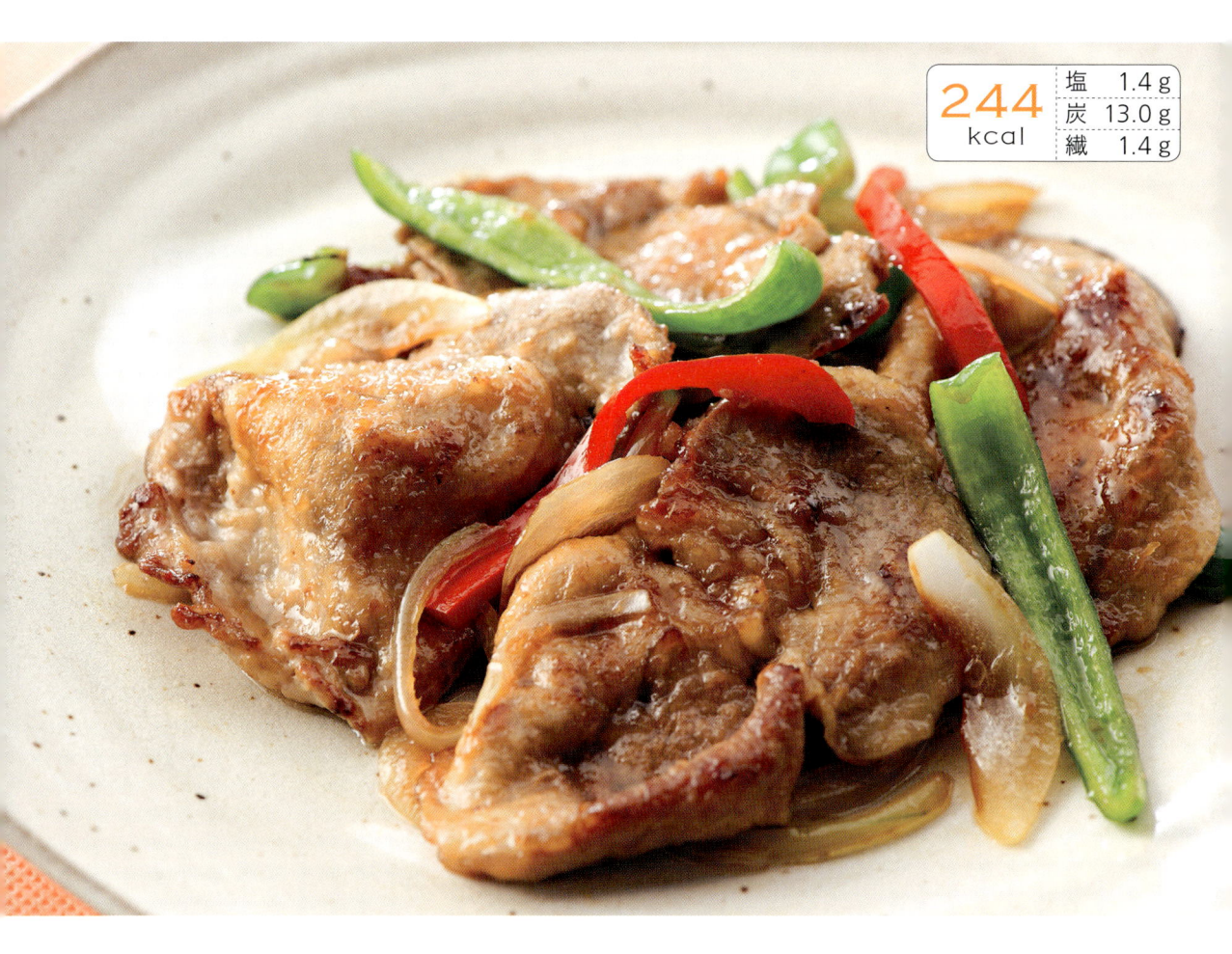

PART2 組み合わせ自由自在 主菜 ▶▶肉

244 kcal　塩　1.4 g
　　　　　炭 13.0 g
　　　　　繊　1.4 g

肉にかみごたえのある野菜で満足感をアップ

たっぷり野菜と豚のしょうが焼き

[材料]

豚ロース薄切り肉（脂身なし）…150 g
塩、こしょう…各少々
片栗粉…大さじ1（9 g）
玉ねぎ…1/2個（100 g）
ピーマン（緑・赤）…各30 g
A［ しょうゆ…小さじ2（12 g）
　　みりん…小さじ2弱（10 g）
　　しょうが汁…小さじ1 ］
サラダ油…小さじ2（8 g）

[作り方]

① 豚肉は食べやすい大きさに切り、塩、こしょうを振り、片栗粉を薄くつける。玉ねぎは薄切り、ピーマンは1cm幅に切る。

② フライパンに油を熱し、肉を焼き、色が変わってきたら野菜を加えて炒める。軽く塩、こしょうを振る。

③ 野菜がしんなりしたら、Aを加えて味をからめる。

POINT

しょうがを使うと味にメリハリがつくので、しょうゆの量は控えめでもOK。

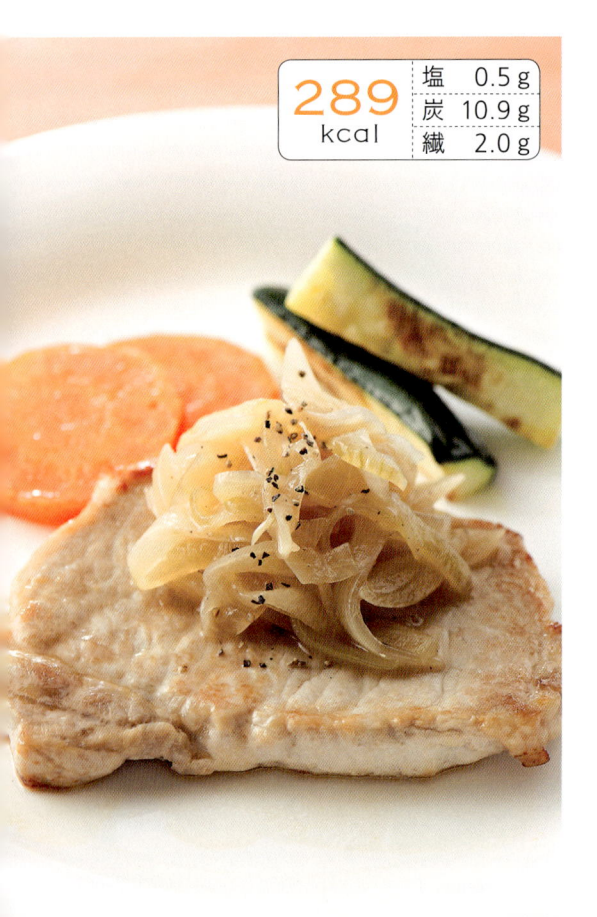

289 kcal 　塩 0.5 g　炭 10.9 g　繊 2.0 g

じっくり炒めた甘みのある玉ねぎをソースに
ポークソテーオニオンペッパー

[材料]　　　　　　　　[オニオンソース]
豚ロース肉（とんかつ用）　玉ねぎ…中1個（200 g）
…180 g（90 g×2枚）　　油…小さじ2（8 g）
ズッキーニ…20 g　　　　酒…大さじ1（15 g）
にんじん…20 g　　　　　しょうゆ…小さじ1（6 g）
サラダ油…小さじ1（4 g）　黒こしょう…少々

[作り方]

① 豚肉は脂身を取り除く。玉ねぎは薄切りにする。ズッキーニは縦4つに切り、にんじんは輪切りにする。

② フライパンに油を熱し、肉とズッキーニとにんじんを両面焼き、とり出す。

③ フライパンをキッチンペーパーでふき、オニオンソース用の油を熱して玉ねぎを中火でじっくり炒める。透明になったら、酒を加え水分をとばす。しょうゆを加えて全体を混ぜる。

④ 肉を器に盛り、オニオンソースをかけ、こしょうを振る。ズッキーニとにんじんを添える。

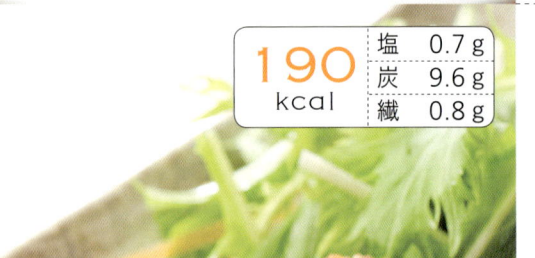

---

190 kcal 　塩 0.7 g　炭 9.6 g　繊 0.8 g

片栗粉はきちんと計量して少量に抑えて
豚ヒレ肉の竜田揚げ

[材料]
豚ヒレ肉…160 g　　　　　片栗粉…大さじ1½（14 g）
A ┌ しょうゆ…小さじ1½（9 g）　揚げ油…適量
　├ みりん…小さじ1（6 g）　　水菜…40 g
　├ おろししょうが…3 g　　　にんじん…15 g
　└ おろしにんにく…3 g

[作り方]

① 豚肉は1cm厚さに切り、断面を包丁の背でたたいてのばし、Aをもみ込んで10〜15分ほどおく。

② ①に片栗粉を振って薄くつけ、180度の油で色よく揚げて油をしっかりきる。

③ ②を皿に盛り、3cm長さに切った水菜とせん切りにしたにんじんを添える。

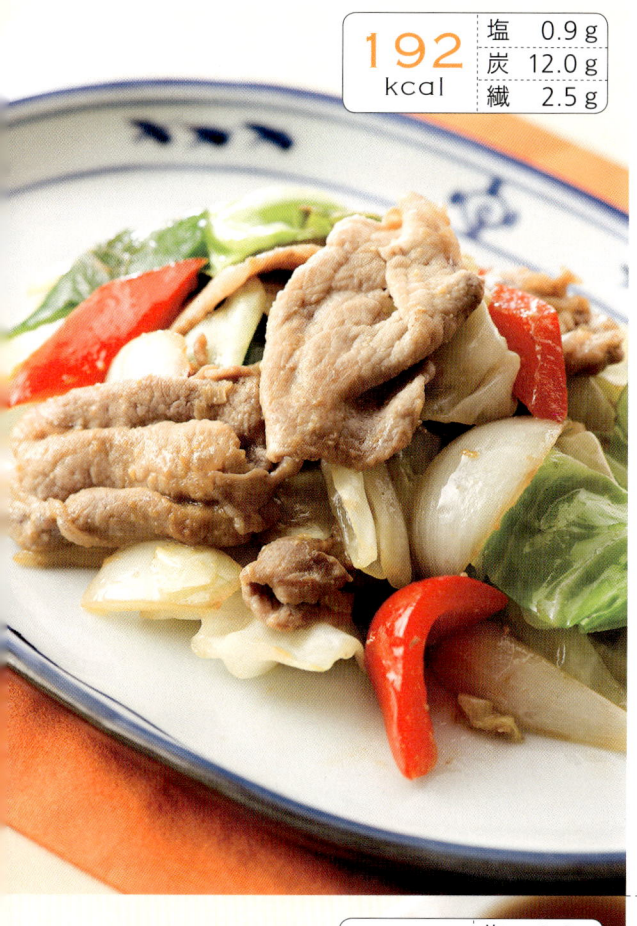

PART2 組み合わせ自由自在 [主菜] ▶▶ 肉

192 kcal　塩 0.9g　炭 12.0g　繊 2.5g

みその香ばしい味で野菜をたっぷりとって

ホイコーロー

[材料]

豚もも薄切り肉…160g
キャベツ…140g
玉ねぎ…中1/4個（50g）
ピーマン…1個（30g）
パプリカ（赤）…20g
にんにく…1かけ（6g）
しょうが…1かけ（6g）
A［ みそ…小さじ1（6g）
　 みりん…小さじ2（12g）
　 しょうゆ…小さじ1（6g）］
サラダ油…小さじ2（8g）

[作り方]

❶ 豚肉は食べやすい大きさに切り、キャベツはざく切り、玉ねぎはくし形切りにし、ピーマン、パプリカは乱切りにする。

❷ フライパンに油と薄切りにしたにんにく、しょうがを入れて熱し、香りが立ってきたら肉を炒める。

❸ 肉に火が通ったら、野菜を入れて炒める。

❹ 全体がしんなりしたら、混ぜ合わせたAを入れて全体に味をからめる。

---

185 kcal　塩 0.8g　炭 6.8g　繊 2.3g

野菜のさまざまな食感が楽しめる

彩り野菜のポークロール蒸し

[材料]

豚ロース薄切り肉
（しゃぶしゃぶ用）
…8枚（120g）
にんじん…30g
パプリカ（赤）…20g
水菜…60g
えのきだけ…50g
ゆずこしょう…小さじ1
めんつゆ（3倍濃縮）
…大さじ1（15g）
湯…大さじ3

[作り方]

❶ にんじん、パプリカは4cm長さのせん切り、水菜も4cm長さに切る。えのきは石づきを取り、半分に切る。

❷ 豚肉を広げ、ゆずこしょうをつけて❶の野菜を巻き込む。

❸ 蒸気の立った蒸し器に❷の巻き終わりを下にして並べ、強火で6〜8分蒸す。湯で割っためんつゆを添える。

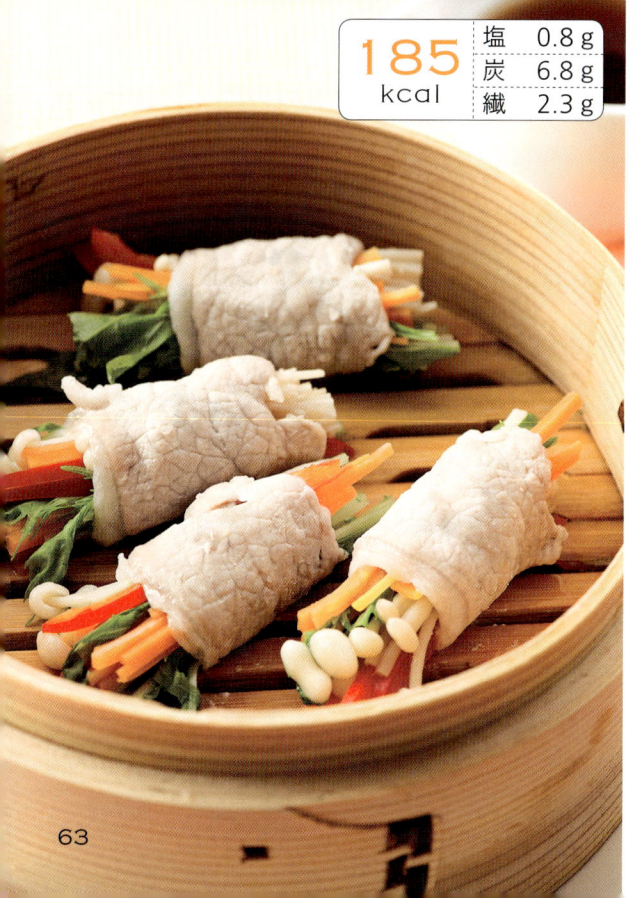

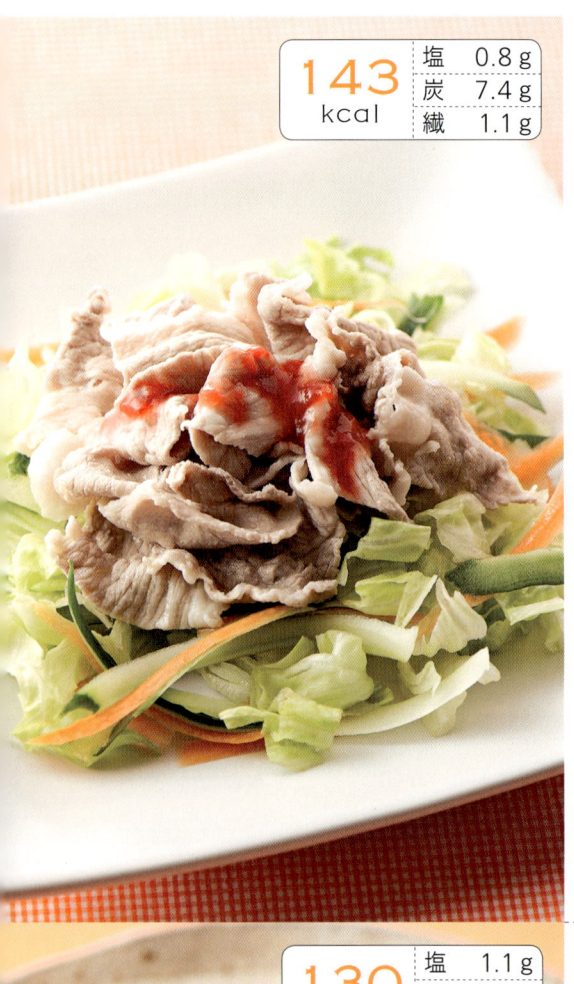

143 kcal 塩 0.8 g 炭 7.4 g 繊 1.1 g

サラダ感覚で肉と野菜を一緒に食べて
シャキシャキ野菜の豚しゃぶのっけ

[材料]
豚もも薄切り肉…150 g
レタス…60 g
にんじん…15 g
きゅうり…½本（50 g）
A ┌ 梅肉（たたき梅）…20 g
　├ 酢…大さじ2（30 g）
　└ はちみつ…小さじ1（7 g）
　※甘めの梅干しを使用する際は、はちみつは不要

[作り方]
① 豚肉は、熱湯にくぐらせて火を通す。レタスは食べやすい大きさにちぎり、にんじん、きゅうりはピーラーで薄切りにする。

② Aをよく混ぜ合わせる。

③ ①を皿に盛り、②の梅だれをかける。

---

130 kcal 塩 1.1 g 炭 7.7 g 繊 1.6 g

油を使わず、グリルで焼いて低カロリーに
豚肉の西京焼き

[材料]
豚ヒレ肉…160 g（20 g×8枚）
A ┌ 西京みそ…大さじ1（18 g）
　└ 薄口しょうゆ…小さじ1（6 g）
キャベツ…60 g
トマト…½個（100 g）
かいわれ菜…少々

[作り方]
① 豚肉はかたまり肉の場合、7～8mm厚さに切る。Aを合わせて肉の両面につけ、30分ほどねかせる。

② 肉の表面からAをふきとり、焦げないように注意しながらグリルで焼く。

③ 器に盛り、せん切りにしたキャベツとくし形に切ったトマトと、2～3cm長さに切ったかいわれ菜を添える。

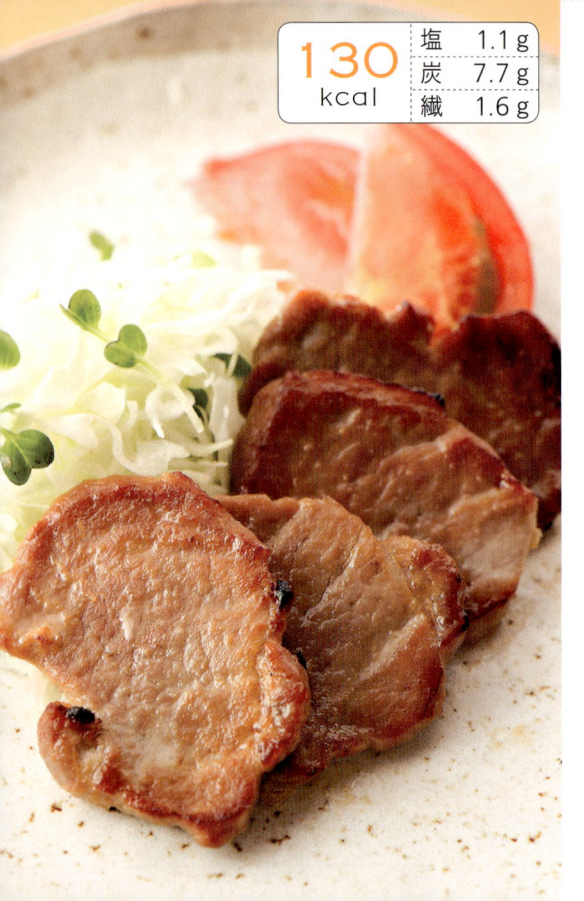

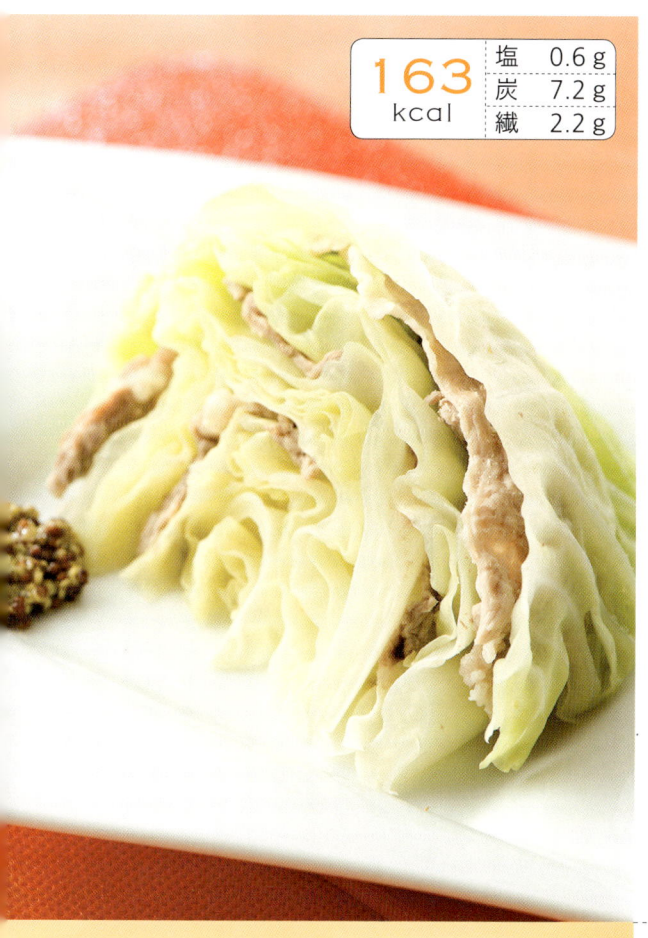

PART2　組み合わせ自由自在　[主菜] ▶▶ 肉

163 kcal　塩 0.6 g　炭 7.2 g　繊 2.2 g

キャベツと肉を重ねてボリュームアップ
豚とキャベツの重ね蒸し

[材料]
豚ロース薄切り肉…120 g
キャベツ…1/4個（240 g）
塩、こしょう…各少々
粒マスタード…小さじ2

[作り方]
❶ キャベツは1/4個をそのまま使用。キャベツの間に豚肉を広げ、塩、こしょうを振る。
❷ 耐熱皿に❶をのせ、ラップをかけて電子レンジで5分ほど加熱する。
❸ あら熱がとれたらラップをはずし、半分に切る。器に盛り、マスタードを添える。

POINT
蒸し煮にすると野菜をたっぷり食べられます。キャベツを白菜にかえても。

---

169 kcal　塩 1.0 g　炭 3.3 g　繊 0.6 g

薬味を味のアクセントにして減塩
塩豚の薬味だれ

[材料]
豚ももかたまり肉…200 g
塩…少々
A ┌ 酒…大さじ1
　│ ねぎの青い部分…適量
　└ しょうが（薄切り）…1かけ分
パセリ…少々

[たれ]
B ┌ 長ねぎ（みじん切り）…20 g
　│ しょうが（みじん切り）…5 g
　│ にんにく（みじん切り）…5 g
　│ ゆで汁…大さじ1（15 g）
　│ 酢…小さじ1（5 g）
　└ しょうゆ…小さじ1/2（3 g）

[作り方]
❶ 豚肉に塩をすり込み、密封できるビニールに包んで半日からひと晩ねかせる。
❷ 鍋に水（適量）、Aを入れて煮立て、肉を入れて弱火から中火で静かに煮る。肉がかぶるくらいの水の量が目安。
❸ 鍋ごと冷まし、冷めたら肉を薄く切る。
❹ Bを混ぜ合わせ、7～8mm厚さに切った肉にかけ、パセリを添える。

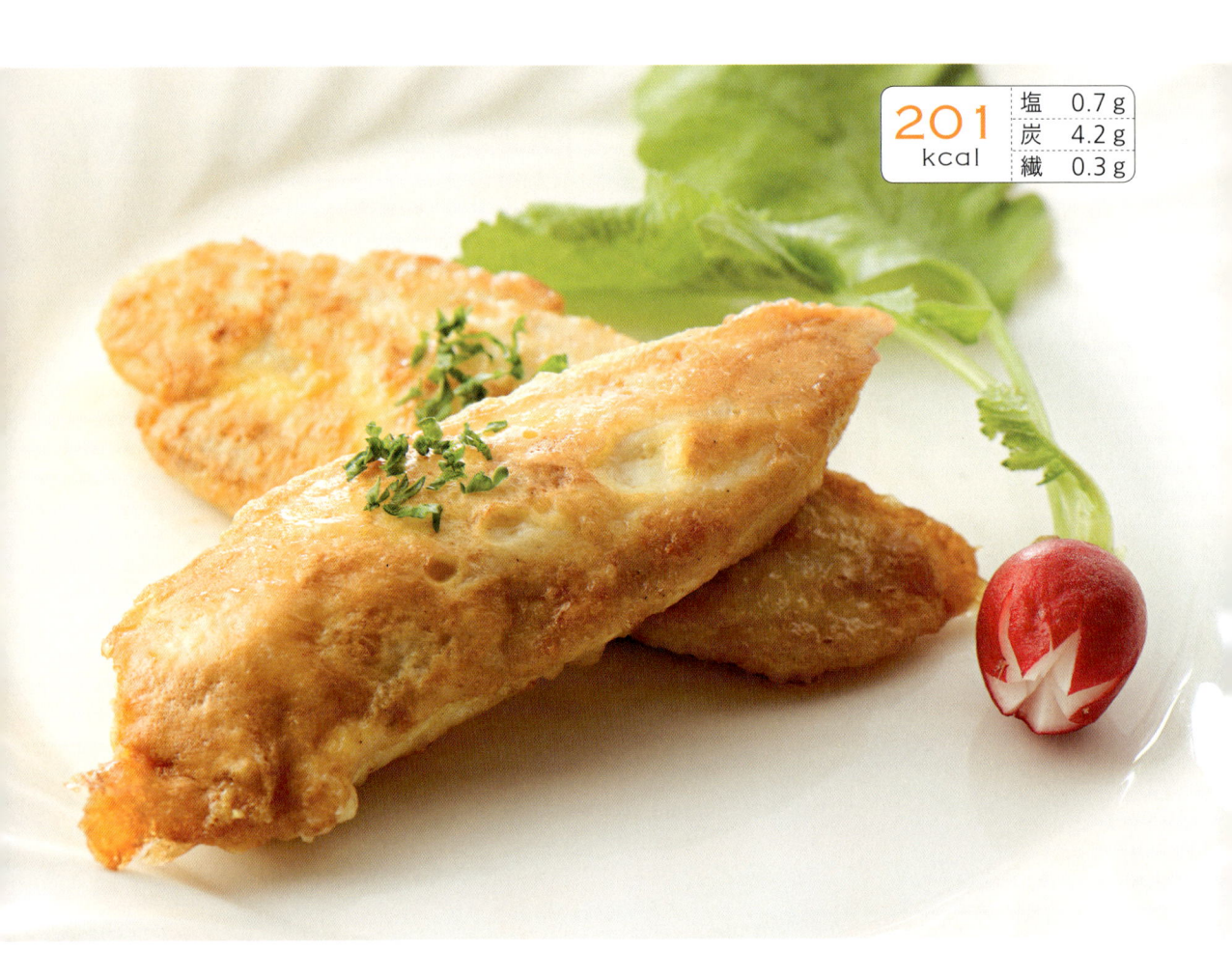

201 kcal	塩 0.7 g
	炭 4.2 g
	繊 0.3 g

チーズの風味でおいしく

鶏ささ身のピカタ

[材料]

鶏ささ身…4本（160 g）
塩、こしょう…各少々
小麦粉…大さじ1（9 g）
卵…1個（50 g）
パルメザンチーズ…小さじ1（2 g）
サラダ油…大さじ1（12 g）
ラディッシュ…2個（30 g）
パセリ（みじん切り）…少々

[作り方]

❶ ささ身はすじを取り、塩、こしょうを振って表面に小麦粉を薄くつける。

❷ 卵とチーズを混ぜ合わせ、❶をくぐらせる。

❸ 油を熱したフライパンで両面を焼き、ラディッシュとともに器に盛り、パセリを散らす。

POINT

ささ身は良質のタンパク質を多く含み、鶏肉のなかでは最も低脂肪の部位。とき卵でくるんで焼くと、パサつき感もなくなります。

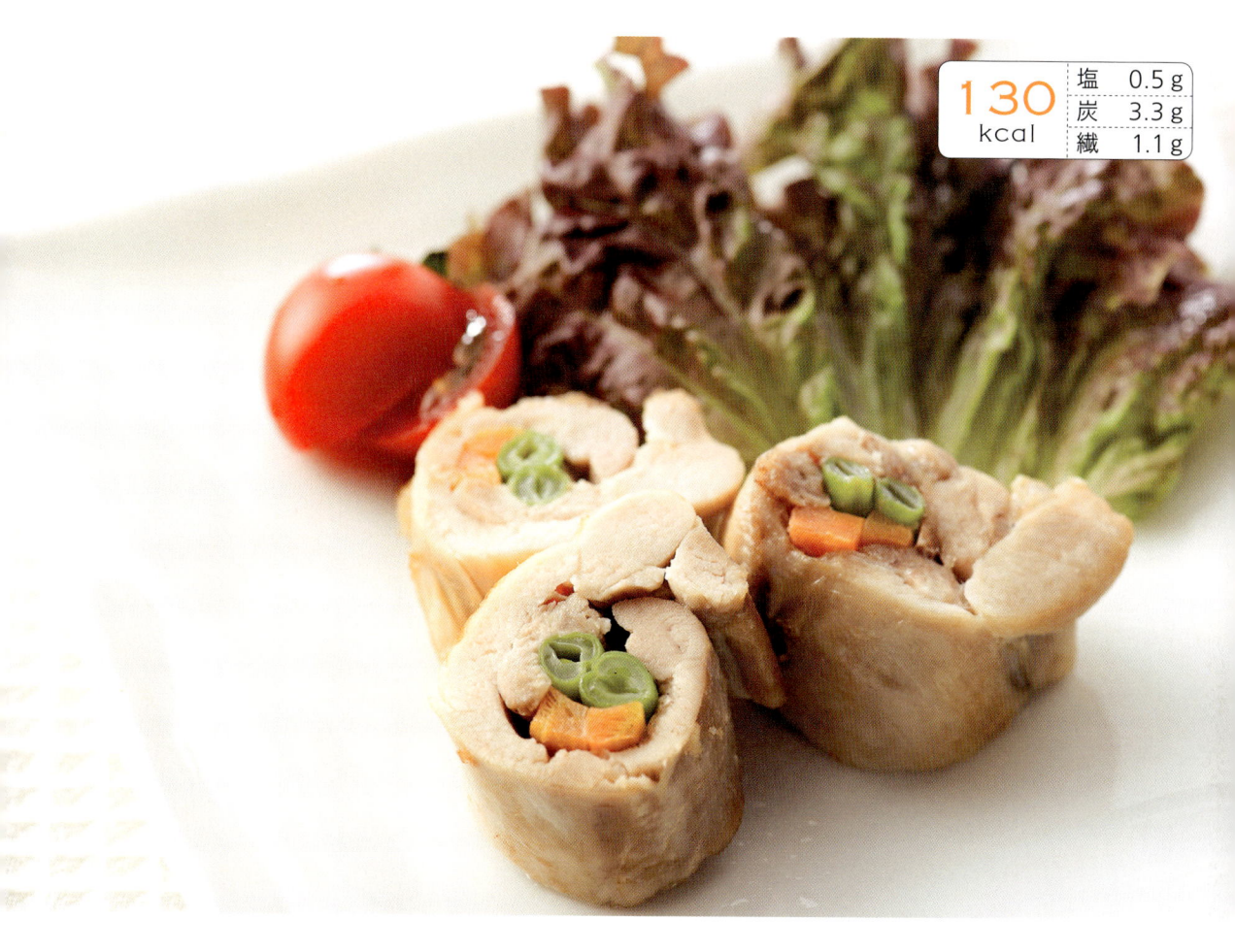

PART2　組み合わせ自由自在　主菜 ▶▶ 肉

130 kcal ／ 塩 0.5g ／ 炭 3.3g ／ 繊 1.1g

電子レンジで加熱するから簡単、低カロリー

鶏の野菜ロール

[材料]

鶏もも肉（皮なし）…200g（100g×2枚）
塩、こしょう…各少々
にんじん…30g
さやいんげん…4本
サニーレタス…2枚（10g）
ミニトマト…2個（20g）

[作り方]

❶ にんじんは棒状に切り、いんげんとともに下ゆでする。

❷ 鶏肉を広げて、塩、こしょうを振り、にんじんといんげんを並べて巻いていく。巻き終わりの部分に楊枝をさして固定する。

❸ 耐熱皿に❷を入れてラップをかけ、電子レンジで5分加熱する。裏返して、さらに2分加熱する。

❹ そのままの状態で冷ます。冷めたらそれぞれ3等分にして、食べやすい大きさにちぎったレタスとトマトとともに器に盛る。

POINT

もも肉の皮は脂肪が多いので取ります。
野菜を内側にし、肉を大きく見せて。

148 kcal 塩 0.9g / 炭 3.9g / 繊 2.4g

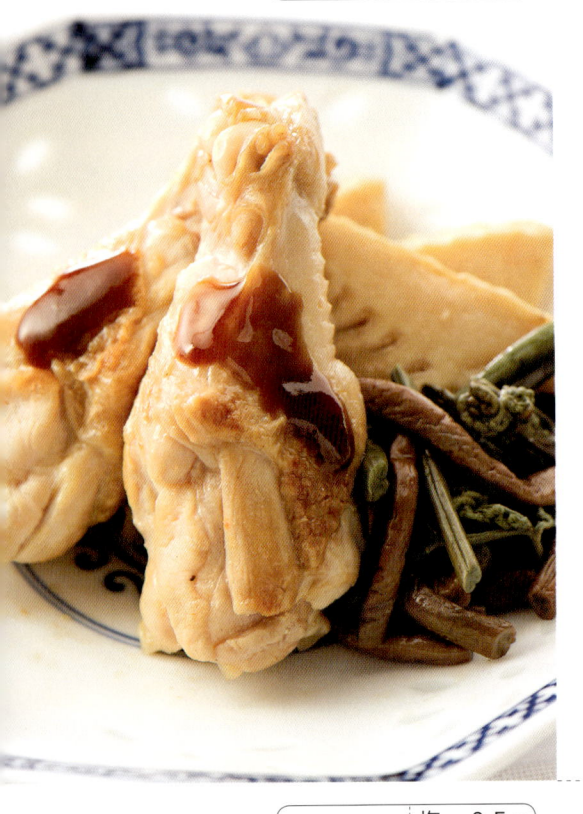

山菜を添えて食物繊維をしっかりとって
手羽元の中華煮

[材料]
鶏手羽元…4本（200g）
山菜（水煮）…100g
たけのこ（水煮）…60g
A ┌ しょうが（薄切り）…½かけ分（3g）
　├ オイスターソース…小さじ1（6g）
　└ しょうゆ…小さじ1（6g）

[作り方]
① 山菜、たけのこは食べやすい大きさに切る。
② 鍋に水200mlとAを入れて煮立て、手羽元を入れる。
③ 肉の色が変わったら、①を加えて煮汁が少なくなるまで煮る。
④ 肉と野菜を器に盛る。煮汁を少しとり分けて煮詰め、とろみが出たら肉の上にかける。

---

157 kcal 塩 0.5g / 炭 7.5g / 繊 2.0g

低脂肪の鶏胸肉を酒蒸ししてしっとりと
蒸し鶏棒棒鶏（バンバンジー）

[材料]
鶏胸肉（皮なし）…160g
塩、酒…各少々
きゅうり…1本（100g）
トマト…½個（100g）
A ┌ おろししょうが…½かけ分（3g）
　├ ねりごま…小さじ2（14g）
　├ 砂糖…小さじ1（3g）
　├ 酢…小さじ2
　└ しょうゆ…小さじ1（6g）

[作り方]
① 鶏肉は塩と酒を振り、蒸し器で蒸して冷ます。冷めたら手で食べやすい大きさに裂く。
② きゅうりはせん切りに、トマトは薄切りにする。Aを混ぜ合わせてたれを作る。
③ 器に肉、野菜を盛り、たれをかける。

PART2　組み合わせ自由自在　主菜　▶▶肉

102 kcal　塩 0.9g　炭 3.3g　繊 0.2g

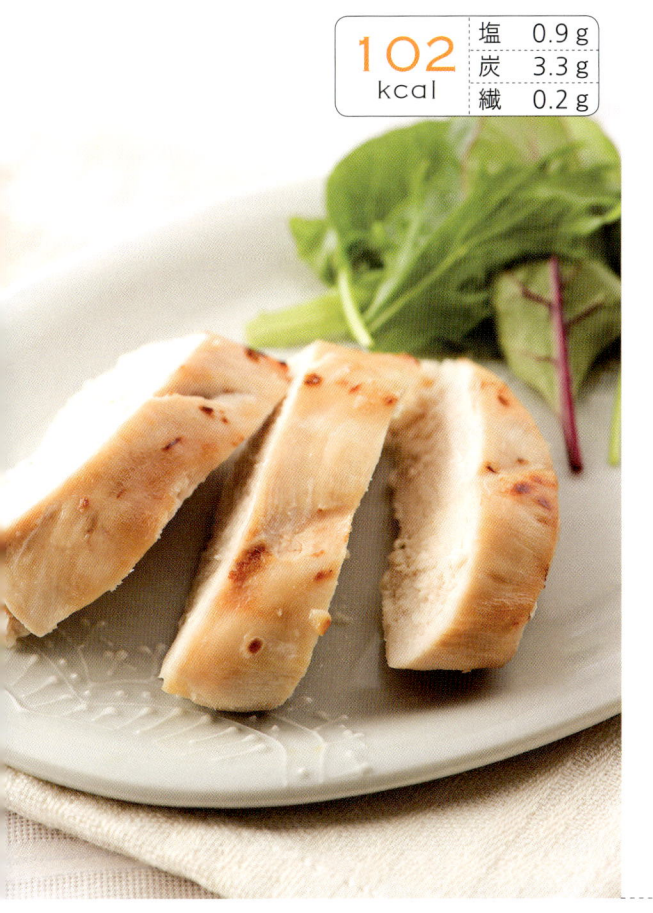

塩麹でしっとり柔らかく

鶏の塩麹漬け焼き

[材料]
鶏胸肉（皮なし）…160g
塩麹…大さじ1（15g）
ベビーリーフ…10g

[作り方]
① 鶏肉は広げて両面に塩麹をつけ、保存用袋に入れて密封して1時間ほどねかせる。

② キッチンペーパーで塩麹を軽くふきとり、グリルで焼く。

③ 食べやすい大きさに切って器に盛り、ベビーリーフを添える。

POINT
味つけは塩麹だけなので手軽にできる一品です。お弁当のおかずにも重宝します。

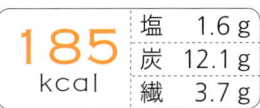

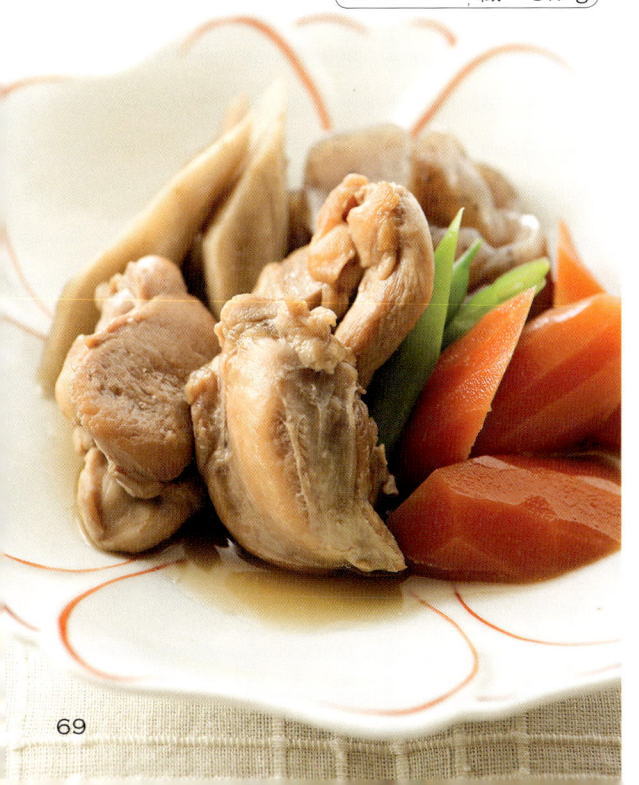

---

185 kcal　塩 1.6g　炭 12.1g　繊 3.7g

さっぱりと薄味で、柔らかく煮込みます

鶏肉と野菜の煮物

[材料]
鶏もも肉（皮なし）…160g
ごぼう…50g
にんじん…50g
こんにゃく…½枚（100g）
さやいんげん…4本（40g）
A ┌ だし…200ml
　├ しょうゆ…小さじ1½（9g）
　└ みりん…小さじ1（6g）
サラダ油…小さじ2（8g）

[作り方]
① ごぼう、にんじんは小さめの乱切りにし、ごぼうは水にさらしてアク抜きする。こんにゃくは手綱こんにゃくにして下ゆでする。鶏肉は皮を取り除き、食べやすい大きさに切る。

② 鍋に油を熱し、肉の表面を焼き、①のほかの材料も加えて炒める。

③ 全体に油が回ったらAを加え、落としぶたをして10〜15分煮込む。仕上げに食べやすい長さに切ったいんげんを加えて火を通す。

| 148 kcal | 塩 0.9 g / 炭 4.6 g / 繊 0.4 g |

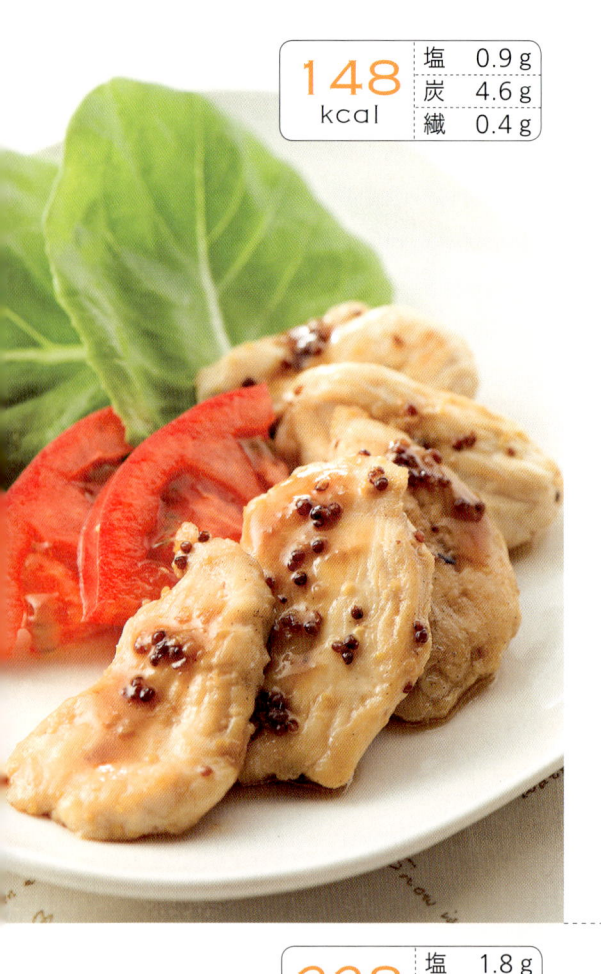

粒マスタードの酸味が味を引き締めます

チキンのハニーマスタード焼き

[材料]

鶏胸肉（皮なし）…160 g
塩、こしょう…各少々
A ┌ はちみつ…小さじ1（7 g）
　├ 粒マスタード…小さじ1（6 g）
　├ しょうゆ…小さじ1（6 g）
　└ だし…大さじ2
オリーブ油…小さじ2（8 g）
サラダ菜…4枚（30 g）
トマト…30 g

[作り方]

① 鶏肉はそぎ切りにし、塩、こしょうを振る。

② フライパンにオリーブ油を熱して、①を焼く。

③ Aをよく混ぜて②に加え、肉にからめる。サラダ菜と薄く切ったトマトとともに器に盛る。

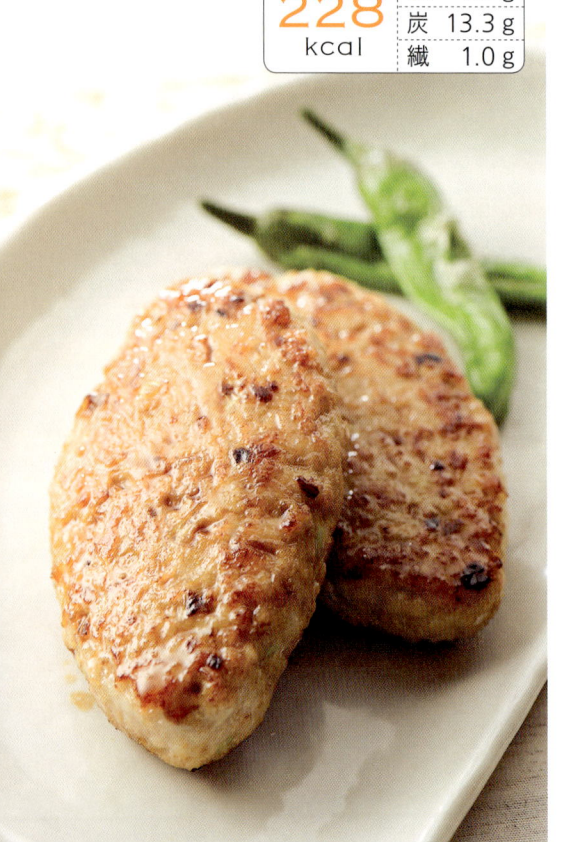

| 228 kcal | 塩 1.8 g / 炭 13.3 g / 繊 1.0 g |

れんこんを入れて、かさも歯ごたえもアップ

鶏肉とれんこんのつくね焼き

[材料]

鶏ひき肉…160 g
塩…少々
れんこん…40 g
ししとうがらし…4本（20 g）
A ┌ しょうが（みじん切り）…4 g
　├ 長ねぎ（みじん切り）…10 g
　├ 片栗粉…小さじ2（6 g）
　└ 乾燥パン粉…大さじ1（6 g）
B ┌ しょうゆ…大さじ1（18 g）
　└ みりん…大さじ1（18 g）
ごま油…大さじ½（6 g）

[作り方]

① れんこんは皮をむいてみじん切りにする。

② ボウルにひき肉と塩を合わせ、粘りが出るまでよくこね、①とAを加えて混ぜ合わせる。

③ ②を4等分して成形し、ごま油を熱したフライパンで両面を焼く。ししとうも一緒に焼く。

④ ししとうは先にとり出し、つくねに火が通ったらBを加えて味をからめる。器に盛り、ししとうを添える。

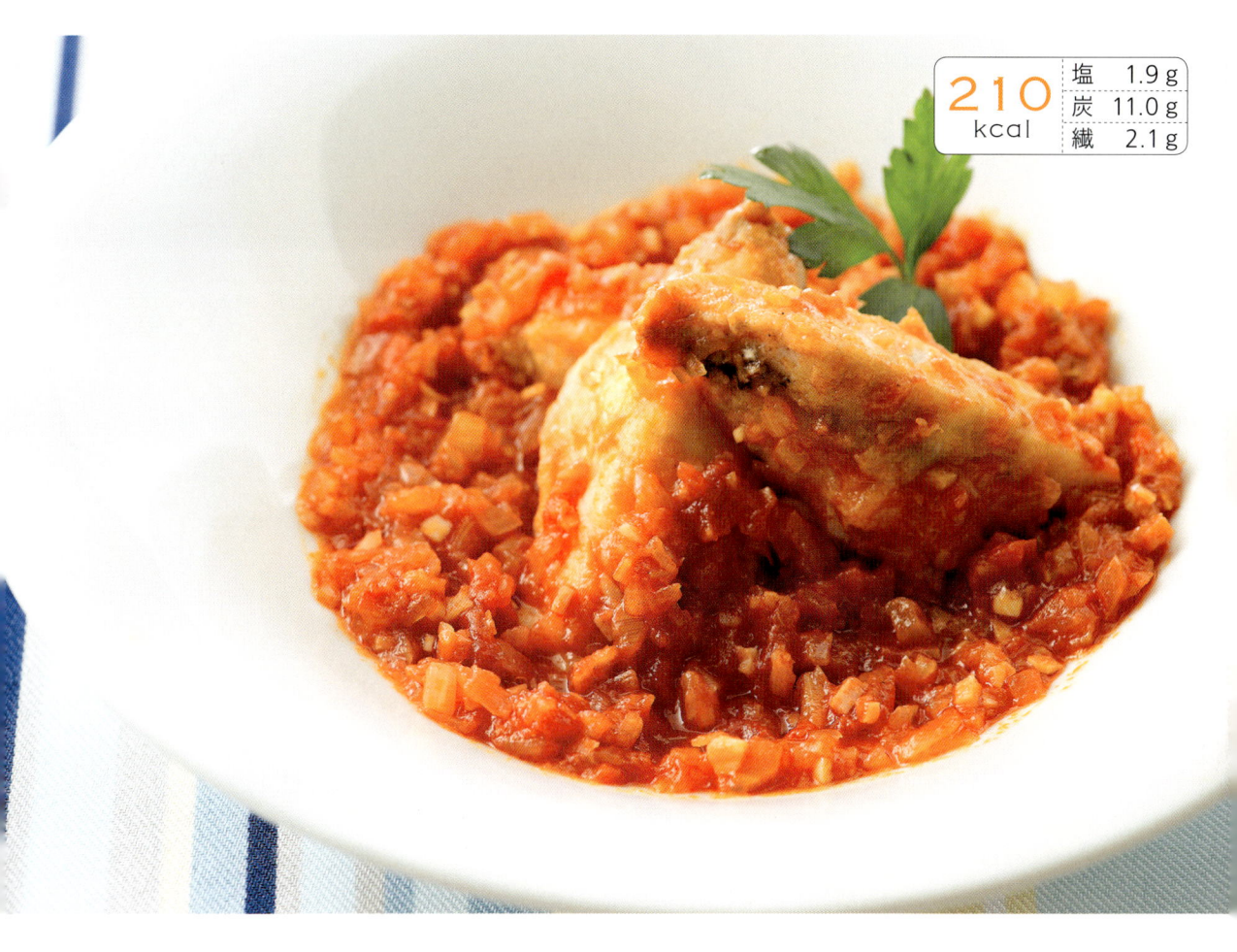

PART2　組み合わせ自由自在　**主菜** ▶▶ 肉、魚介

210 kcal　塩 1.9g　炭 11.0g　繊 2.1g

かじきのうまみとトマトの酸味で塩分は控えめに

かじきのトマト煮

[材料]

かじきの切り身…2切れ（160g）
塩、こしょう…各少々
小麦粉…小さじ2（6g）
オリーブ油…小さじ2（8g）
イタリアンパセリ…少々

[トマトソース]

トマト缶…200g
玉ねぎ…¼個（50g）
セロリ…20g
ショルダーベーコン…15g
にんにく…½かけ（3g）
固形コンソメ…½個
ローリエ…½枚
塩、こしょう…各少々

[作り方]

❶ かじきは食べやすい大きさに切り、塩、こしょうを振って10分おく。

❷ ❶に小麦粉を振り、オリーブ油を熱したフライパンで両面を焼いて、一度とり出す。

❸ ❷のフライパンに、にんにく、玉ねぎ、セロリ、ベーコンのみじん切りを入れて炒め、しんなりしたら、トマト、コンソメ、ローリエを加え、❷のかじきを戻して汁けがなくなるまで煮込む。

❹ 塩、こしょうで味をととのえ、イタリアンパセリを添える。

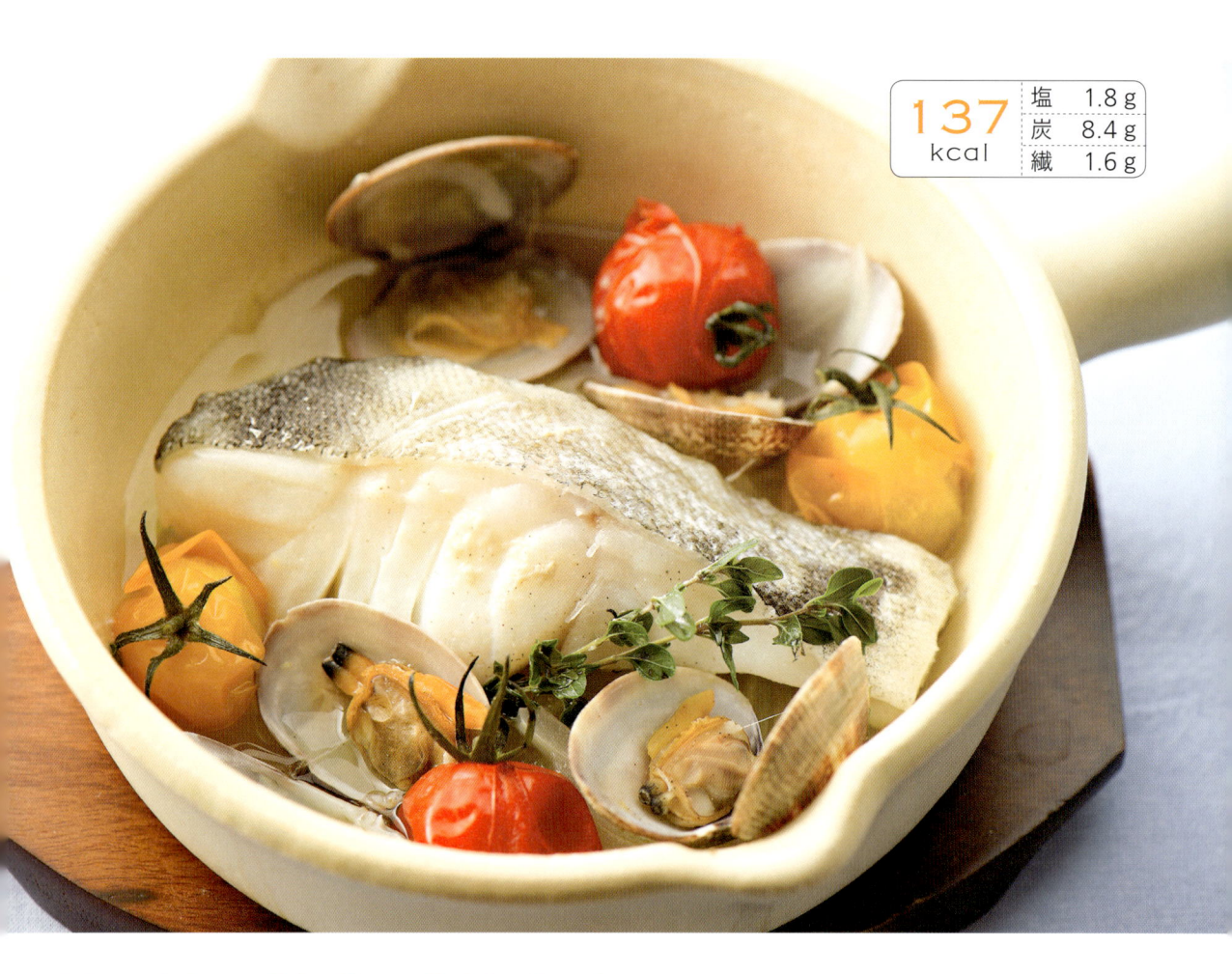

| 137 kcal | 塩 1.8g
炭 8.4g
繊 1.6g |

あさりのうまみ、香味野菜の風味が味の決め手

たらとあさりのアクアパッツァ

[材料]

生たらの切り身…2切れ(200g)
あさり(殻つき)…8個
玉ねぎ…½個(100g)
セロリ…20g
ミニトマト(赤、黄)…各4個(80g)
タイム…2～4本
A ┌ 白ワイン…50ml
  │ 塩…小さじ⅓
  └ こしょう…少々

[作り方]

① 玉ねぎ、セロリは薄切りにして鍋に入れ、たら、トマト、あさり、タイムも加える。

② Aを加えてふたをして火にかけ、沸いてきたら10分ほど蒸し煮にする。

POINT

たらは脂肪が少なく、くせのない白身魚。魚介と好相性の白ワインの風味とあさりや香味野菜のうまみを生かし、塩分は控えめに。

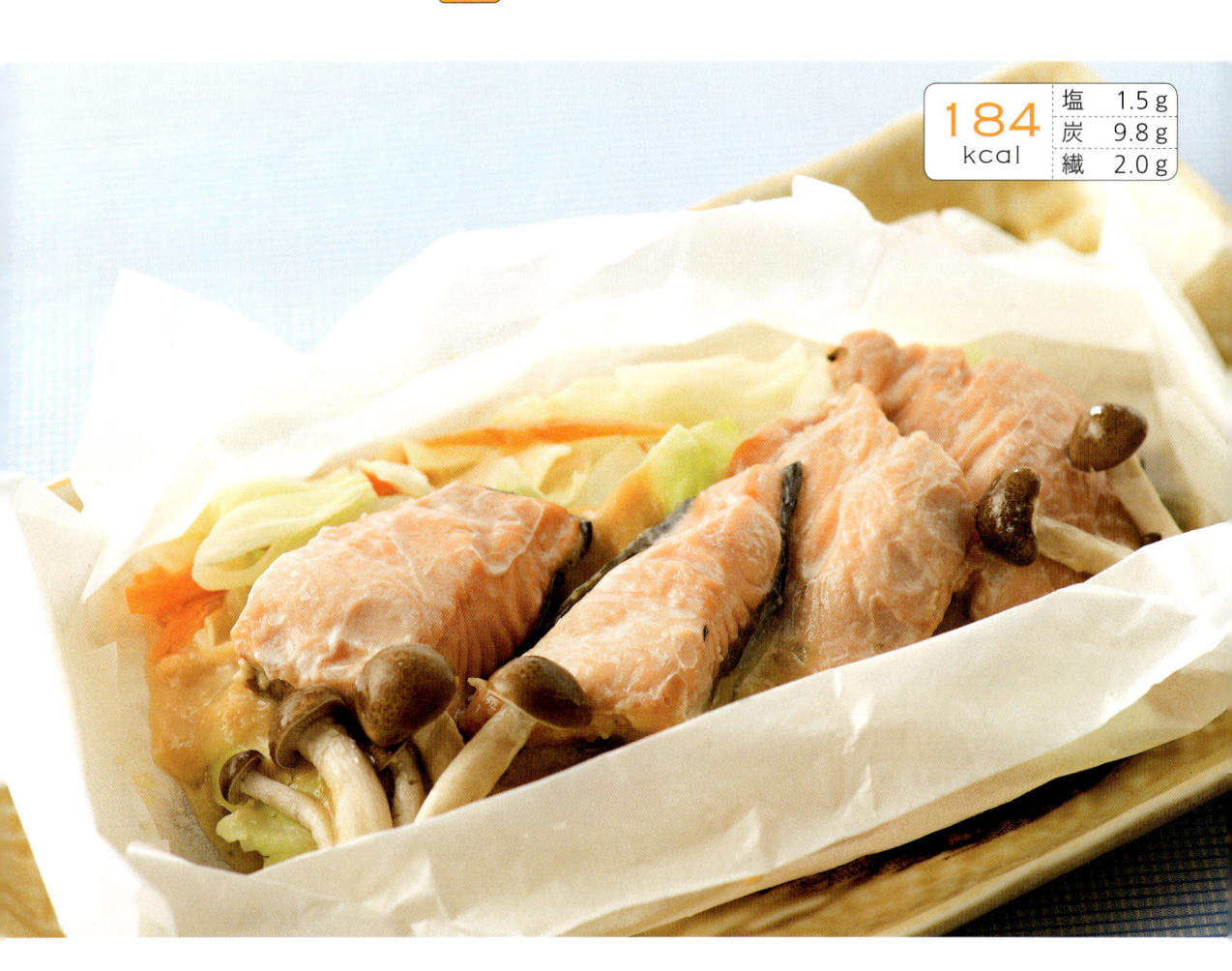

PART2 組み合わせ自由自在　主菜　▶▶魚介

184 kcal　塩 1.5g　炭 9.8g　繊 2.0g

油控えめ、食物繊維も豊富
鮭ときのこのチャンチャン蒸し

[材料]

生鮭の切り身…2切れ（160g）
　塩…少々
　酒…小さじ2
キャベツ…40g
長ねぎ…30g
にんじん…10g
しめじ…40g
みそ…大さじ1（18g）
みりん…大さじ1（18g）
バター…4g

[作り方]

❶ 鮭は食べやすい大きさにそぎ切りにして、塩、酒を振る。

❷ キャベツは一口大に切り、ねぎは薄切り、にんじんはせん切りにする。しめじは石づきを取って小房に分ける。

❸ オーブンシートに野菜と鮭をのせ、みそとみりんを混ぜ合わせたたれ、バターをのせて包み込む。

❹ 蒸気の立った蒸し器に❸を入れ、強火で15分ほど蒸す。

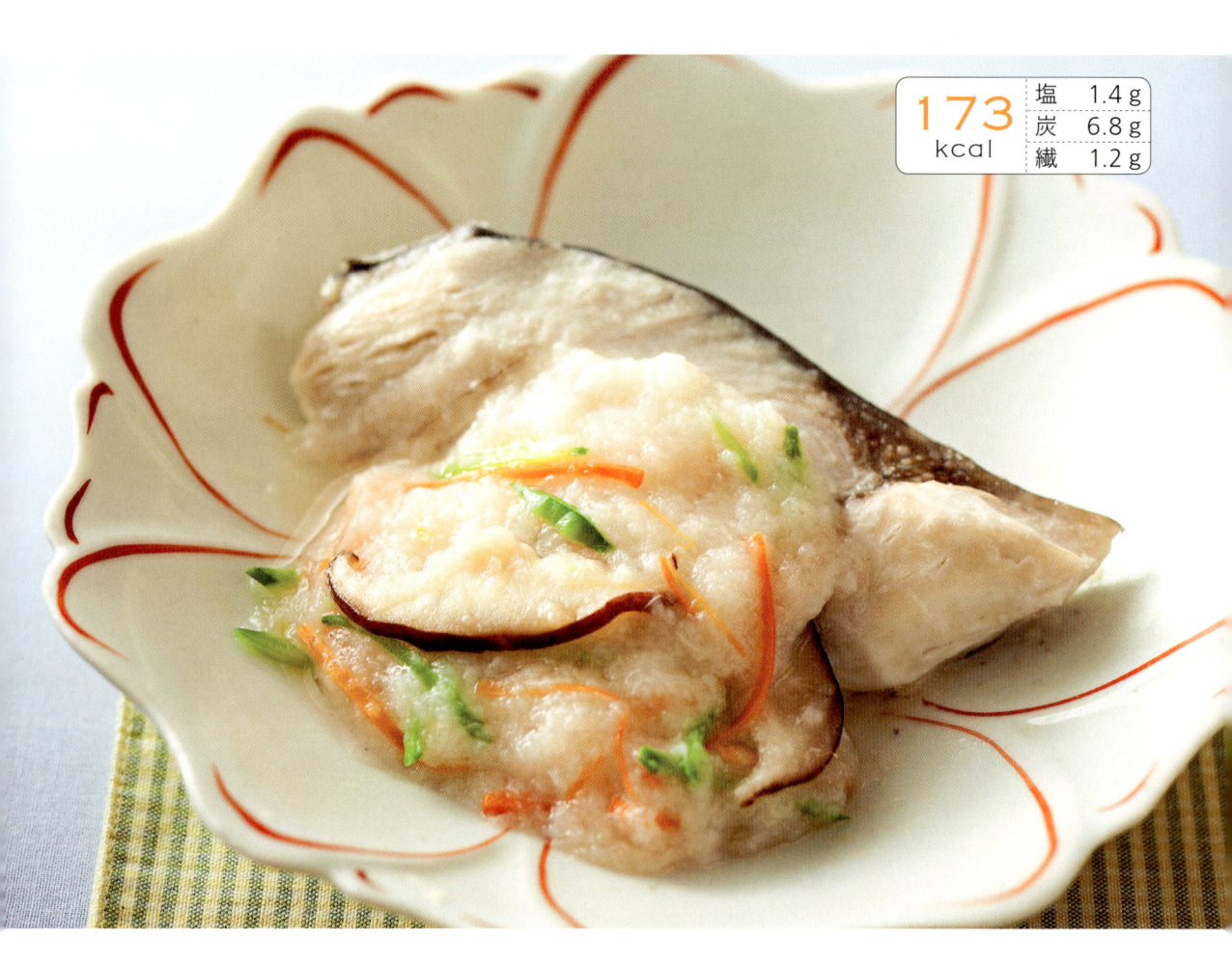

173 kcal	塩	1.4 g
	炭	6.8 g
	繊	1.2 g

蒸した野菜で食べごたえもアップ

さわらのとろろかぶら蒸し

[材料]

さわらの切り身…2切れ（160g）
塩…少々
にんじん…10g
絹さや…2枚（4g）
しいたけ…1個（15g）
A ┌ とろろ（すりおろし）…60g
　├ かぶ（すりおろし）…60g
　├ 薄口しょうゆ…小さじ1（6g）
　└ 塩…少々

[作り方]

❶ さわらは、塩を振って10分ほどおく。

❷ にんじん、絹さやはせん切り、しいたけは薄切りにし、Aを混ぜ合わせる。

❸ ❶のさわらを皿におき、❷をかけて皿ごと蒸気の立った蒸し器に入れて10〜15分蒸す。

> **POINT**
>
> あんに野菜を入れることで、柔らかい仕上がりの料理に食感を加えられ、味のアクセントやかむことにもつながります。

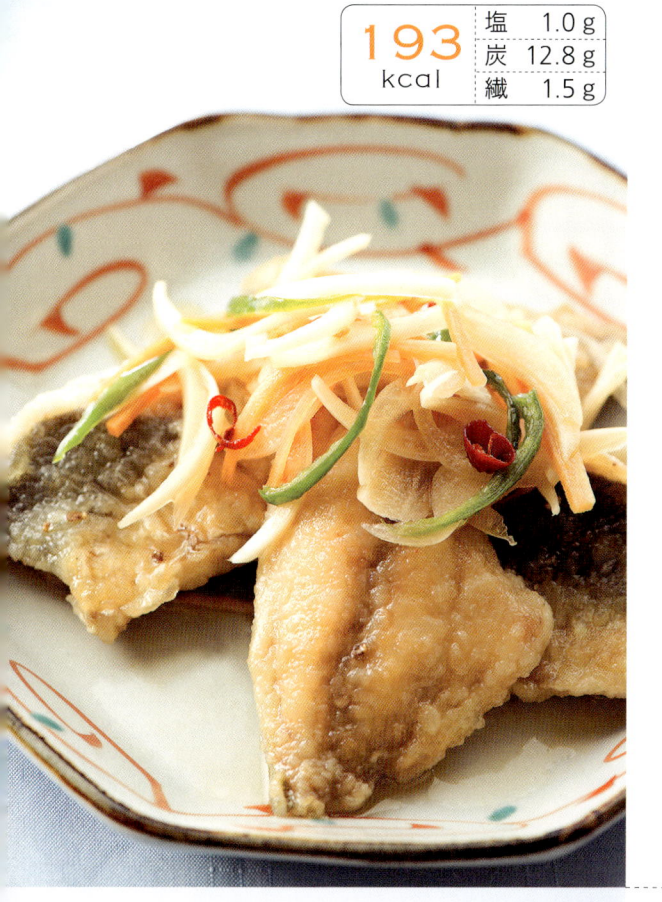

PART2 組み合わせ自由自在 [主菜] ▶▶ 魚介

193 kcal　塩 1.0 g　炭 12.8 g　繊 1.5 g

揚げずに焼いて、さっぱりした味わいに

あじの南蛮漬け

[材料]

あじ（3枚おろし）…2尾分（160 g）
塩…少々
小麦粉…大さじ1（9 g）
玉ねぎ…½個（100 g）
にんじん…20 g
ピーマン…½個（15 g）

A｜酢…大さじ3（45 g）
　｜だし…大さじ2
　｜薄口しょうゆ…小さじ1（6 g）
　｜砂糖…小さじ1（3 g）
　｜赤とうがらし（小口切り）…⅓本分

サラダ油…小さじ2（8 g）

[作り方]

❶ あじの切り身（半身）を半分に切って塩を振り、10分ほどおき、小麦粉を軽く振る。

❷ 玉ねぎは薄切り、にんじん、ピーマンはせん切りにしてバットに広げる。

❸ フライパンに油を熱し❶の両面を焼き、❷にのせる。

❹ Aを小鍋に合わせて煮立て、砂糖がとけたら熱いうちに❸にかける。ときどき上下を返しながら、2時間ほど冷蔵庫で味をなじませる。

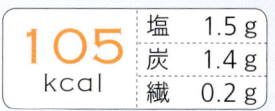

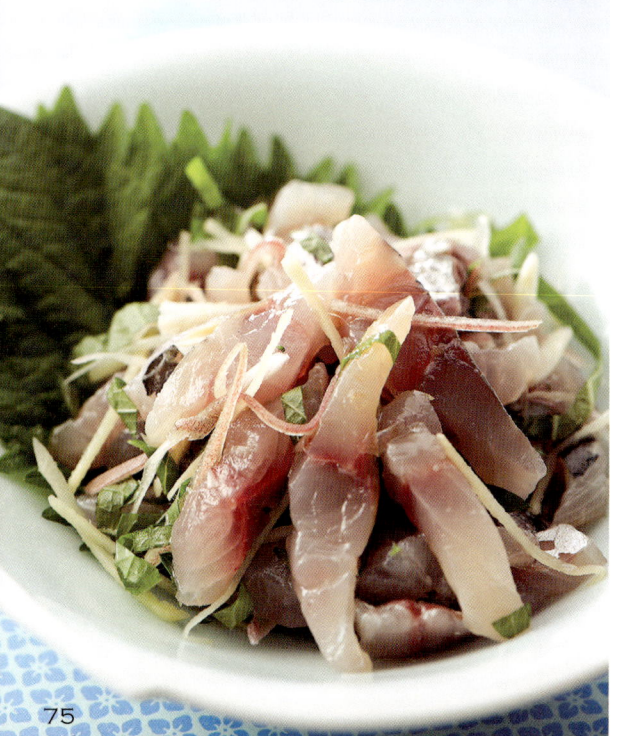

105 kcal　塩 1.5 g　炭 1.4 g　繊 0.2 g

みょうがとしそで風味をつけ、しょうゆは少量に

あじのたたき

[材料]

あじ（3枚おろし）…2尾分（160 g）
みょうが…1本（10 g）
青じそ…4枚
しょうが…5 g
しょうゆ…大さじ1（18 g）

[作り方]

❶ あじは皮をはいで5mm幅に切る。

❷ みょうが、青じそ2枚、しょうがはせん切りにし、❶とあえる。

❸ 青じそを敷いた器に❷を盛り、しょうゆを添える。

| 197 kcal | 塩 1.1g / 炭 15.3g / 繊 2.2g |

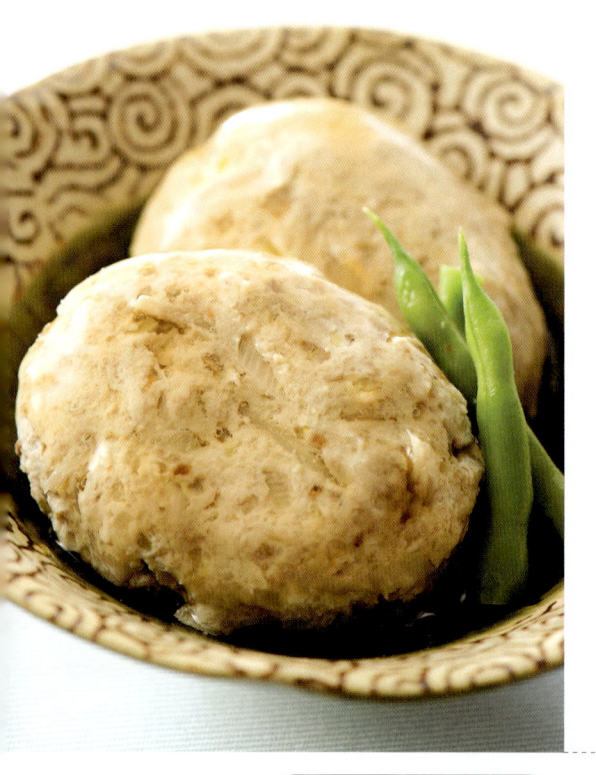

あんにしょうがを効かせ、しっかりした味わいに

いわしつみれの
しょうがあんかけ

[材料]

いわし(皮なし)…2尾(120g)
ごぼう…50g
長ねぎ…20g
みそ…小さじ1(6g)
片栗粉…小さじ1(3g)
さやいんげん…30g

A:
だし…60ml
薄口しょうゆ…小さじ1
みりん…小さじ2/3
片栗粉…小さじ1/2(1.5g)
しょうが汁…小さじ1/2

[作り方]

① ごぼうは皮をこそげて縦に包丁で切り込みを入れ、細いささがきにする。水にさらしてアク抜きし、下ゆでする。ねぎはみじん切りにする。
② いわしはこまかく切って、包丁で粘りけが出るまでよくたたく。③ ボウルに②と水けをしぼったごぼう、ねぎ、みそ、片栗粉を合わせ混ぜて4等分し、小判形に成形してゆでる。④ 鍋にAを合わせて、かき混ぜながら火にかける。とろみがつくまで加熱して器に盛った③にかけ、ゆでて半分の長さに切ったいんげんを添える。

| 208 kcal | 塩 0.8g / 炭 6.9g / 繊 1.0g |

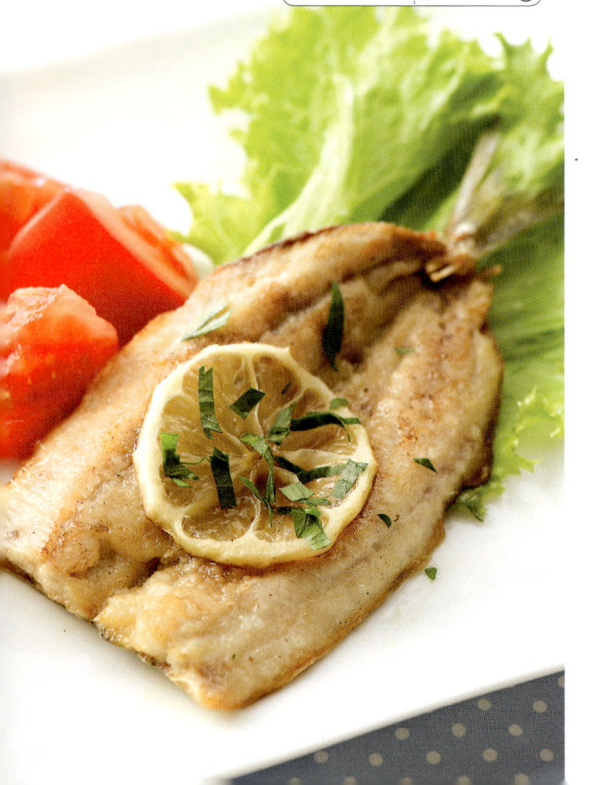

バターの量を控えめにし、和の風味でカロリーオフ

いわしのムニエル

[材料]

いわし(開いたもの)…2尾(150g)
塩、こしょう…各少々
小麦粉…大さじ1(9g)
バター…5g
しょうゆ…小さじ2/3(4g)
サラダ油…小さじ1(4g)
レモン(輪切り)…2枚(15g)
イタリアンパセリ(みじん切り)…少々
グリーンカール…20g
トマト…60g

[作り方]

① いわしに塩、こしょう、小麦粉を振り、フライパンに油を引き両面を焼く。
② いわしが焼き上がったら、バターとしょうゆを落として味をからめる。
③ 皿に盛り、レモンをのせイタリアンパセリを散らす。食べやすい大きさにちぎったグリーンカールと一口大に切ったトマトを添える。

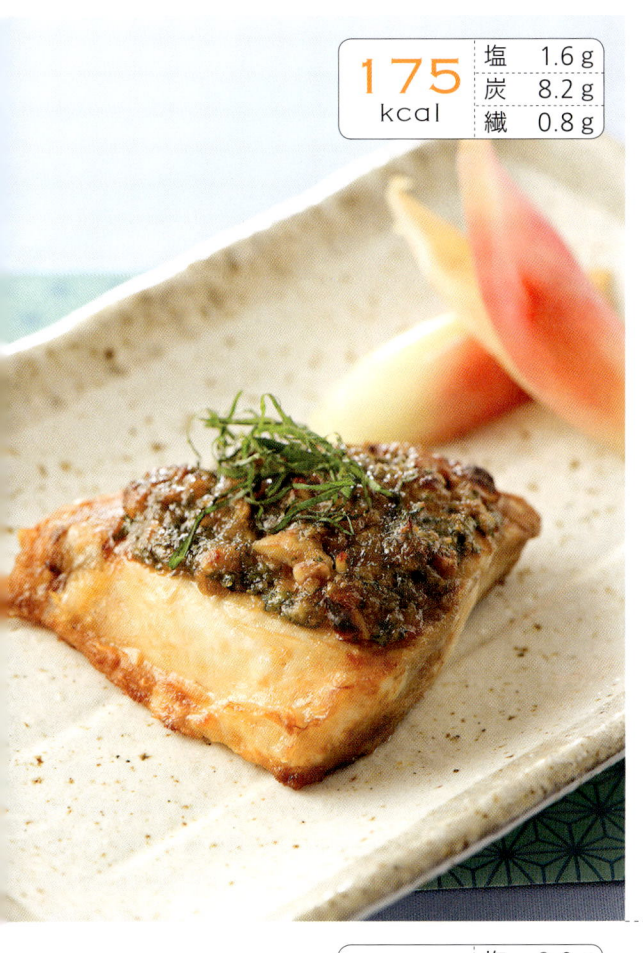

PART2　組み合わせ自由自在　主菜 ▶▶ 魚介

175 kcal　塩 1.6g　炭 8.2g　繊 0.8g

しその香り、くるみのコクが味のアクセント
かじきの青じそみそ焼き

[材料]

かじき…2切れ（160g）
塩…少々
A ┌ みそ…小さじ2（12g）
　├ みりん…小さじ2（12g）
　├ くるみ（みじん切り）
　│ …1かけ（6g）
　└ 青じそ（せん切り）…3枚

[みょうがの甘酢漬け]

みょうが…2本（10g）
酢…大さじ1（15g）
砂糖…小さじ2（6g）
塩…少々

[作り方]

❶ かじきは塩を振って10分ほどおいてから、グリルで両面を焼いて火を通す。

❷ Aを混ぜ合わせ、❶の片面に塗り、焼き色がつく程度まで焼く。

❸ みょうがを熱湯にサッと通し、熱いうちに酢、砂糖、塩を混ぜ合わせた甘酢につけ込む。

❹ ❷を皿に盛り、みょうがの甘酢漬けを添え、せん切りにした青じそ（分量外）を飾る。

---

148 kcal　塩 2.0g　炭 6.5g　繊 1.0g

だしを効かせて定番メニューを薄味に
かれいの煮つけ

[材料]

かれいの切り身…2切れ（骨つきで150g）
ごぼう…30g
しょうが…5g
A ┌ だし…300ml
　├ 薄口しょうゆ…大さじ1（18g）
　└ みりん…小さじ2（12g）
針しょうが……5g

[作り方]

❶ かれいは皮の部分に切り目を入れる。ごぼうは皮をこそげて縦に半分に切る。

❷ 薄切りにしたしょうが、ごぼう、Aを鍋に入れて煮立て、沸騰したらかれいを入れる。

❸ ときどきかれいに煮汁をかけ、落としぶたをして中火で15分ほど煮る。

❹ 器に盛り、針しょうがをのせる。

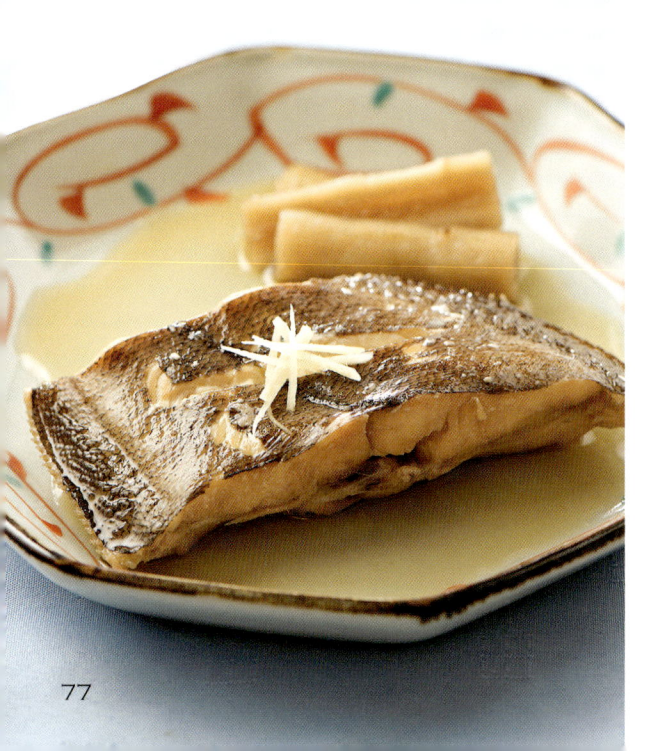

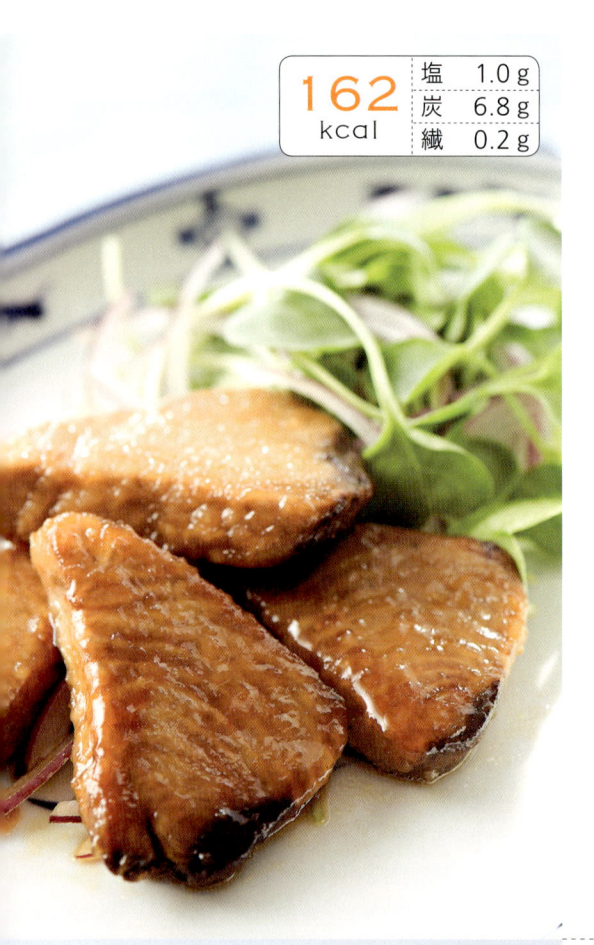

162 kcal 塩 1.0 g 炭 6.8 g 繊 0.2 g

しょうがの風味と酢の酸味でくさみをとり、減塩
かつおの焼き漬け

[材料]

かつお（刺し身用）…160 g
片栗粉…小さじ2
A ┌ しょうが汁…小さじ1（5 g）
　├ しょうゆ、みりん…各小さじ2（12 g）
　└ 酢…小さじ2（10 g）
サラダ油…小さじ2（8 g）
つまみ菜…10 g
レッドオニオン…10 g

[作り方]

① かつおは7〜8mm幅に切り、両面に薄く片栗粉をつける。Aのたれは合わせて平らな容器に入れる。

② フライパンに油を熱し、かつおを焼く。熱いうちにAのたれにつける。ときどき裏返す。

③ 薄切りにしたオニオン、つまみ菜の水けをふきとり、かつおとともに器に盛る。

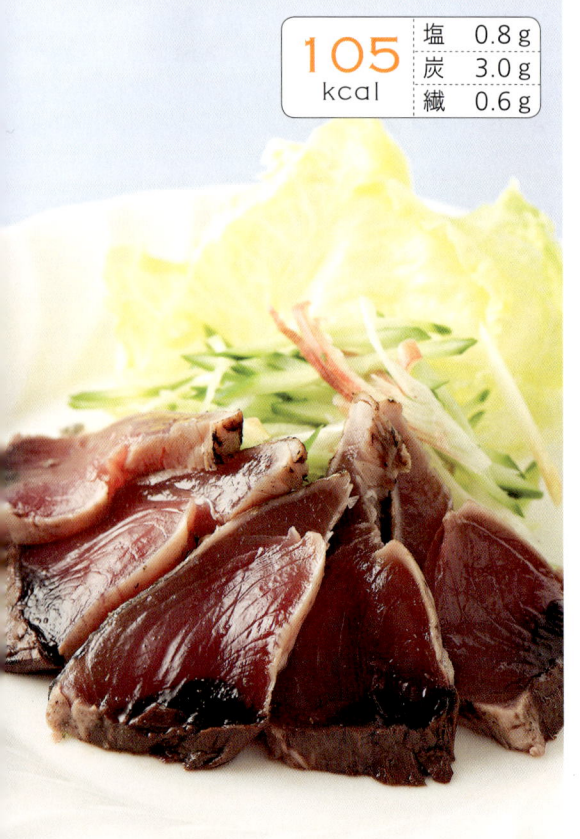

---

105 kcal 塩 0.8 g 炭 3.0 g 繊 0.6 g

かみごたえのある野菜を添え、ポン酢で塩分控えめに
かつおのたたき サラダ仕立て

[材料]

かつお（たたき用）…160 g
レタス…20 g
きゅうり…½本（50 g）
みょうが…2個（20 g）
ポン酢じょうゆ…大さじ1 ⅓（20 g）

[作り方]

① かつおは7〜8mm幅に切る。皿に盛り、食べやすい大きさにちぎったレタス、せん切りにしたきゅうり、みょうがを添える。

② ポン酢じょうゆをかけて食べる。

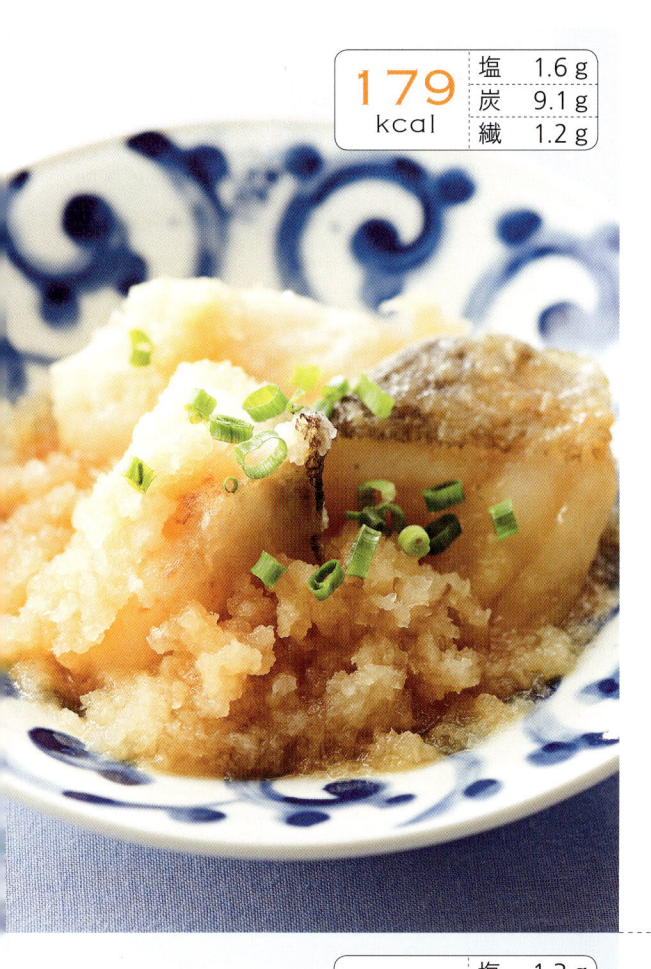

PART2　組み合わせ自由自在　主菜　▶▶魚介

179 kcal	塩 1.6 g
	炭 9.1 g
	繊 1.2 g

大根おろしでさっぱりと
たらのみぞれ煮

[材料]

たらの切り身
…2切れ（200 g）
塩…少々
小麦粉…大さじ1（9 g）
サラダ油…大さじ1（12 g）
大根おろし（軽く水けをきる）
…120 g
万能ねぎ（小口切り）…少々

A ┌ だし…100ml
　│ 薄口しょうゆ
　│ …小さじ1½（9 g）
　│ みりん
　│ …小さじ1½（9 g）
　└ しょうが汁…小さじ½

[作り方]

❶ たらは食べやすい大きさにそぎ切りにし、塩を振って10分おく。

❷ ❶の表面に小麦粉を振り、フライパンに油を熱して両面を焼く。

❸ 小鍋にAと大根おろしの半量を合わせて火にかけ、❷を煮る。たらに火が通ったら、火を止めて残りの大根おろしを加える。器に盛り、ねぎを散らす。

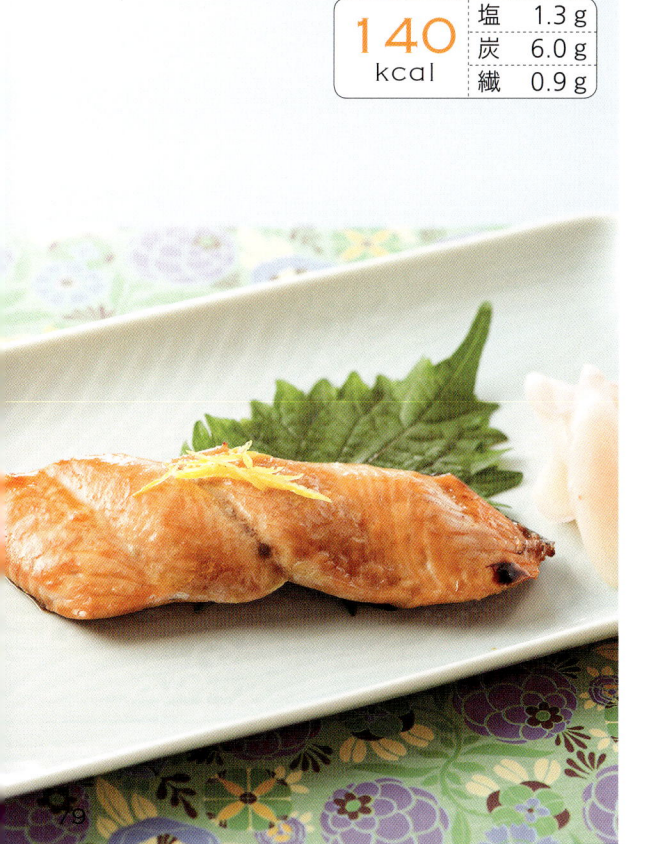

140 kcal	塩 1.3 g
	炭 6.0 g
	繊 0.9 g

ゆずのさわやかな香りで、塩分控えめでも満足な味
鮭の幽庵焼き

[材料]

鮭の切り身…2切れ（160 g）
A ┌ しょうゆ…小さじ2（12 g）
　│ みりん…小さじ2（12 g）
　└ ゆず（輪切り）…2枚
青じそ…2枚
ゆず皮（せん切り）…少々
甘酢しょうが…20 g

[作り方]

❶ ボウルにAを合わせて鮭を30分ほどつけ込む。

❷ グリル（もしくはオーブンシートを敷いたフライパン）で焼く。

❸ 青じそとともに盛り、ゆず皮をあしらう。甘酢しょうがを添える。

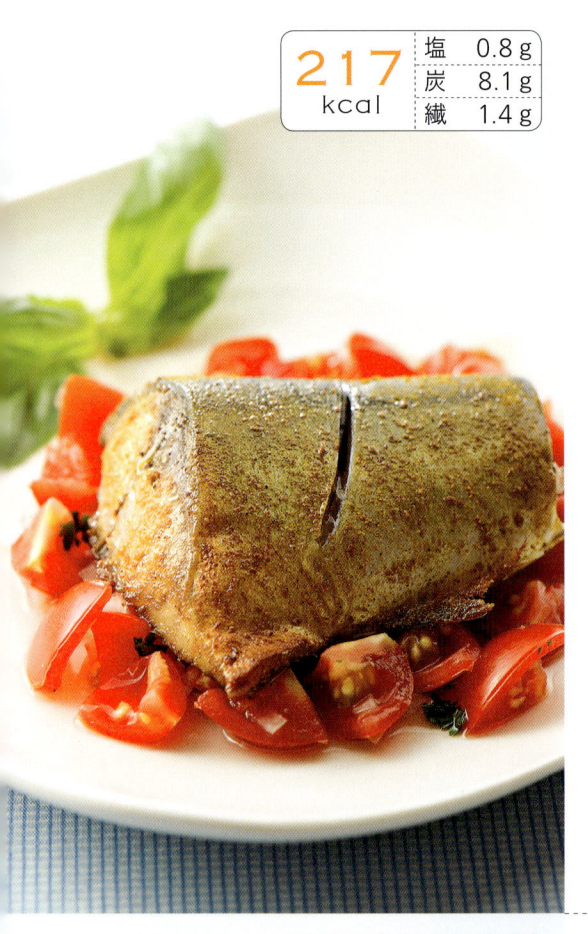

217 kcal	塩 0.8g
	炭 8.1g
	繊 1.4g

少量のカレー粉がさばのうまみを引き立てます

さばのカレー風味ソテー フレッシュトマトソース

[材料]

さばの切り身…2切れ（160g）
塩、こしょう…各少々
カレー粉…小さじ1（2g）
小麦粉…小さじ2（6g）
オリーブ油…小さじ1（4g）
ミニトマト…12個（120g）
バジル…4〜5枚
A ┌ おろしにんにく…3g
  │ ワインビネガー
  │ …大さじ1（15g）
  │ 塩、こしょう
  └ …各少々

[作り方]

① さばの皮目に切り込みを入れ、塩、こしょう、カレー粉を振って10分ほどおく。

② ①に小麦粉を振り、オリーブ油を熱したフライパンで両面を焼く。

③ トマトは4等分に、バジルを1〜2枚はきざんでAの材料とともに混ぜ合わせて皿に広げ、②をのせ、残りのバジルを添える。

---

230 kcal	塩 1.9g
	炭 7.8g
	繊 1.4g

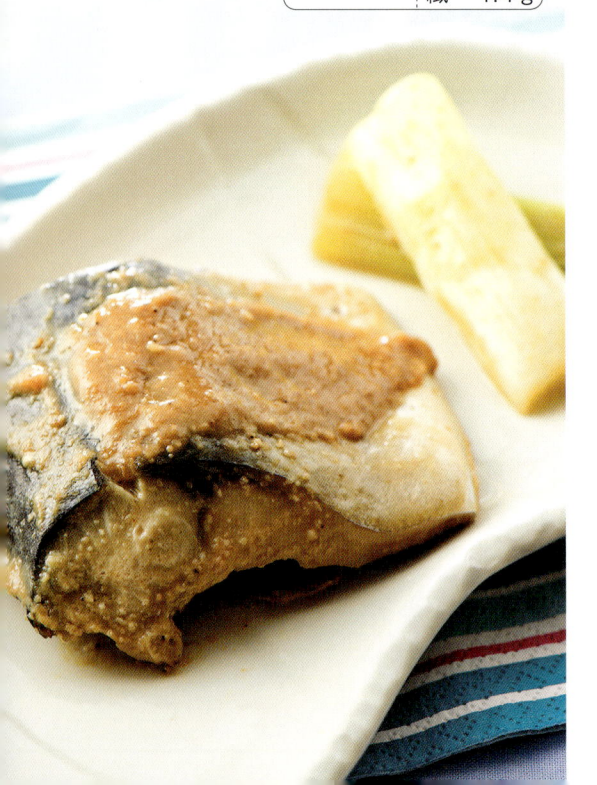

ごまの香りを生かし、みそは少量に

さばのごまみそ煮

[材料]

さばの切り身
…2切れ（160g）
長ねぎ…30g
A ┌ みそ…大さじ1（18g）
  │ 水…200ml
  │ しょうゆ、砂糖、酒
  │ …各小さじ2
  │ すり白ごま…大さじ1（9g）
  └ しょうが（薄切り）…5g

[作り方]

① Aを鍋に合わせて火にかける。沸いてきたら、皮目に切り込みを入れたさばの切り身を入れ、落としぶたをして煮る。

② 4cm程度に切ったねぎも一緒に入れ、煮汁をかけながら15分ほど弱火で煮る。

③ さばとねぎを皿に盛り、鍋に残った煮汁を煮詰めてかける。

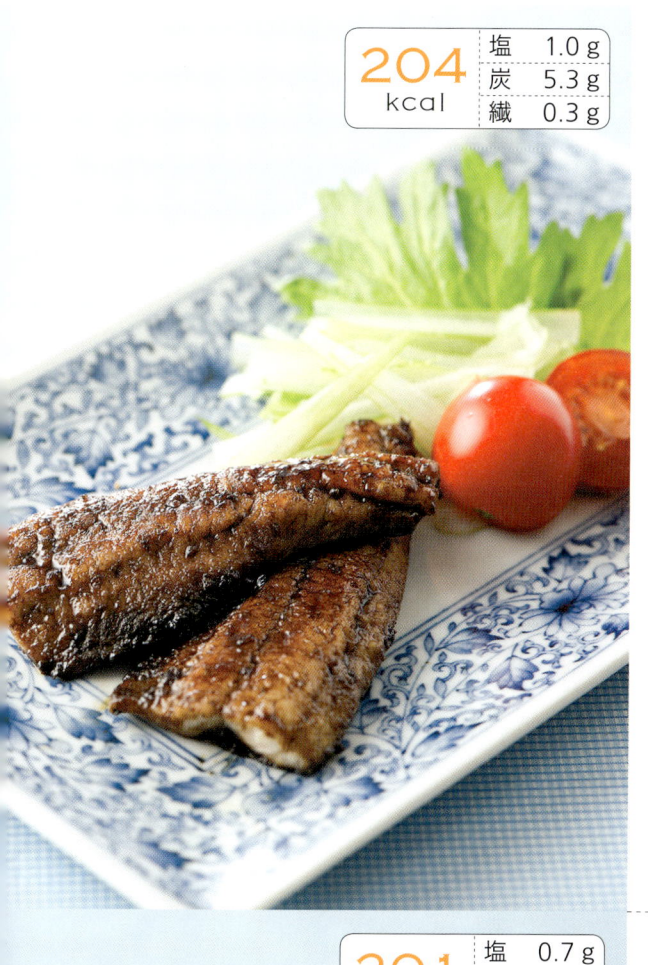

PART2　組み合わせ自由自在　主菜 ▶▶ 魚介

204 kcal　塩 1.0 g　炭 5.3 g　繊 0.3 g

バルサミコ酢で甘みを生かして低カロリーに
さんまのバルサミコ蒲焼き

[材料]
さんま…1尾
小麦粉…小さじ1
サラダ油…小さじ1
セロリ…20 g
ミニトマト…2個（20 g）

[ソース]
バルサミコ酢
　…大さじ1（15 g）
しょうゆ…小さじ2（12 g）
白ワイン…大さじ1（15 g）

[作り方]

❶　さんまは3枚におろす。さんまの水けをふき、小麦粉をまぶす。ソースの材料は混ぜ合わせる。

❷　フライパンに油を熱し、さんまの両面を中火で焼く。焼き色がついて火が通ったら火を止めてとり出し、キッチンペーパーでフライパンをふく。

❸　フライパンにソースの材料を入れ、ひと煮立ちさせたらさんまを入れてからめる。

❹　器にさんまを盛る。半分に切ったミニトマトと、セロリは茎の部分をせん切りにして葉とともに飾る。

201 kcal　塩 0.7 g　炭 2.4 g　繊 0.4 g

ハーブはくさみをとるだけでなく、減塩効果も
さんまのハーブ焼き

[材料]
さんま
　…1 ½尾（1人分60 g）
塩…少々
酒…小さじ2（10 g）
乾燥パン粉…小さじ2

乾燥バジル、パセリ
　…各少々（好みで）
パプリカ（赤、黄）
　…各20 g
パセリ…少々

[作り方]

❶　さんまは頭と内臓を除き、洗って水けをふきとりぶつ切りにする。塩、酒を振り、5分ほどおく。パプリカは食べやすい大きさに切る。

❷　パン粉と乾燥ハーブを合わせ、さんまの両面にまぶす。

❸　天板にオーブンシートを敷き、さんまとパプリカを並べる。オーブンで軽く焼き色がつくまで5〜6分焼く。器に盛り、パセリを添える。

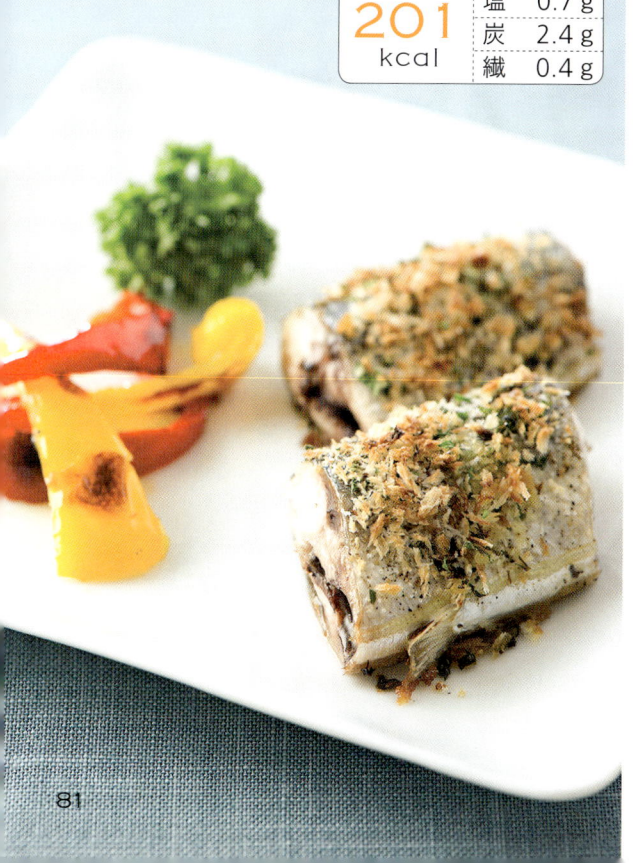

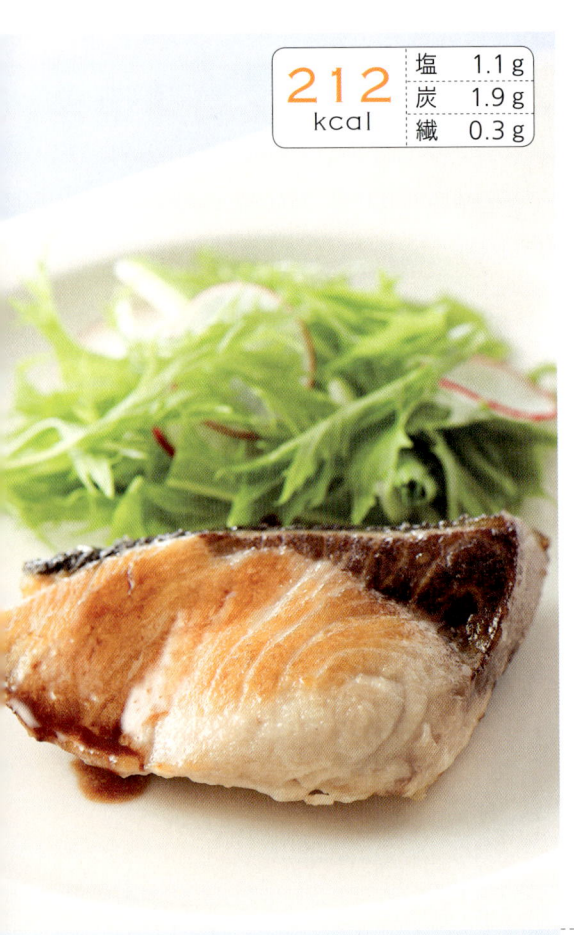

212 kcal　塩 1.1g　炭 1.9g　繊 0.3g

少量のバターじょうゆを表面だけにかけるのがコツ

ぶりステーキ

[材料]

ぶり…2切れ（120g）
塩…少々
赤ワイン…小さじ1（5g）
サラダ油…小さじ1（4g）
水菜…15g
ラディッシュ
　…1個（10g）

A ┌ バター…5g
　├ 赤ワイン
　│　…大さじ2（30g）
　├ しょうゆ
　│　…小さじ1½（9g）
　└ 砂糖…小さじ⅓（1g）

[作り方]

① ぶりは塩とワインを振って5分おく。フライパンに油を引き、水けをふきとったぶりを両面焼く。

② 小鍋にAを煮立て、ソースを作る。

③ 器に①を盛り、②をかける。薄切りにしたラディッシュ、4～5cm長さに切った水菜を添える。

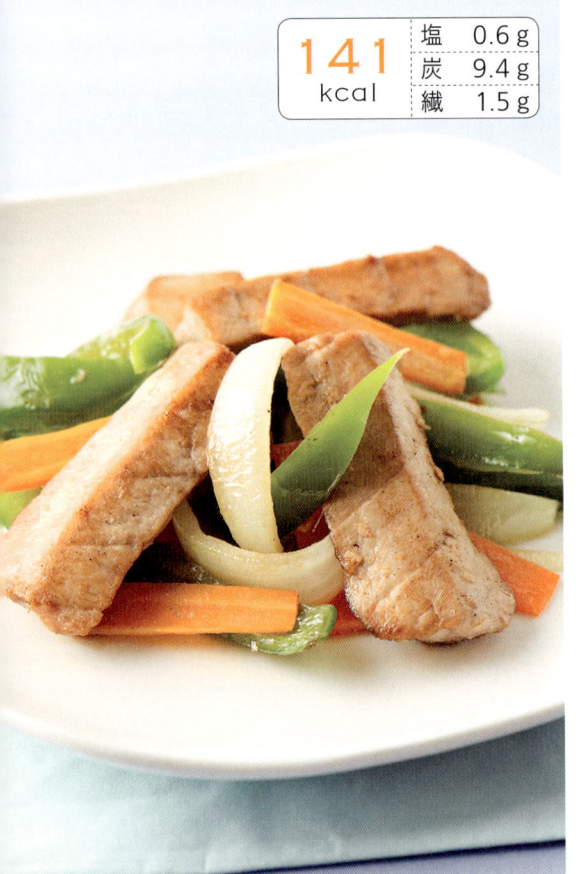

---

141 kcal　塩 0.6g　炭 9.4g　繊 1.5g

しょうがで味をくっきりと

まぐろのソース炒め

[材料]

まぐろ赤身（刺し身用）…120g
しょうが汁…小さじ1（5g）
ピーマン…1個（30g）
玉ねぎ…½個（100g）
にんじん…20g
A ┌ ウスターソース…小さじ2（12g）
　└ 砂糖…小さじ1（3g）
油…小さじ2（8g）

[作り方]

① まぐろは一口大に切る。しょうが汁につけて下味をつける。ピーマン、玉ねぎはくし形に切り、にんじんは薄切りにする。

② 油を熱し、野菜を炒める。火が通ったら、水けをふきとったまぐろを入れて炒める。混ぜ合わせたAを加えて味をつける。

PART2 組み合わせ自由自在　主菜 ▶▶ 魚介

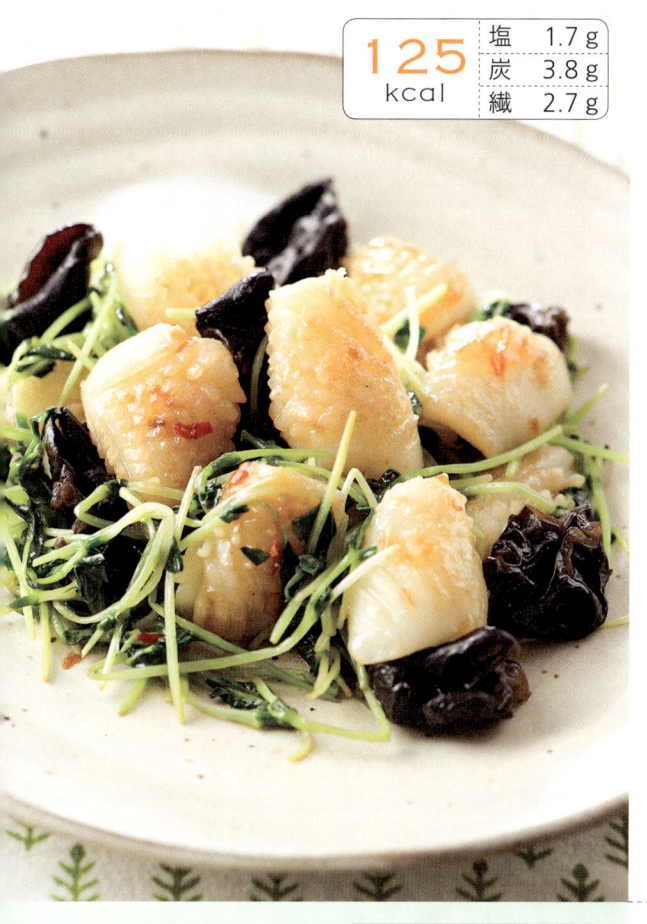

125 kcal　塩 1.7 g　炭 3.8 g　繊 2.7 g

歯ごたえのあるいかときくらげで早食い防止
いかと豆苗の豆板醤炒め

[材料]

ロールいか…200 g
豆苗…100 g
きくらげ（もどしたもの）…40 g
Ⓐ 豆板醤、しょうゆ…各小さじ1（6 g）
サラダ油…小さじ2（8 g）

[作り方]

① いかは格子状に切り込みを入れ、食べやすい大きさに切る。豆苗は根を取り、食べやすい長さに切る。

② フライパンに油を熱し、いか、豆苗、きくらげを入れて炒める。Ⓐを加えて、全体に味をなじませる。

POINT

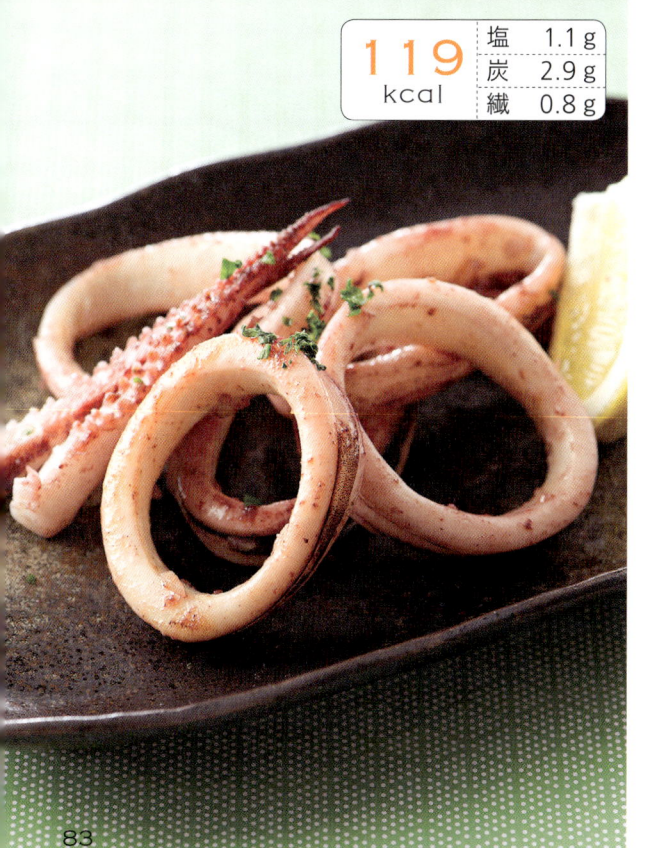

豆苗はビタミンA・Cが豊富。ほうれん草や小松菜、にらなどにかえてもOK。

---

119 kcal　塩 1.1 g　炭 2.9 g　繊 0.8 g

バターのコクを生かし、塩はほんの少しでOK
いかのにんにくバター炒め

[材料]

いか…1ぱい（200 g）　　塩…少々
バター…5 g　　　　　　パセリ…少々
にんにく…10 g　　　　　レモン…1/6個

[作り方]

① いかをさばき、皮つきのまま胴体の部分は輪切りに、足の部分は2～3本ずつ切る。にんにくとパセリはみじん切りにする。

② フライパンにバターを熱し、にんにくを軽く炒め、さらにいかを入れて炒める。

③ いかの色が変わってきたら塩を振る。

④ 器に盛り、パセリを上からかける。くし形に切ったレモンを添える。

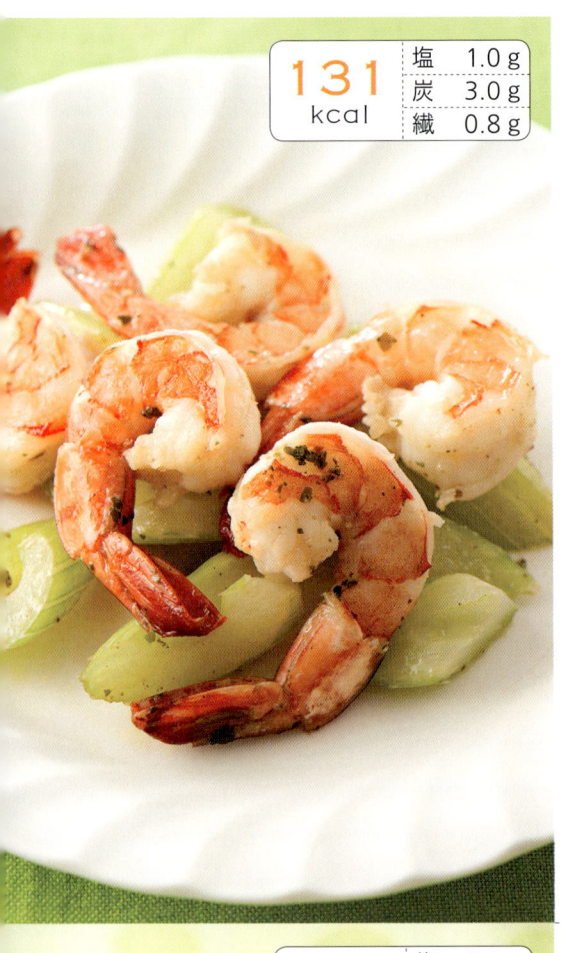

131 kcal	塩 1.0 g
	炭 3.0 g
	繊 0.8 g

シャキシャキしたセロリを加えて満足感を！

えびのバジル炒め

[材料]

えび…10尾（殻つき250 g）
セロリ…100 g
ジェノベーゼペースト（市販品）…小さじ2（12 g）
オリーブ油…小さじ1（4 g）

[作り方]

① えびは尾の部分を残して殻をむく。セロリは乱切りにする。

② フライパンにオリーブ油を熱し、えび、セロリを炒める。

③ ペーストを入れて全体をからめ、味をつける。

POINT

薄味ですが、えびの塩けとうまみ、バジルやセロリの香りで物足りなさは感じません。

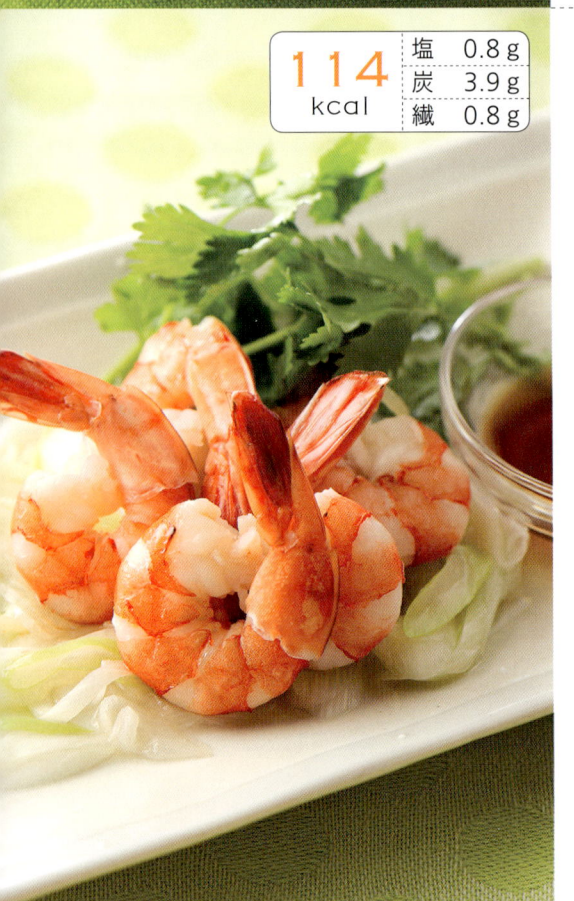

---

114 kcal	塩 0.8 g
	炭 3.9 g
	繊 0.8 g

油は少量にしてカロリーダウン、野菜の香りで減塩も

えびの香味野菜蒸し

[材料]

えび…10尾（殻つき250 g）
長ねぎ…60 g
しょうが…10 g
酒……大さじ1（15 g）
パクチー（なければ三つ葉）…5 g

A ┌ 酢…小さじ2（10 g）
　├ しょうゆ…小さじ1（6 g）
　└ ごま油…小さじ1/2（2 g）

[作り方]

① えびは尾の部分を残して殻をむく。耐熱皿にえびを並べ、上に斜め薄切りにしたねぎ、せん切りにしたしょうがをのせ、酒を振って蒸し器で蒸す。

② 器にねぎを敷き、えびを盛り、パクチーとAを添える。

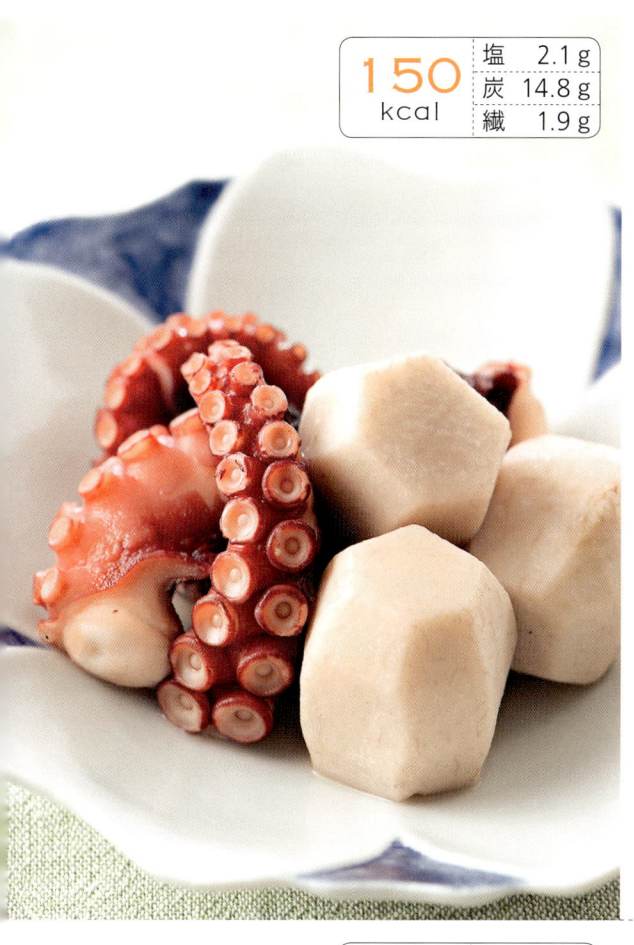

PART2　組み合わせ自由自在　主菜 ▶▶ 魚介

150 kcal　塩 2.1g／炭 14.8g／繊 1.9g

たこのうまみが里いもにしみ込む
たこと里いもの煮物

[材料]
ゆでだこ…160g
里いも…小6個（160g）

[煮汁]
しょうが…10g
だし…2カップ
薄口しょうゆ…大さじ1（18g）
みりん…小さじ2（12g）

[作り方]
❶ たこは食べやすい大きさに切り、しょうがは薄切りにする。里いもは洗って皮をむく。
❷ 里いもは熱湯でかるくゆで、ぬめりをとる。
❸ 煮汁の材量を鍋に入れて熱し、たこと里いもを入れて落としぶたをし、20分中火で煮て器に盛る。

---

212 kcal　塩 0.5g／炭 4.4g／繊 2.2g

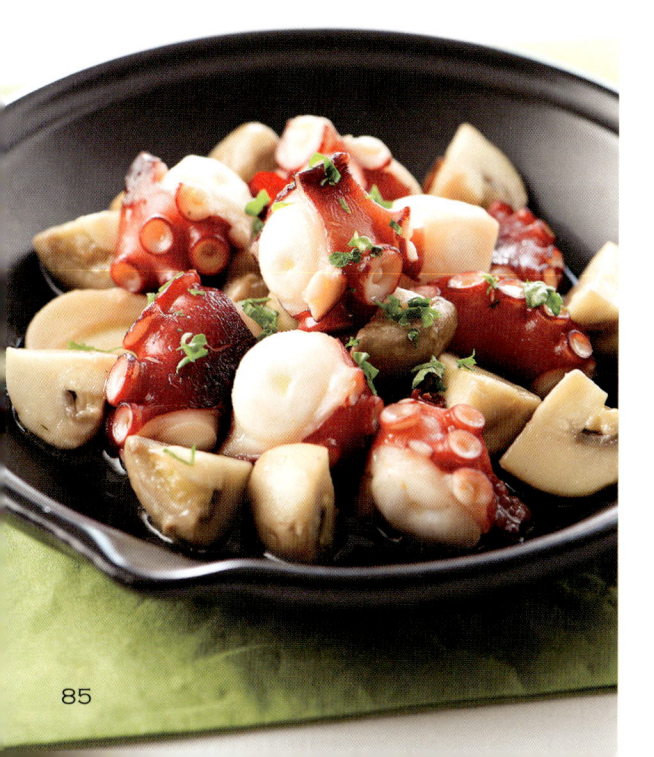

にんにくと赤とうがらしを効かせて
たこのアヒージョ

[材料]
ゆでだこ…160g
マッシュルーム…10個（160g）
にんにく…2かけ（20g）
赤とうがらし（小口切り）…1本分
オリーブ油…大さじ2
イタリアンパセリ…少々

[作り方]
❶ たこは一口大に切る。マッシュルームは4つ切りにする。にんにくはあらくつぶす。
❷ フライパンににんにく、とうがらしとオリーブ油を入れて弱火で熱し、香りが立ってきたら、たこ、マッシュルームを加えて中火で炒める。
❸ 全体的にオリーブ油がなじんだら火を止めて器に盛る。きざんだイタリアンパセリを散らす。

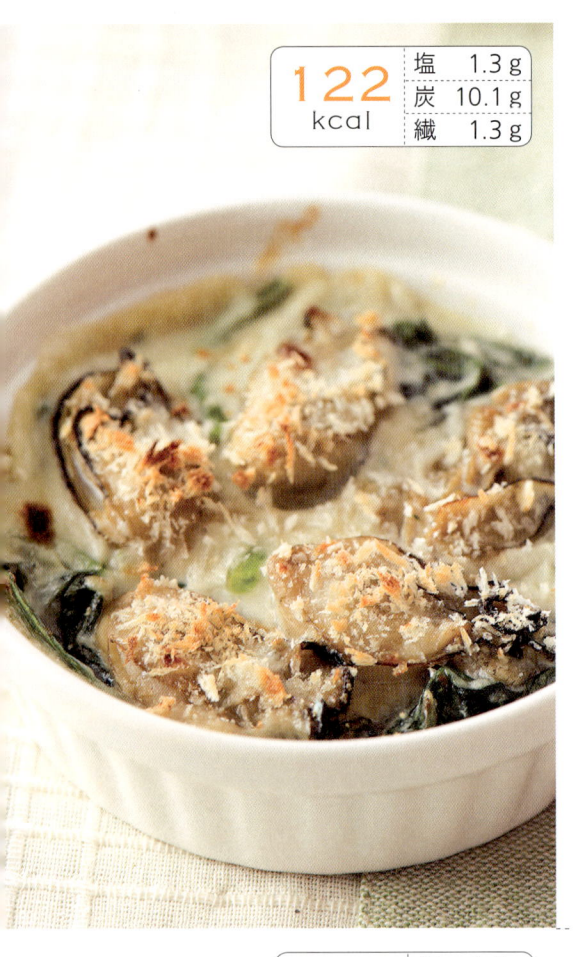

122 kcal　塩 1.3 g　炭 10.1 g　繊 1.3 g

ほうれん草を入れてしっかりした食べごたえに

かきとほうれん草のクリームグラタン

[材料]
かきむき身（加熱用）…140 g
白ワイン…小さじ1（5 g）
バター…小さじ1（4 g）
ほうれん草…80 g
こしょう…少々
パン粉…小さじ2（4 g）

[ホワイトソース]
バター…小さじ1（4 g）
小麦粉…大さじ1（9 g）
牛乳…大さじ4（60 g）
塩…少々

[作り方]
❶ ほうれん草は4〜5cm長さに切る。フライパンにバターを熱し、かきを炒め、白ワインを振る。ほうれん草を加え、しんなりするまで炒め、こしょうを振る。❷ ホワイトソースを作る。材料をすべて耐熱皿に入れてラップをかけずに2分加熱する。全体を混ぜ合わせ、さらに2分加熱し、とり出して混ぜる。❸ ❶、❷を合わせてグラタン用の耐熱皿に入れる。パン粉を全体に振り、トースターで焼き色がつくまで焼く。

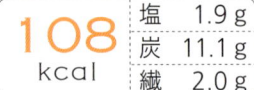

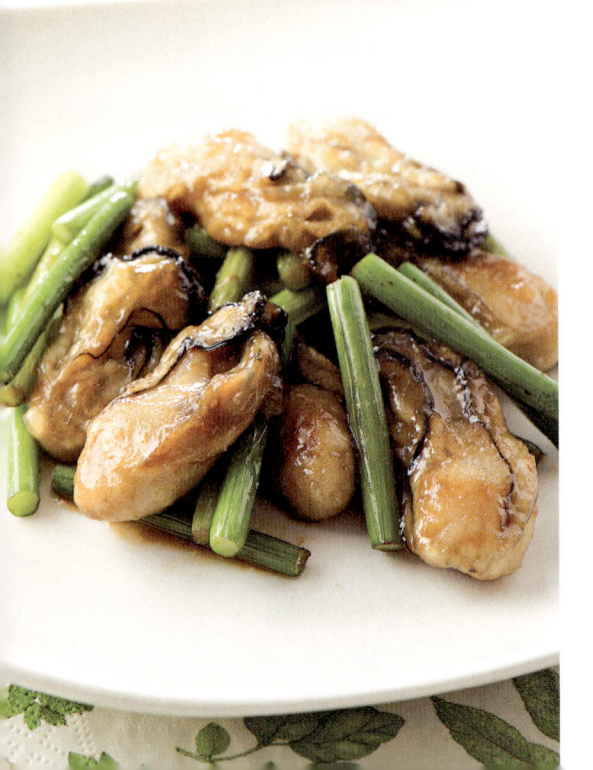

108 kcal　塩 1.9 g　炭 11.1 g　繊 2.0 g

かきのうまみを生かして調味料は控えめ

かきとにんにくの芽炒め

[材料]
かきむき身（加熱用）…200 g
にんにくの芽…100 g
片栗粉…小さじ1（3 g）
A ┌ オイスターソース…大さじ½（8 g）
　├ みそ…小さじ½（3 g）
　└ 水…大さじ1（15 g）
サラダ油…小さじ1（4 g）

[作り方]
❶ かきは洗ってキッチンペーパーで水けをふきとり、片栗粉をまぶす。

❷ フライパンに油を熱し、4〜5cm長さに切ったにんにくの芽を軽く炒め、さらにかきを入れてサッと炒める。

❸ Aを混ぜ合わせて❷にからめ、火を止めて器に盛る。

PART2　組み合わせ自由自在　**主菜** ▶▶ 魚介

| 118 kcal | 塩 0.5 g / 炭 4.7 g / 繊 0.2 g |

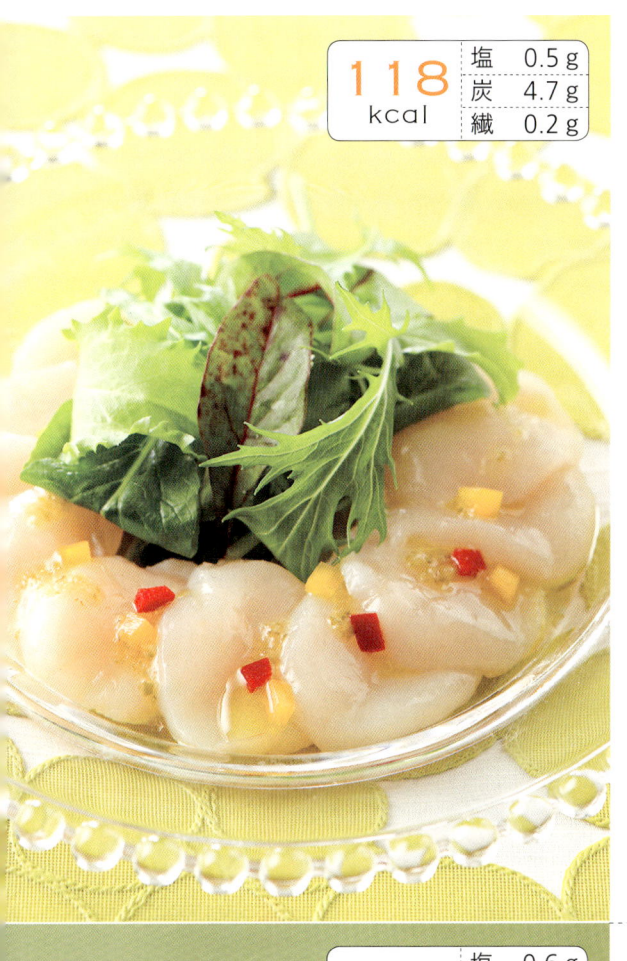

塩は使わず、ゆずこしょうとレモンでおいしく

ほたてのカルパッチョ

[材料]
ほたて貝柱（刺し身用）…160 g
ベビーリーフ…10 g
パプリカ（赤、黄）…各5 g

[ソース]
ゆずこしょう…小さじ½（3 g）
オリーブ油…小さじ2（8 g）
レモン汁…小さじ1（5 g）

[作り方]
① ほたては横に包丁を入れて薄く切る。パプリカはみじん切りにする。
② 器にほたてを並べ、パプリカを散らす。中央にベビーリーフをのせる。
③ 混ぜ合わせたソースをほたての上にかける。

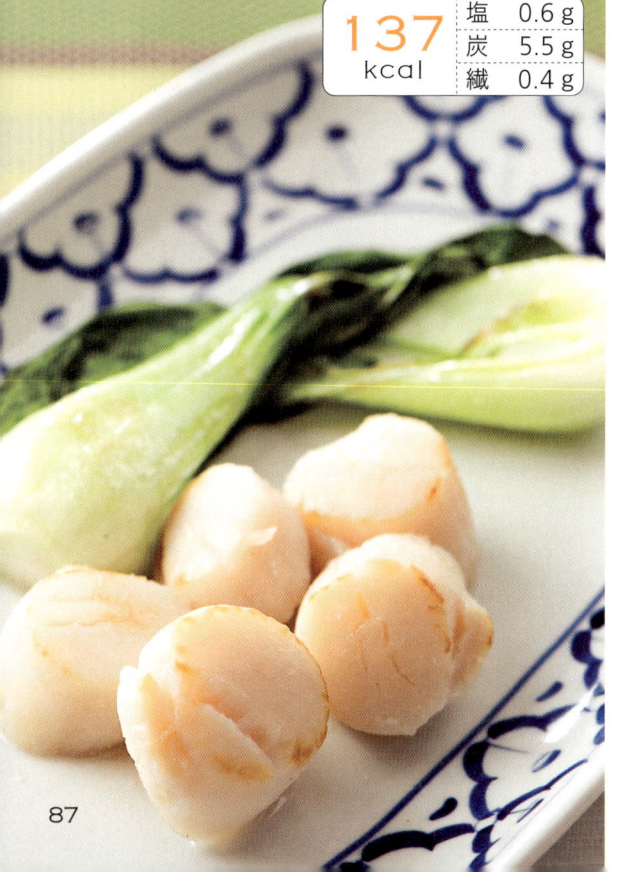

| 137 kcal | 塩 0.6 g / 炭 5.5 g / 繊 0.4 g |

チンゲン菜を大きめに切り、ボリューム感を出す

ほたてと青菜の塩炒め

[材料]
ほたて貝柱…10個（200 g）　　塩…少々
チンゲン菜…4枚（60 g）　　こしょう…少々
ごま油…小さじ2（8 g）

[作り方]
① フライパンにごま油を熱し、強火でほたての両面をサッと焼き、塩、こしょうを振る。
② ほたてをとり出し器に盛り、チンゲン菜をサッと炒めて添える。

POINT
ほたては低脂肪で良質のタンパク質が豊富。加熱しすぎると縮むのでさっと火を通して。

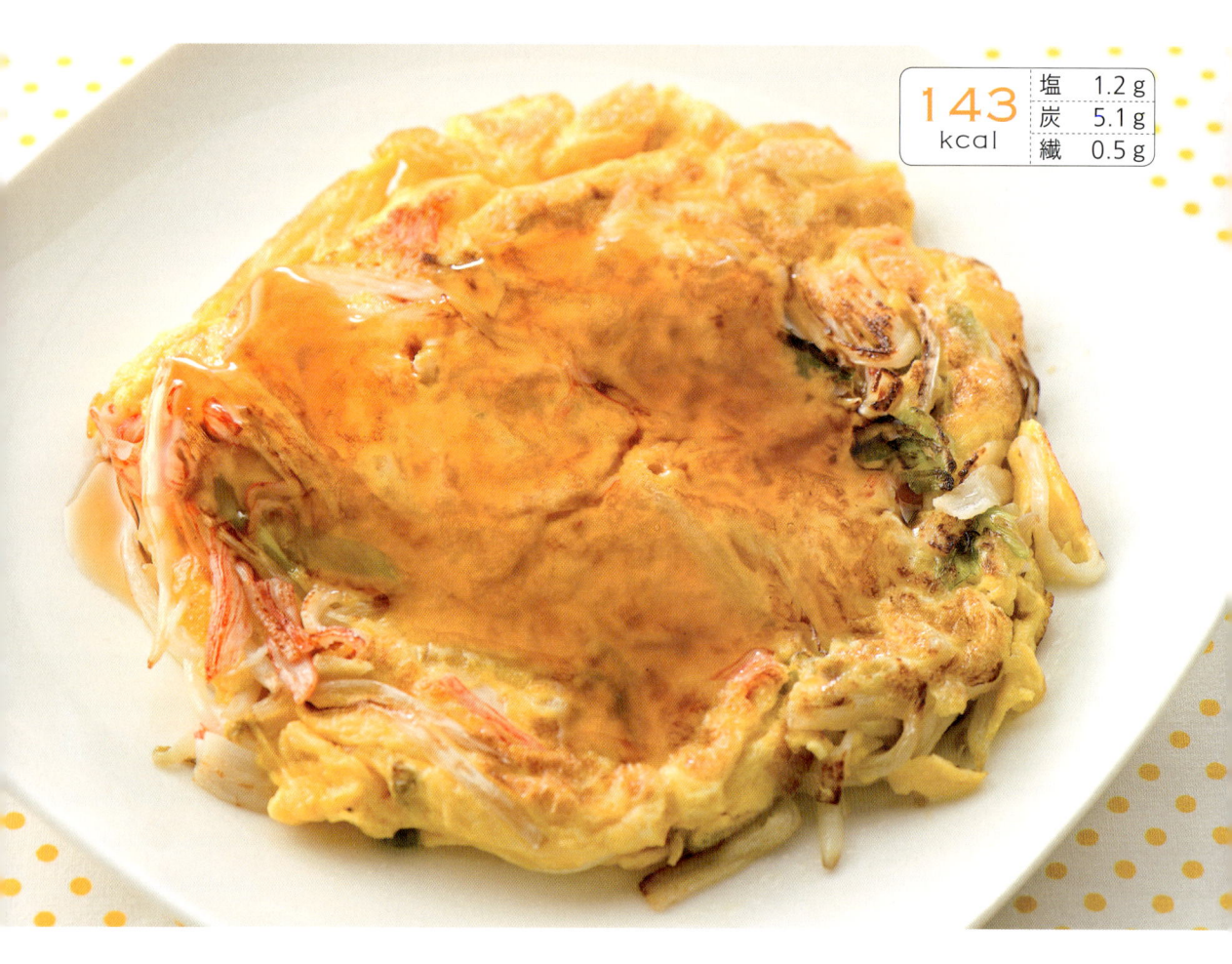

143 kcal	塩 1.2 g
	炭 5.1 g
	繊 0.5 g

もやしでかさを増やして、甘酢あんで減塩

もやし入りかに玉

[材料]

卵（Mサイズ）…2個（100 g）
かに風味かまぼこ…2本（30 g）
もやし…¼袋（50 g）
長ねぎ…20 g
鶏ガラスープの素
…小さじ½（1 g）
サラダ油…小さじ2（8 g）

[あん]

A ┌ 酢…小さじ2（10 g）
  │ しょうゆ…小さじ1（6 g）
  └ 砂糖…小さじ½（1.5 g）
片栗粉…小さじ½（1.5 g）

[作り方]

① もやしは熱湯でサッとゆでて水けをきる。かにかまはこまかくほぐす。ねぎは斜め薄切りにする。

② といた卵に①と鶏ガラスープの素を混ぜる。フライパンに油を熱し、かき混ぜながら焼き、ひっくり返してかたくならないうちにとり出す。

③ 小鍋にAを入れて煮立たせ、水小さじ2でといた片栗粉を回し入れる。

④ かに玉を器に盛り、③をかける。

POINT

あんをかけると、しっかり味がからみ、薄味でもおいしく感じられます。

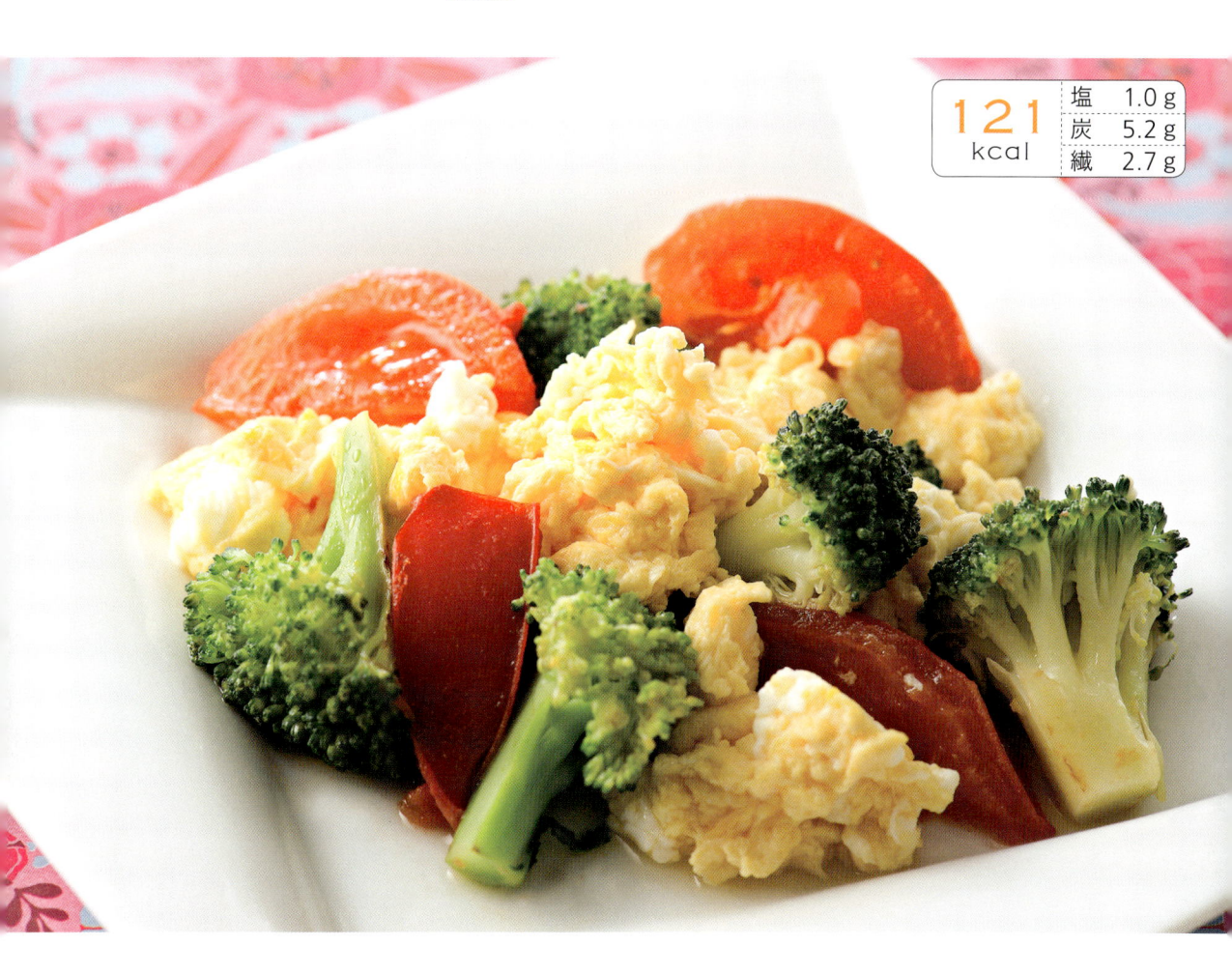

PART2 組み合わせ自由自在　主菜 ▶▶ 卵

121 kcal　塩 1.0g　炭 5.2g　繊 2.7g

トマトでほどよい酸味と甘みをプラス

卵とトマトの中華炒め

[材料]

卵（Mサイズ）…2個（100g）
塩…少々
トマト…100g
ブロッコリー…100g
鶏ガラスープの素…小さじ1/2（1g）
ごま油…小さじ1（4g）

[作り方]

① ブロッコリーは小房に分けてゆでてざるにとり、水けをきる。トマトはくし形に切る。

② フライパンにごま油を熱し、塩を加えたとき卵を軽く炒め、とり出す。

③ ②にトマトとブロッコリーを加えて鶏ガラスープの素を入れて炒め、卵をもどし、全体をサッと混ぜて器に盛る。

POINT

卵1個でも、野菜を加えるとボリュームが出て色合いも◎。生で食べることの多いトマトですが、スープの素で炒めるとうまみが出ます。

97 kcal	塩 0.5 g 炭 4.1 g 繊 2.1 g

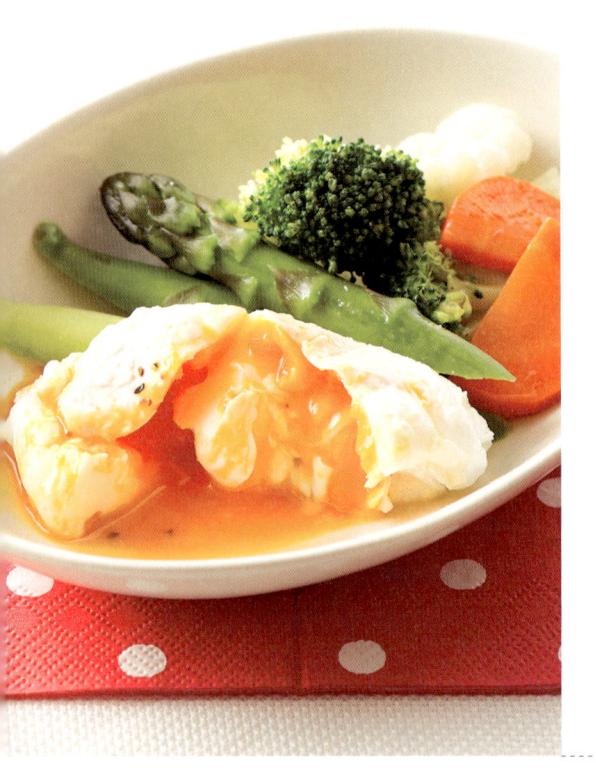

低カロリーの卵料理に温野菜を添えて

ポーチドエッグの温野菜添え

[材料]
卵（Mサイズ）…2個（100 g）
酢…少々
ブロッコリー…40 g
カリフラワー…40 g
グリーンアスパラガス…2本（40 g）
にんじん…20 g
A ┌ 塩…少々
  └ 酢…小さじ1（5 g）

[作り方]
① 野菜をゆで、食べやすい大きさに切る。
② 鍋に湯を沸かし、沸騰したら酢を加えて弱火にしてお玉でぐるぐると回し、渦ができたところに卵を割り入れる。好みのかたさにゆでる。
③ 器に①と②を盛り、混ぜ合わせたAをかけ、好みで黒こしょうを振る。

117 kcal	塩 0.3 g 炭 3.1 g 繊 1.1 g

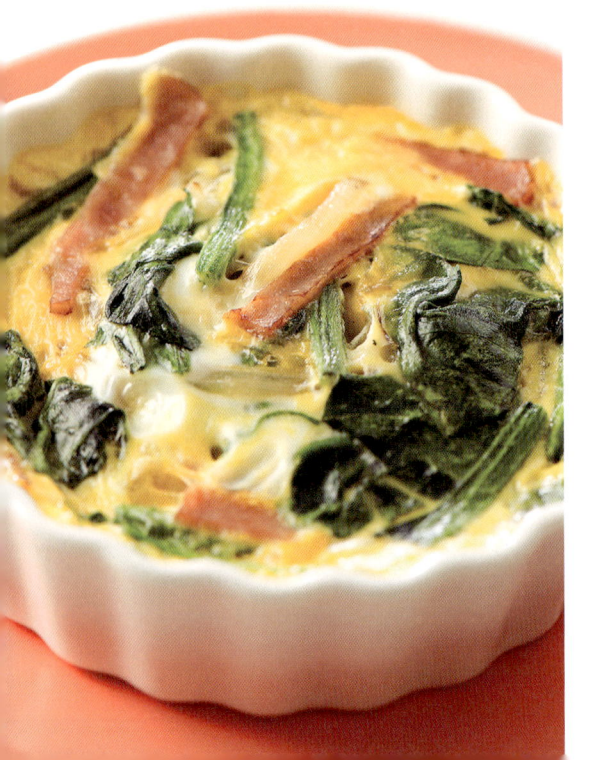

ベーコンの塩味とうまみを生かします

卵とベーコンのココット

[材料]
卵（Mサイズ）…2個（100 g）
ベーコン…1/2枚（10 g）
ほうれん草…50 g
玉ねぎ…50 g
牛乳…大さじ2（30 g）
塩、こしょう…各少々
バター…小さじ1/2（2 g）

[作り方]
① フライパンにバターを熱し、細切りにしたベーコン、3～4cm長さに切ったほうれん草、薄切りにした玉ねぎを炒め、塩、こしょうを振る。
② 耐熱皿に①を入れ、卵と牛乳を混ぜ合わせて注ぎ入れる。
③ オーブンで焼き色がつくまで焼く。

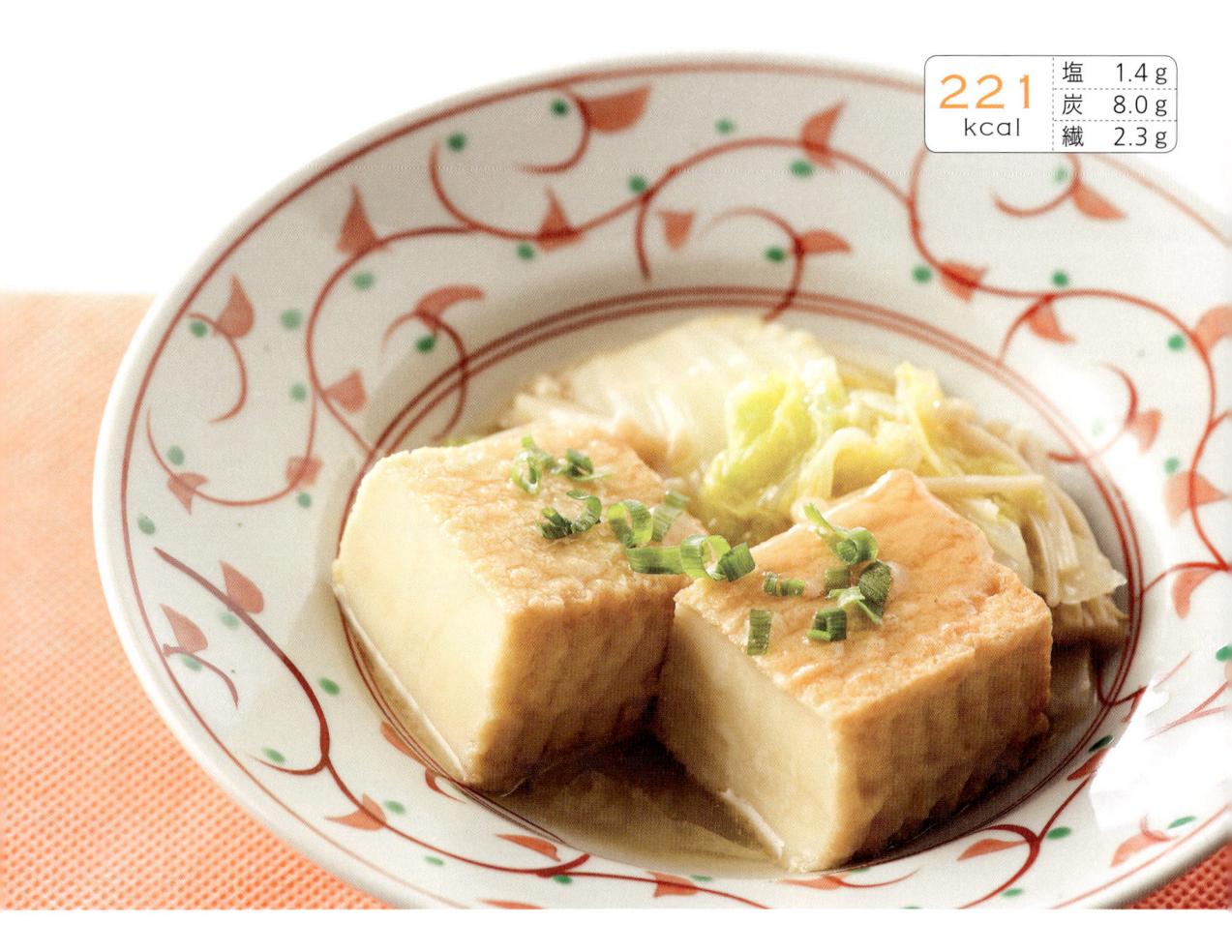

PART2　組み合わせ自由自在　主菜　▶▶卵、大豆製品

221 kcal ｜ 塩 1.4g ｜ 炭 8.0g ｜ 繊 2.3g

厚揚げを大きめに切り、存在感を出して

厚揚げと白菜のうま煮

[材料]

厚揚げ…200g
白菜…150g
えのきたけ…30g
塩…少々
A ┌ 鶏ガラスープの素…小さじ½（1g）
　├ 薄口しょうゆ…小さじ2（12g）
　├ 酒…小さじ2（10g）
　├ 砂糖…小さじ1（3g）
　└ 水…120ml
片栗粉…小さじ1（3g）
サラダ油…大さじ1（12g）
万能ねぎ…少々

[作り方]

① 厚揚げは熱湯をかけて油抜きし、4等分に切る。白菜は食べやすい大きさに切る。

② えのきは根元を切り落とし、半分の長さに切る。

③ 厚手の鍋に油を熱し、白菜を入れて炒め、塩を振る。厚揚げとえのき、Aを加えてふたをして煮る。具材に火が通ったら、片栗粉を同量の水でとき、回し入れてとろみをつける。小口切りにしたねぎを散らす。

POINT

白菜から出る水分を利用し、加える水分量を最小限にして塩分も抑えます。

101 kcal	塩 0.5g
	炭 4.3g
	繊 1.5g

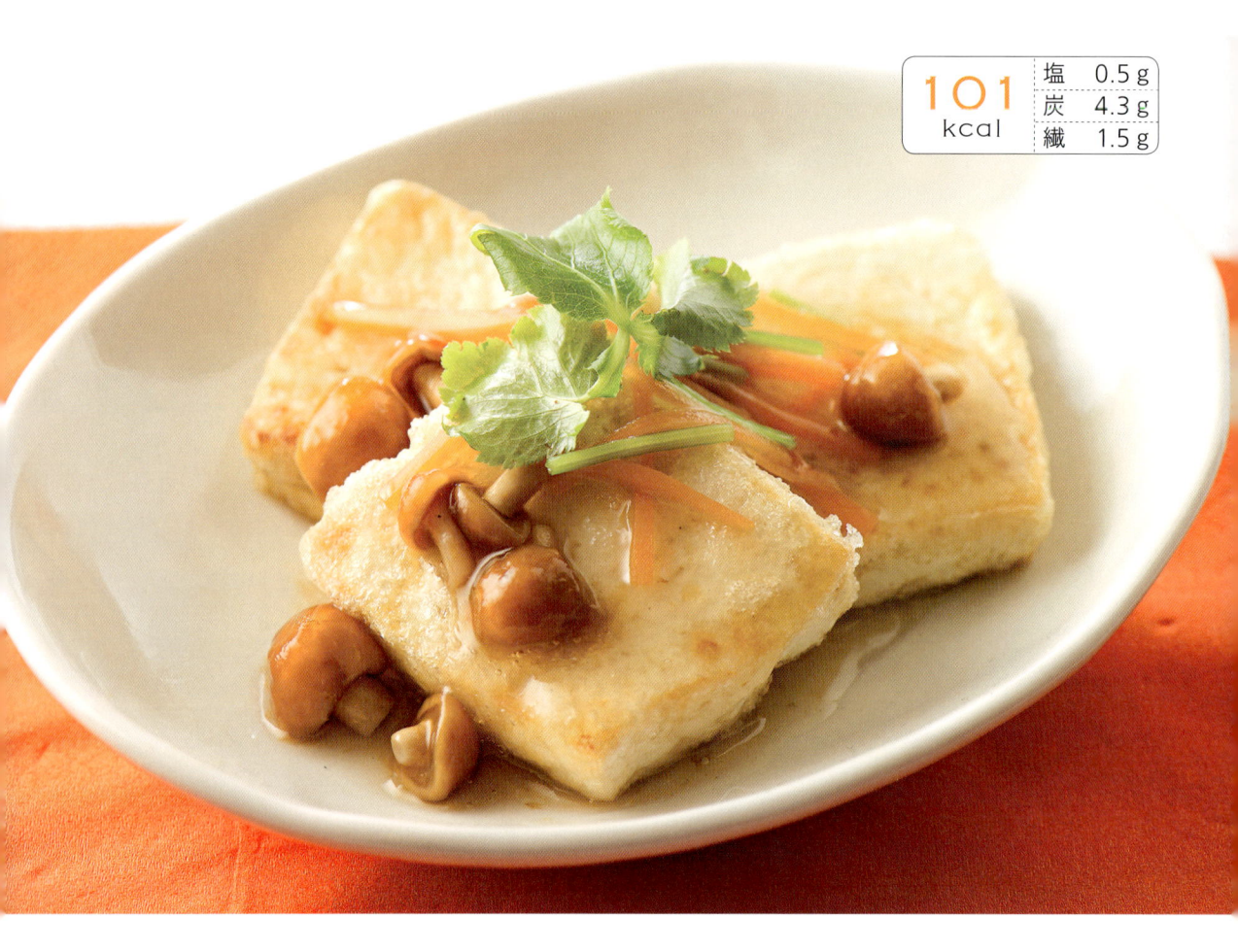

あんが豆腐にからみ、薄味でもしっかりした味に

豆腐の野菜あんかけ

[材料]

木綿豆腐…½丁（200g）
なめこ…½パック（50g）
にんじん…20g
三つ葉…5g
片栗粉…小さじ2（6g）
だし…100ml
薄口しょうゆ…小さじ1（6g）
サラダ油…小さじ1（4g）

[作り方]

① 豆腐はキッチンペーパーで水けをよくふきとり、1cm厚さに切り、片栗粉を振る。

② フライパンに油を引き、豆腐の両面を軽く焼き色がつくまで焼く。

③ 鍋にだしとしょうゆを煮立て、せん切りにしたにんじんを加え柔らかくなるまで煮たら、なめこも入れて煮る。煮汁が煮詰まってきたら、皿に盛った豆腐の上にかけ、ざく切りにした三つ葉を散らす。

POINT

「揚げ出し豆腐」風ですが、豆腐を焼くので低カロリー。

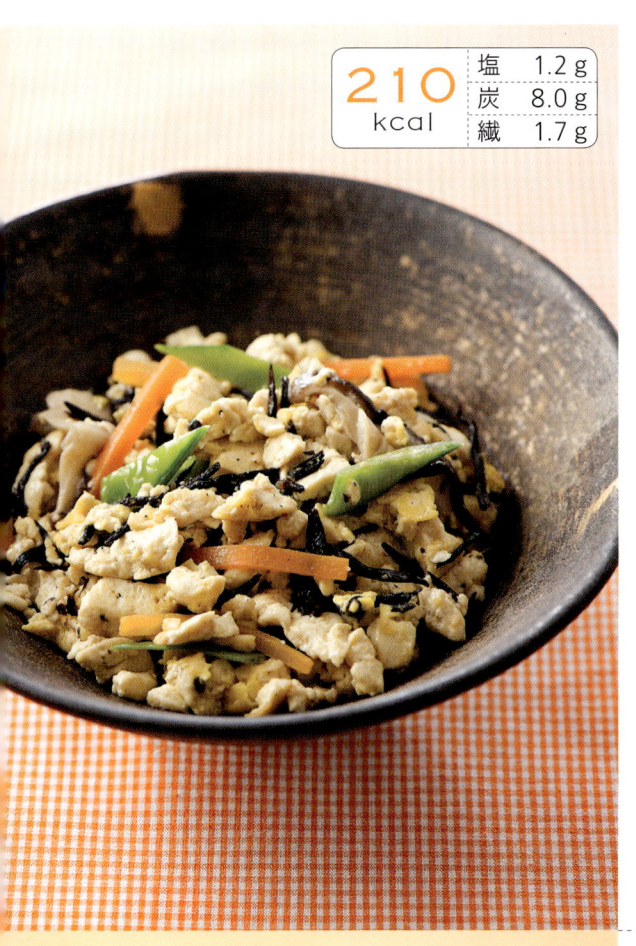

PART2 組み合わせ自由自在 [主菜] ▶▶ 大豆製品

210 kcal　塩 1.2g　炭 8.0g　繊 1.7g

野菜ときのこで食物繊維がアップ
いり豆腐

[材料]

木綿豆腐…1丁(300g)
しいたけ…1個(15g)
にんじん…20g
絹さや…4枚(12g)
卵…1個(50g)
ひじき(乾燥)…2g
だし…100ml
A 薄口しょうゆ、みりん
　…各小さじ2(12g)
ごま油…小さじ2(8g)

[作り方]

❶ 豆腐をキッチンペーパーで包み、重しをのせて30分ほど水きりをする。しいたけは薄切り、にんじん、絹さやは2cm長さの斜め切りにする。ひじきは水でもどしておく。

❷ フライパンにごま油を熱し、しいたけ、にんじんを炒め、豆腐をくずしながら加えてさらに炒める。

❸ ひじきとAを加えて炒め煮にして煮汁がなくなったら、絹さやを加え、とき卵を回し入れて軽く炒める。

---

134 kcal　塩 1.0g　炭 4.1g　繊 0.7g

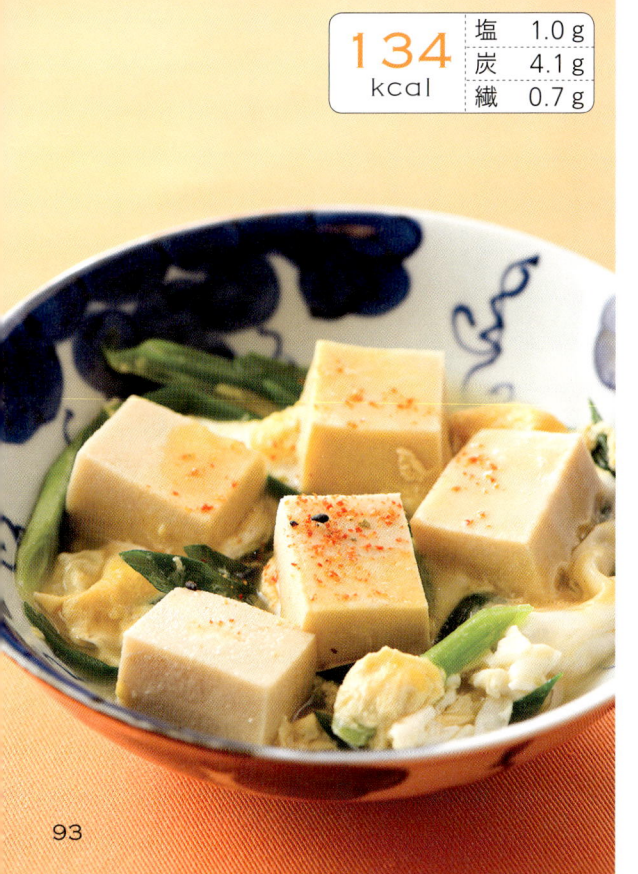

タンパク質、ミネラルがたっぷり
高野豆腐の卵とじ

[材料]

高野豆腐…30g
葉ねぎ…30g
卵…1個(50g)
だし…200ml
A しょうゆ…小さじ1 1/2(9g)
　みりん…小さじ1(6g)
七味とうがらし…少々

[作り方]

❶ 高野豆腐はぬるま湯につけてもどし、一口大に切る。

❷ 鍋にAと❶を合わせて火にかける。煮立ったら落としぶたをして5分煮る。

❸ 斜め切りにしたねぎも加え、軽く煮て、といた卵を回し入れ、半熟状になったら火を止める。好みで七味とうがらしを振る。

COLUMN

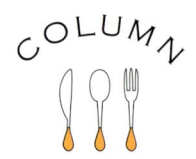

手作りだれ・ソース

たれやソースを手作りするとカロリーや塩分を加減することができます。料理に合わせて手作りだれを使い分けましょう。材料はすべて2人分の分量です。

---

31 kcal 塩 1.7g 炭 6.2g 繊 1.6g

鍋物や蒸し料理などに
2種のおろしポン酢だれ

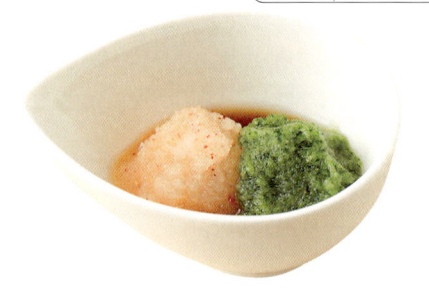

[材料]
大根おろし…50g　きゅうり（おろし）…½本分（50g）
一味とうがらし…少々　ポン酢じょうゆ…大さじ3（45g）

[作り方] ❶ 大根おろしに一味とうがらしを混ぜ合わせる。❷ ポン酢じょうゆに、❶ときゅうりのすりおろしを合わせる。

---

29 kcal 塩 0.9g 炭 2.5g 繊 0.6g

焼いた豚肉、鶏肉、白身魚などに
ねぎ塩だれ

[材料]　長ねぎ…50g
　　　　鶏ガラスープの素…小さじ1（2g）
　　　　塩、こしょう…各少々　レモン汁…小さじ2（10g）
　　　　ごま油…小さじ1（4g）

[作り方] ❶ ねぎは、みじん切りにして水にさらし、キッチンペーパーで水けをきる。❷ 鶏ガラスープの素を湯大さじ2でとかし、すべての材料を合わせる。❸ ねぎがしんなりとするまで、味をなじませる。

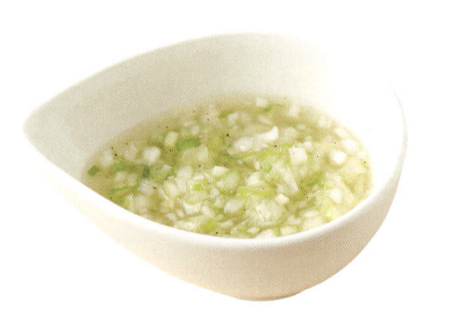

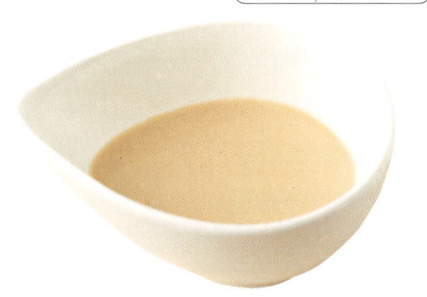

---

90 kcal 塩 0.4g 炭 7.4g 繊 1.5g

鍋物、冷や奴、棒棒鶏、温野菜などに
ごまだれ

[材料]　ねり白ごま…大さじ1.5（22.5g）
　　　　酢…大さじ2（30g）　オリゴ糖…小さじ2（10g）
　　　　しょうゆ…小さじ1（6g）
　　　　おろししょうが…小さじ½（2g）
　　　　おろしにんにく…小さじ½（2g）

[作り方] すべての材料をよく混ぜ合わせる。

蒸し鶏、しゃぶしゃぶなどに
梅肉だれ

24 kcal 　塩 0.7g／炭 5.5g／繊 0.3g

[材料]
梅干し（梅肉）…20g　　オリゴ糖…小さじ2（10g）
酢…大さじ1 ½（22.5g）　削り節…1g

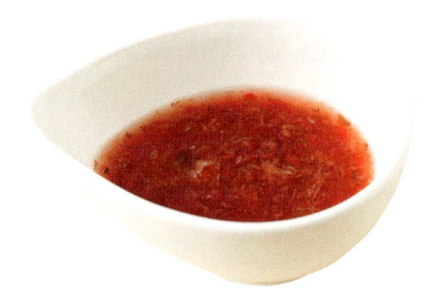

[作り方] ❶ 熱湯大さじ2に削り節を振り入れてふやかす。❷ 梅肉は包丁でよくたたいてペースト状にし、❶とその他の材料とともに、よく混ぜ合わせる。

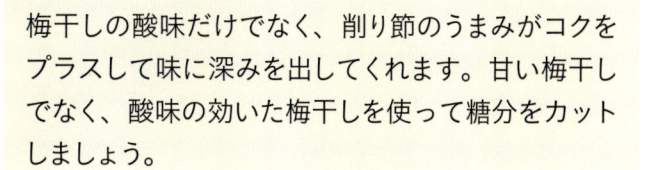

> **POINT**
> 梅干しの酸味だけでなく、削り節のうまみがコクをプラスして味に深みを出してくれます。甘い梅干しでなく、酸味の効いた梅干しを使って糖分をカットしましょう。

鍋物、おひたし、ゆでたいかなどに
ピリ辛酢みそだれ

45 kcal 　塩 1.9g／炭 7.7g／繊 0.7g

[材料]
みそ…大さじ1.5（27g）
酢…大さじ2（30g）
オリゴ糖…小さじ2（10g）
豆板醤…小さじ⅓（2g）

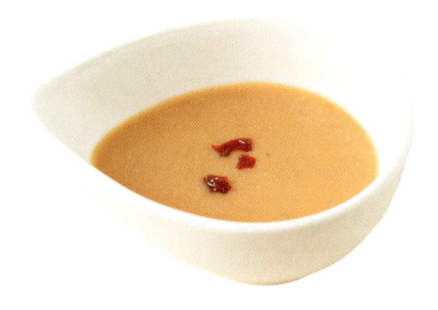

[作り方] すべての材料をよく混ぜ合わせる。

冷や奴、焼いた肉や魚、冷製パスタなどに
トマトのジェノベーゼソース

53 kcal 　塩 1.1g／炭 3.5g／繊 0.5g

[材料]
トマト…½個（100g）
塩…少々
A ┌ ジェノベーゼペースト（市販品）…小さじ2（12g）
　├ ワインビネガー…大さじ1（15g）
　└ オリーブ油…小さじ1（4g）

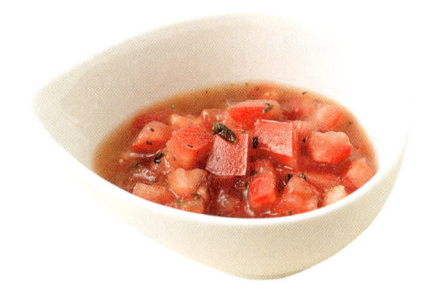

[作り方] ❶ トマトは5mm角に切り、塩を振る。❷ Aをよく混ぜ合わせ、❶を汁ごと加えて混ぜる。

COLUMN

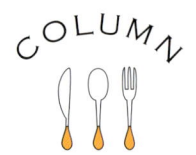

昆布かつおだしのとり方

だしをしっかりとって料理に使うと、しょうゆなどの調味料の使用量を抑えられます。基本のだしのとり方を覚えておきましょう。

[基本の分量]

- 水…5カップ（1000ml）
- 昆布…10～15cm（10～20g）（水の1～2%）
- 削り節（かつお）…10～20g（水の1～2%）

＊こまかい削り節はだしが出にくいので少し多めにする。

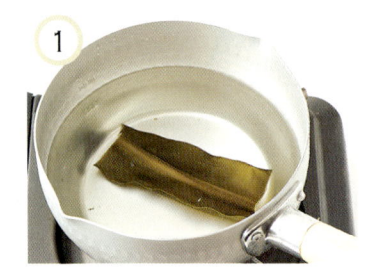

1 昆布は洗わずにかたくしぼったふきんでサッとふく。分量の水に30分ほどつけておく。

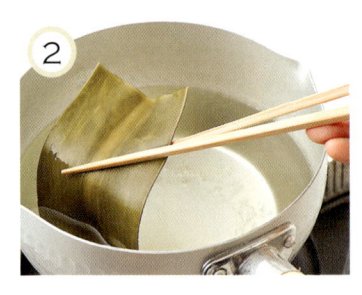

2 火にかけて、沸騰する寸前に昆布をとり出す。

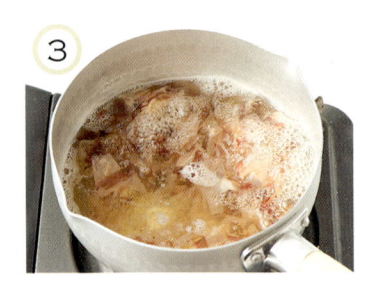

3 削り節を入れ、再び沸騰したら火を止め、1～2分おく。

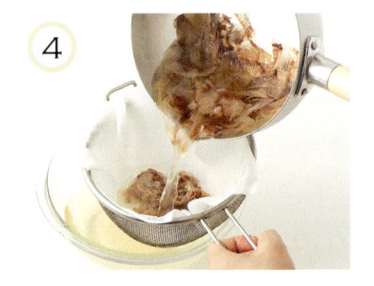

4 かたくしぼったぬれぶきんを敷き（またはこまかい目のざる）、だしをこす。

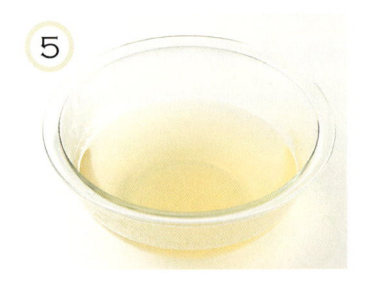

5 そのまま冷ます。

冷凍しておくと便利

だしは冷蔵庫では2、3日保存可能ですが、凍らせると約3週間保存が可能です。まとめて作り、製氷機に流し入れてキューブにしておきましょう。製氷皿のキューブは1個当たり約15mlです。

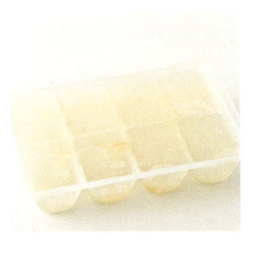

昆布と削り節の保存法

昆布	必要なサイズに切って、保存びんなどに入れて冷蔵庫に入れましょう。冷蔵保存が風味の劣化を防ぎます。
削り節	風味が落ちるのが早いため、少量ずつ買い求めて極力早めに使い切りましょう。保存は密封容器に入れ、冷蔵庫がベスト。

PART 3

組み合わせ自由自在

副　菜

野菜、こんにゃく、海藻、
きのこのおかず

副菜のレシピのページです。主菜と違う調理法にするのがバランスのよい献立にするコツの1つです。主菜が炒め物だったら、副菜はおひたしやサラダにするなど、組み合わせを考えましょう。

アスパラガス

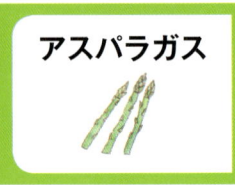

栄養 カロテン、ビタミンCが豊富。
旬 5～6月。穂先が締まって、緑が鮮やかで全体にはりがあるものがよい。
保存 湿らせた紙に包み冷蔵庫に立てて保存。ゆでて冷凍保存も可能。

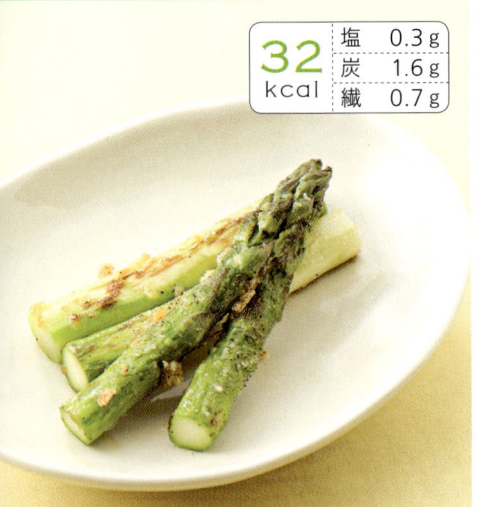

---

32 kcal 塩 0.3g / 炭 1.6g / 繊 0.7g

焼けた粉チーズでアスパラに風味と塩分をプラス
アスパラのチーズ焼き

[材料]
グリーンアスパラガス…4本（80g）
塩、こしょう…各少々
粉チーズ…小さじ1（2g）
オリーブ油…小さじ1（4g）

[作り方] ① アスパラは根元を切り落とし下から5cmほど皮をむき、半分に切る。
② フライパンにオリーブ油を熱し、アスパラを炒め、塩、こしょうを振る。
③ チーズを振り全体にからめる。

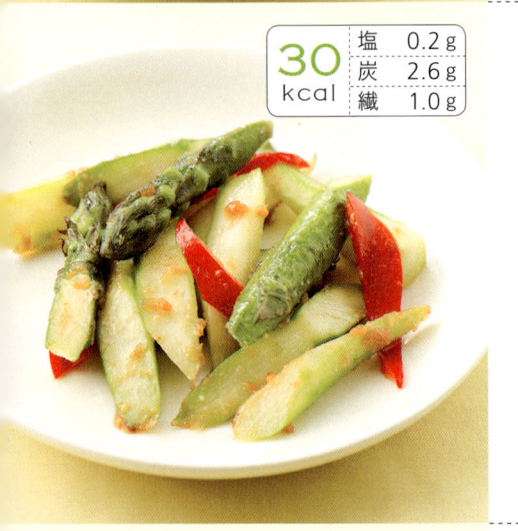

---

30 kcal 塩 0.2g / 炭 2.6g / 繊 1.0g

みそとバターでコクのある炒め物に
アスパラのみそバター炒め

[材料]
グリーンアスパラガス…4本（80g）
パプリカ（赤）…20g
バター…小さじ1（4g）
みそ…小さじ½（3g）

[作り方] ① アスパラは根元を切り落とし、斜めに切る。パプリカは細切りにする。
② フライパンにバターを熱し、①を炒める。
③ みそを加えて全体を炒める。

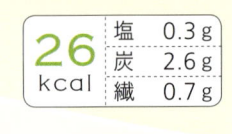

---

26 kcal 塩 0.3g / 炭 2.6g / 繊 0.7g

ヨーグルトソースでさっぱりとヘルシーに
アスパラのヨーグルトソース

[材料]
グリーンアスパラガス…4本（80g）
A［ プレーンヨーグルト…小さじ2
　　粒マスタード…小さじ2（12g）
　　黒こしょう…少々 ］

[作り方] ① アスパラはかたいところをピーラーでそぎ落とし、根元を切る。熱湯でゆで、食べやすい長さに切る。② Aを混ぜ、アスパラにかける。

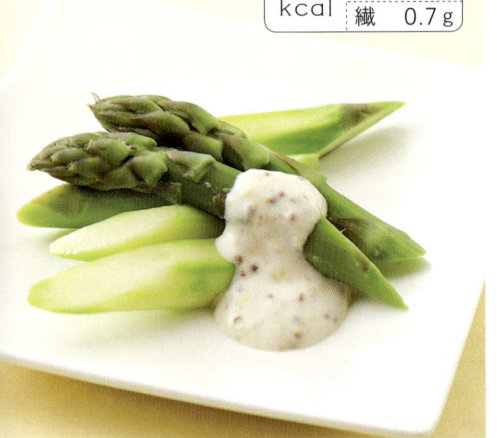

PART3 組み合わせ自由自在　副菜 147 ▶▶ 緑黄色野菜

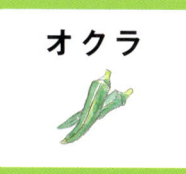

オクラ

栄養 食物繊維のペクチン、粘膜を保護するムチンが多く含まれる。
旬 7～9月。**調理** 塩でこすると、うぶ毛が取れる。下処理は熱湯でさっとゆでる。あえ物、酢の物などに最適。
保存 ポリ袋に入れて冷蔵庫で2～3日。

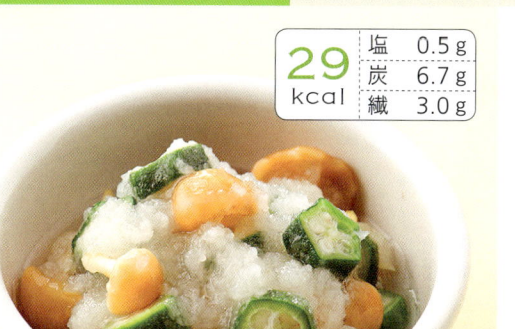

---

29 kcal　塩 0.5g　炭 6.7g　繊 3.0g

ネバネバ食材を大根おろしでさっぱりと
オクラとなめこのおろしあえ

[材料]
オクラ…6本(60g)
なめこ…50g
A ┌ 大根おろし…100g
　├ 酢…小さじ2(10g)
　├ 薄口しょうゆ…小さじ1(6g)
　└ 砂糖…小さじ½(1.5g)

[作り方] ① オクラは表面を塩でこすり、熱湯に通して冷水にとり、3mm幅の小口切りにする。② なめこは熱湯を通し、冷ます。③ Aを合わせ、①と②をあえる。

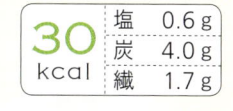

---

30 kcal　塩 0.6g　炭 4.0g　繊 1.7g

梅の酸味を効かせた夏におすすめの小鉢です
オクラとゆで鶏の梅肉ソース

[材料]
オクラ…6本(60g)
鶏ささ身…½本(20g)
塩…少々
酒…小さじ1
A ┌ 梅肉(包丁でたたく)…10g
　├ 酢…小さじ1(5g)
　└ はちみつ…小さじ½(3g)

[作り方] ① オクラは表面を塩でこすり、熱湯に通して冷水にとり、乱切りにする。② ささ身は、塩、酒を振って、熱湯でゆでてから裂く。③ Aを混ぜ合わせ、①と②をあえる。

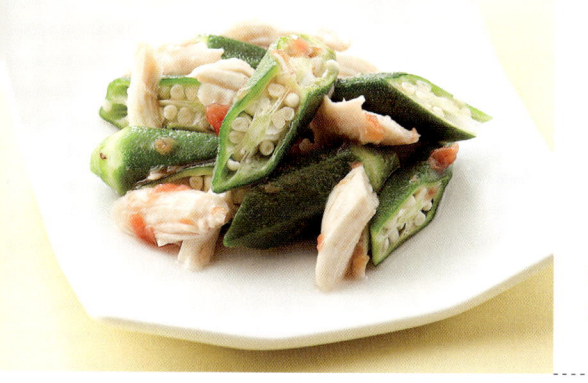

---

49 kcal　塩 0.9g　炭 5.8g　繊 2.6g

かみごたえのある材料で満足感を得る
オクラとこんにゃくのオランダ煮

[材料]
オクラ…6本(60g)
こんにゃく…80g
赤とうがらし…1本
しょうゆ…小さじ2(12g)
みりん…小さじ1½(9g)
だし…50ml
削り節…1g
ごま油…小さじ1(4g)

[作り方] ① こんにゃくは短冊切りにして熱湯で下ゆでし、オクラはガクを処理して斜め半分に切る。② 厚手の鍋にごま油と小口切りにしたとうがらしを合わせて熱し、①のこんにゃくを加えて炒める。③ しょうゆ、みりんを加えて全体にからめてから、だしと削り節を加えて水分をとばし、①のオクラを加えて軽く火を通す。

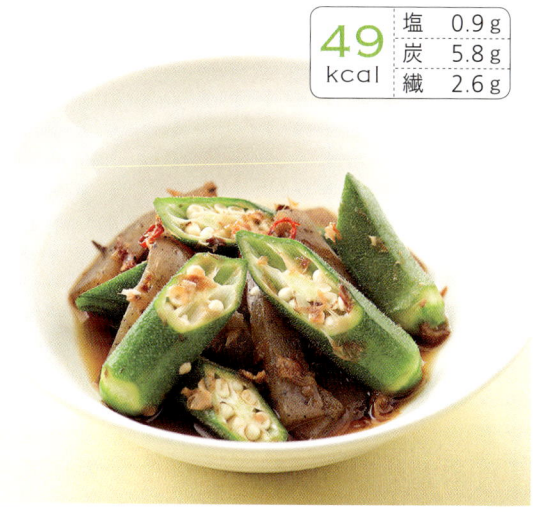

小松菜

栄養 カロテン、ビタミンC、カルシウムが豊富。 **旬** ハウス栽培で1年中流通しているが、旬の12～2月は甘みが増加する。 **調理** アクがないため、さまざまな料理に使いやすい。 **保存** 湿った新聞紙などで包み、根の部分を下にして立てると持ちがよい。かためにゆでて冷凍保存もできる。

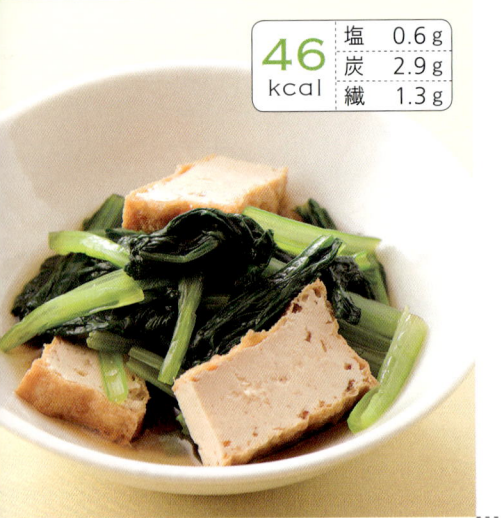

---

46 kcal 　塩 0.6g　炭 2.9g　繊 1.3g

だしのうまみを小松菜と厚揚げにしっかりと含ませて
小松菜と厚揚げの煮びたし

[材料]
小松菜…120g
厚揚げ…40g
A ┌ だし…150ml
　├ 薄口しょうゆ…小さじ1（6g）
　└ みりん…小さじ2/3（4g）

[作り方] ① 厚揚げは熱湯をかけて油抜きし、食べやすい大きさに切る。小松菜は3cm長さに切る。
② 小鍋にAを合わせて火にかけ、厚揚げを3分ほど煮たら、小松菜も加えて軽くかき混ぜる。
③ 葉がしんなりしたら火を止める。鍋底を冷水にあて、そのまま冷やして味をなじませる。

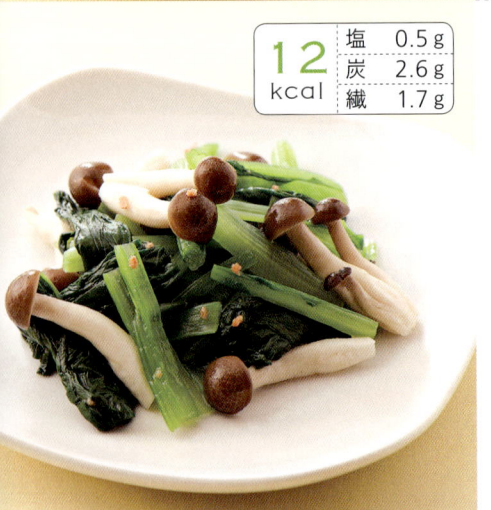

---

12 kcal 　塩 0.5g　炭 2.6g　繊 1.7g

梅昆布茶で味つけをしていつもと違った小鉢に
小松菜としめじの梅昆布茶あえ

[材料]
小松菜…100g
しめじ…40g
梅昆布茶（粉末）…小さじ1弱（2g）

[作り方] ① 小松菜は3cm長さに切り、しめじは石づきを取って小房に分ける。
② ①を熱湯でサッとゆで、冷水にとって水けをしぼる。
③ 梅昆布茶で②をあえる。

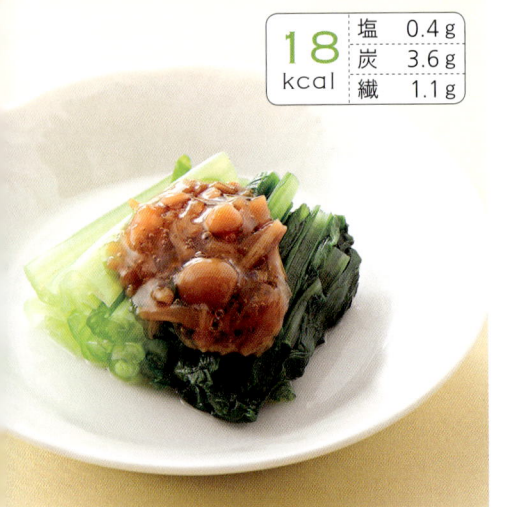

---

18 kcal 　塩 0.4g　炭 3.6g　繊 1.1g

歯ざわりのいい小松菜になめたけをかけるだけ
小松菜のなめたけがけ

[材料]
小松菜…120g
なめたけ…大さじ1（18g）

[作り方] ① 小松菜はゆで、冷水にとって水けをしぼる。
② ①を食べやすい長さに切って器に盛り、なめたけをかける。

PART3　組み合わせ自由自在　**副菜**　147　▶▶ 緑黄色野菜

さやいんげん

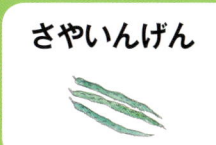

栄養　カロテンやビタミンCが多い。　旬　6～9月の夏。緑色で細いものが柔らかくておいしい。時間がたつと黄色味を帯びてくる。　調理　ゆでる前に塩をまぶし板ずりしてゆでると、うぶ毛が取れて、ゆで上がりも色鮮やかに。　保存　袋や密封容器で冷蔵保存する。

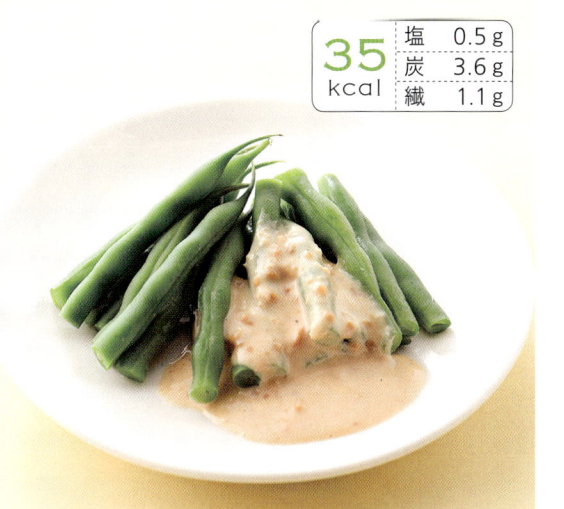

---

35 kcal　塩 0.5g／炭 3.6g／繊 1.1g

みそが香るマヨネーズがいんげんによく合います
いんげんのみそマヨ

[材料]

さやいんげん…80g
Ⓐ ┌ マヨネーズ（カロリーハーフタイプ）…小さじ2（10g）
　 │ みそ…小さじ1（6g）
　 └ 砂糖…小さじ½（1.5g）

[作り方]　❶ いんげんはゆでて冷水にとり、半分に切る。
❷ Ⓐをよく混ぜ、❶にかける。

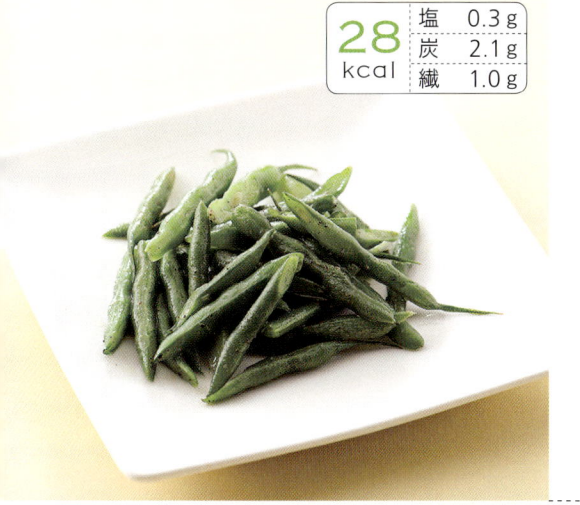

---

28 kcal　塩 0.3g／炭 2.1g／繊 1.0g

いんげんの味が引き立つ
いんげんのバターソテー

[材料]

さやいんげん…80g
バター…5g
塩、こしょう…各少々

[作り方]　❶ いんげんはゆでて冷水にとり、斜め半分に切る。
❷ フライパンにバターを入れて火にかけ、❶を炒め、塩、こしょうで調味する。

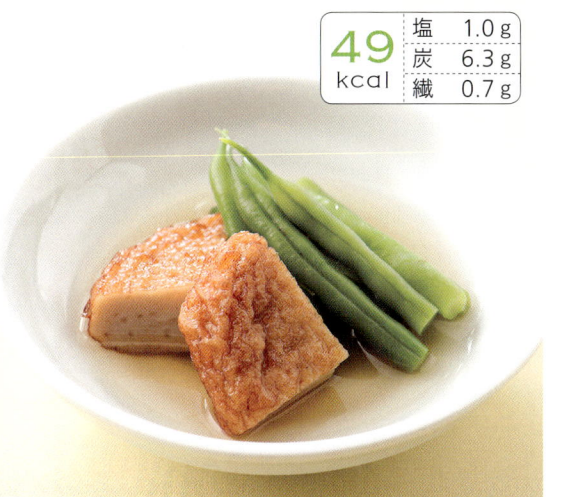

---

49 kcal　塩 1.0g／炭 6.3g／繊 0.7g

さつま揚げでうまみとコクをプラス
いんげんとさつま揚げの煮物

[材料]

さやいんげん…60g
さつま揚げ…小1枚（50g）
Ⓐ ┌ だし…120ml
　 │ 薄口しょうゆ…小さじ1（6g）
　 └ みりん…小さじ⅔（4g）

[作り方]　❶ いんげんは3cm長さに切り、さつま揚げは熱湯をかけて油抜きし、食べやすい大きさに切る。
❷ 小鍋にⒶを合わせて火にかけ、沸騰してきたら❶を加えて落としぶたをして5分ほど煮る。

春菊

栄養 カロテン、ビタミン、カルシウムが豊富。油やタンパク質とともに食べると、ビタミンAの吸収率が高まる。 **旬** 11〜3月。
保存 葉先を乾燥させないように紙で包んでポリ袋に入れ、冷蔵庫で保存。2日ほど持つ。

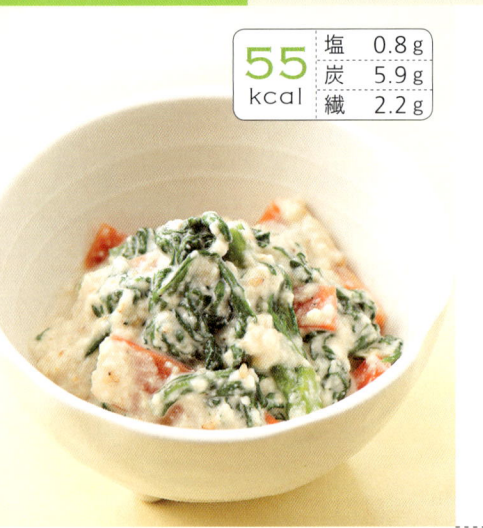

---

55 kcal 塩 0.8g 炭 5.9g 繊 2.2g

くせになるおいしさ
春菊とにんじんの白あえ

[材料]
春菊…80g
にんじん…30g
絹ごし豆腐…50g
だし…80ml
薄口しょうゆ…小さじ½(3g)
みりん…小さじ½(3g)
すり白ごま…小さじ1½(5g)
白みそ…小さじ1(6g)
塩…少々

[作り方] ① 春菊は熱湯でゆでて冷水にとり、水けをしぼって食べやすい長さに切る。
② にんじんは短冊切りにし、だし、しょうゆ、みりんで煮る。
③ ボウルにキッチンペーパーで包んで軽く水きりした豆腐、ごま、みそ、塩を混ぜ合わせ、①、②をあえる。

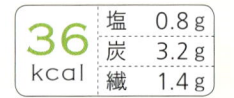

---

36 kcal 塩 0.8g 炭 3.2g 繊 1.4g

春菊のおいしさを生で味わう
春菊と油揚げのサラダ

[材料]
春菊(葉)…80g
かいわれ菜…5g
油揚げ…⅓枚(10g)
ポン酢じょうゆ…大さじ1½(22g)
だし…大さじ1

[作り方] ① 春菊は、3cm長さに切って水にさらす。
② 油揚げはフライパンで焼き色がつくまで焼き、食べやすく切る。
③ ①、②を皿に盛り、かいわれ菜を散らし、ポン酢じょうゆとだしを合わせたドレッシングをかける。

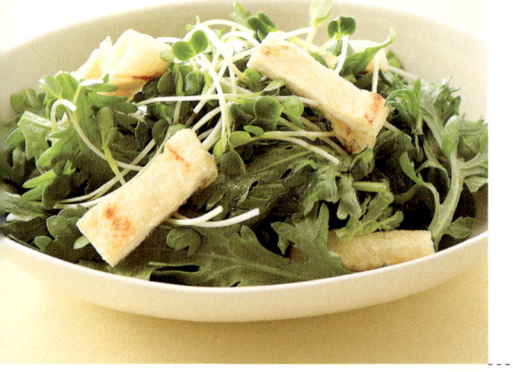

---

19 kcal 塩 0.6g 炭 3.1g 繊 1.9g

春菊の香りをからしの風味がさらに引き立てる
春菊のからしあえ

[材料]
春菊…120g
A ┌ だし…大さじ1
  │ 薄口しょうゆ…小さじ1(6g)
  └ ねりがらし…小さじ½(2g)

[作り方] ① 春菊は熱湯でゆでて冷水にとり、水けをしぼって食べやすい長さに切る。
② Aを混ぜ合わせ、①とあえる。

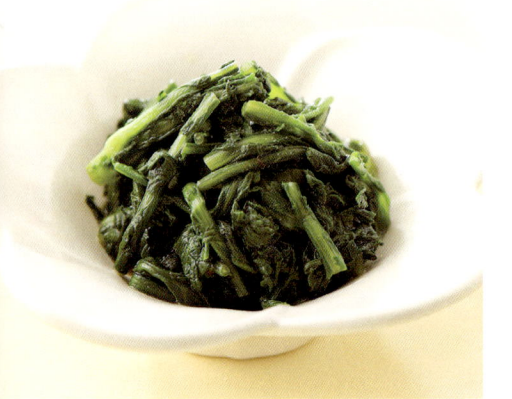

チンゲン菜

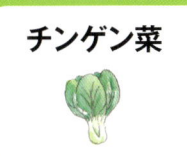

栄養 カロテンやビタミンCなどが多い。 **旬** 9〜1月。
調理 歯触りがよく甘みがあり、和洋中を選ばずどんな料理にも合う。アクがないので下ゆで不要。 **保存** 湿らせた新聞紙などに包んで冷蔵庫で立てて保存すると持ちがよい。

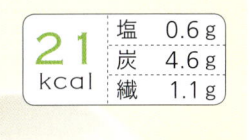

---

21 kcal 塩 0.6g／炭 4.6g／繊 1.1g

香り高い薬味がチンゲン菜にぴったり！
ゆでチンゲン菜の薬味だれ

[材料]
チンゲン菜…150g
A
- しょうゆ…小さじ2（12g）
- 酢…小さじ2（10g）
- 砂糖…小さじ1（4g）
- 豆板醤…少々
- 長ねぎ（みじん切り）…小さじ2（10g）
- しょうが（みじん切り）…小さじ½（2g）

[作り方]
① チンゲン菜は熱湯でゆでて冷水にとり、水けをしぼって食べやすい長さに切る。
② Aを合わせて薬味だれを作る。
③ ①を皿に盛り、②をかける。

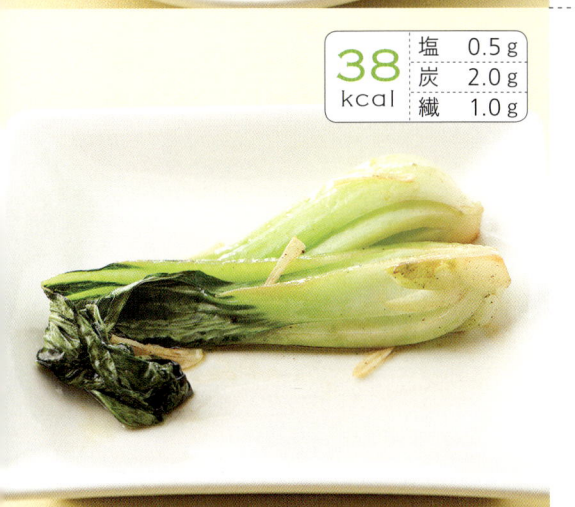

---

38 kcal 塩 0.5g／炭 2.0g／繊 1.0g

簡単でおいしい
チンゲン菜のにんにく炒め

[材料]
チンゲン菜…150g
にんにく（せん切り）…½かけ分（3g）
塩、こしょう…各少々
A
- 鶏ガラスープの素…小さじ½（1g）
- 湯…大さじ1½
ごま油…小さじ1½（6g）

[作り方]
① チンゲン菜は、縦に4等分に切る。
② フライパンにごま油、にんにくを合わせて火にかけ、香りが立ったら、チンゲン菜を炒める。
③ A、塩、こしょうを加えて味をととのえる。

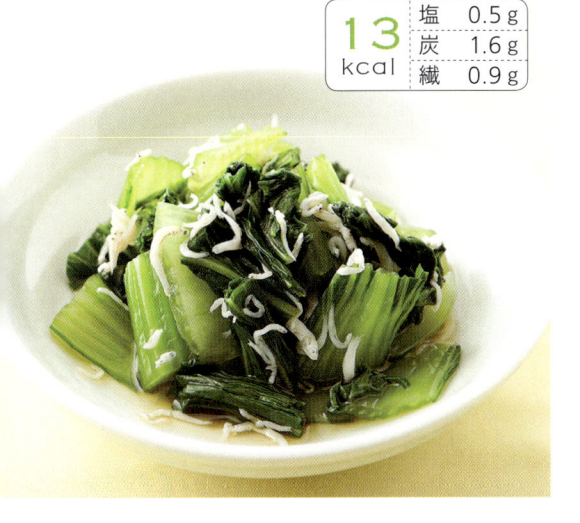

---

13 kcal 塩 0.5g／炭 1.6g／繊 0.9g

おひたし風にしてヘルシーに
チンゲン菜のしらすあえ

[材料]
チンゲン菜…150g
しらす干し…10g
だし…大さじ1
薄口しょうゆ…小さじ½（3g）

[作り方]
① チンゲン菜は熱湯でゆでて冷水にとり、水けをしぼって食べやすい大きさに切る。
② ①としらす、だし、しょうゆを混ぜ合わせる。

トマト

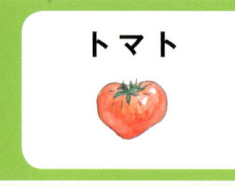

栄養 リコピン、カロテン、ビタミンCやうまみ成分のグルタミン酸が豊富。
旬 ハウス栽培は1年中手に入り、露地栽培では6〜9月が旬。
調理 酸味を生かして生のままサラダやマリネなど。加熱するとうまみが増すため、炒め物やトマトソースなどに。**保存** ポリ袋に入れ冷蔵庫で2〜3日。

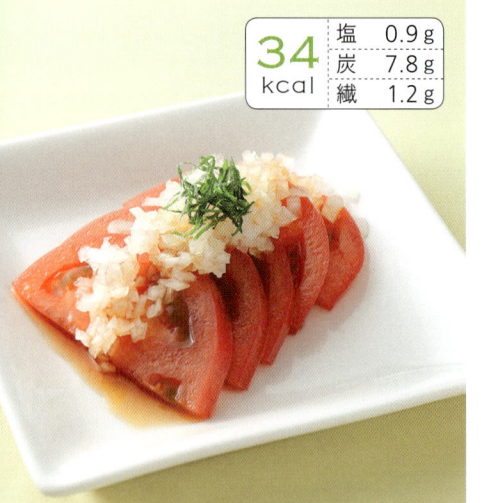

---

34 kcal　塩 0.9g　炭 7.8g　繊 1.2g

トマトに玉ねぎをのせるだけで豪華なサラダに！
トマトの玉ねぎドレッシング

[材料]
トマト…中1個（150g）
玉ねぎ…¼個（50g）
ドレッシング（ノンオイルタイプ）…大さじ1½（25g）
青じそ…1枚

[作り方] ① 玉ねぎはみじん切りにして水にさらす。
② 薄切りにしたトマトを皿に並べ、水けをきった玉ねぎをのせる。
③ ドレッシングをかけ、青じそのせん切りを散らす。

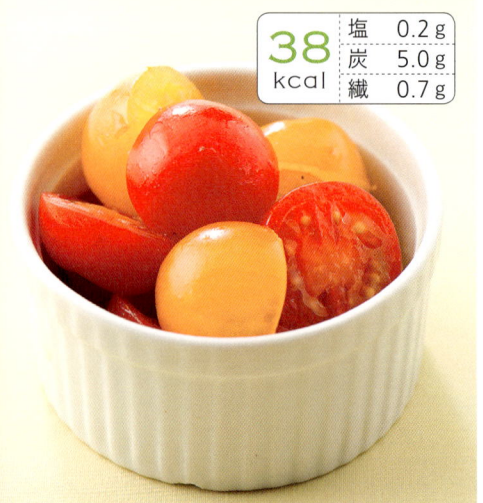

---

38 kcal　塩 0.2g　炭 5.0g　繊 0.7g

レモンの酸味がトマトの甘みを引き立てます
ミニトマトのレモンマリネ

[材料]
ミニトマト（赤、黄）…各5個（100g）
A ┌ レモン汁…大さじ1（15g）
　│ 塩…少々
　│ 砂糖…小さじ½（1.5g）
　└ オリーブ油…小さじ1（4g）

[作り方] ① ミニトマトは半分に切る。
② ①にAを混ぜ合わせ、冷蔵庫で1時間ほど冷やし、味をなじませる。

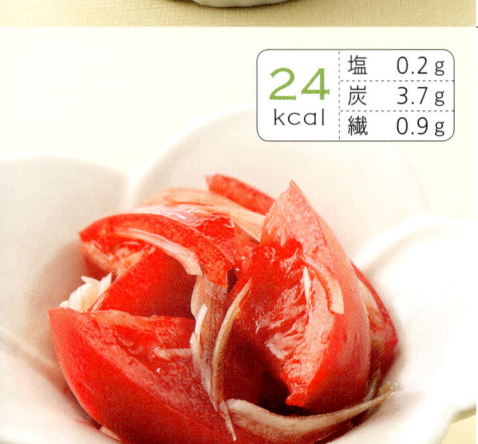

---

24 kcal　塩 0.2g　炭 3.7g　繊 0.9g

トマトとみょうがの夏野菜コンビは相性バッチリ！
トマトのみょうがあえ

[材料]
トマト…中1個（150g）　　A ┌ 塩…少々
みょうが…1本（10g）　　　　└ ごま油…小さじ½（2g）

[作り方] ① トマトは乱切り、みょうがは縦半分に切って薄切りにする。
② ①とAをあえる。

PART3 組み合わせ自由自在 [副菜] 147 ▶▶ 緑黄色野菜

にら

栄養 カロテン、ビタミンB₂が豊富。ビタミンB₁の吸収をアップさせるアリシンを含み、糖質の分解を促進する。 **旬** 11〜3月。 **調理** レバーや豚肉との相性がよい。炒め物、あえ物などに。 **保存** キッチンペーパーとラップで包んで冷蔵庫で立てて保存し、2〜3日で使い切る。

---

73 kcal 塩 0.5g／炭 2.5g／繊 1.4g

シャキシャキの食感が楽しめる、シンプルな炒め物
にらと卵の炒め物

[材料]
にら…100g
卵…1個
長ねぎ…40g
A ┌ 鶏ガラスープの素…小さじ½(1g)
　├ 湯…小さじ2
　├ 酒…小さじ2(10g)
　└ 塩、こしょう…各少々
ごま油…小さじ1

[作り方] ❶ フライパンにごま油を熱し、とき卵を流し入れて火が通るまで炒め、一度皿にとり出す。
❷ 食べやすい長さに切ったにらと斜め薄切りにしたねぎを加えて炒め、Aで調味する。
❸ 野菜がしんなりしてきたら、卵を戻して合わせる。

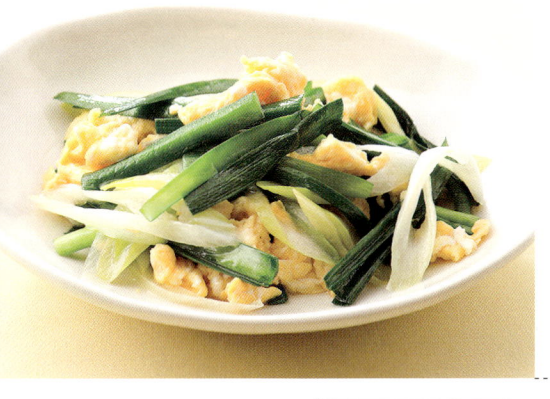

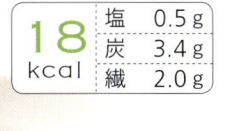

---

18 kcal 塩 0.5g／炭 3.4g／繊 2.0g

薄味でも焼きのりの風味でおいしさアップ！
にらともやしの焼きのりあえ

[材料]
にら…100g　　薄口しょうゆ…小さじ1(6g)
もやし…60g　　焼きのり(手でもむ)…¼枚
だし…大さじ1

[作り方] ❶ にらは4cm長さに切り、もやしはひげ根を取って熱湯でゆでる。冷水にとって水けをしぼる。
❷ だし、しょうゆであえ、最後にもみのりを混ぜ合わせる。

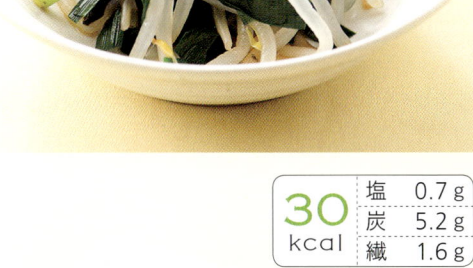

---

30 kcal 塩 0.7g／炭 5.2g／繊 1.6g

にらの香りが、酢みその風味を引き立てる
にらの酢みそがけ

[材料]
にら…100g
A ┌ みそ…大さじ1(18g)
　├ 酢…小さじ2(10g)
　└ 砂糖…小さじ1(3g)

[作り方] ❶ Aの材料を器に入れてよく混ぜ合わせ、酢みそを作る。
❷ にらは熱湯でゆでて冷水にとり、水けをしぼり、食べやすい長さに切って器に盛る。
❸ ❶の酢みそをかける。

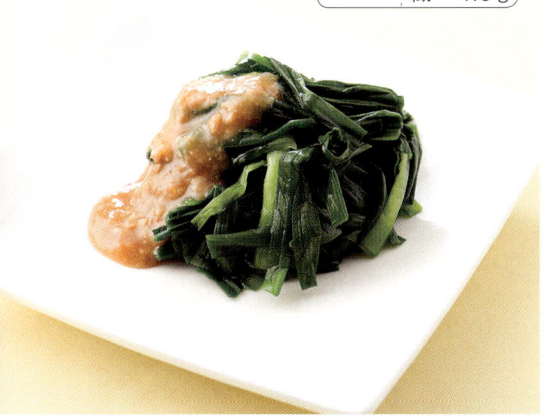

にんじん

栄養 体内でビタミンAに変わるカロテンとビタミンCが豊富。
旬 1年中流通しているが旬は秋から冬で、この季節は甘みが多い。
調理 炒め物、煮物、生でサラダなど万能。 **保存** ポリ袋に入れて立てて保存し、使いかけはラップで包み冷蔵庫の野菜室で。

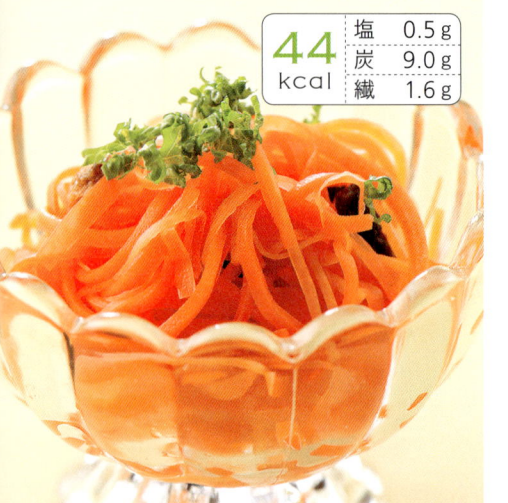

---

44 kcal　塩 0.5g　炭 9.0g　繊 1.6g

レーズンの甘さとにんじんの歯ごたえがおいしいサラダ

キャロットラペ

[材料]

にんじん…½本（100g）
パセリ…少々
塩…少々
A ┌ レーズン…20粒
　├ レモン汁…小さじ2（10g）
　├ オリーブ油
　└ …小さじ½（2g）

[作り方]
① にんじんはせん切りにして塩を振り、しんなりしたら水けをしぼる。
② Aを加えてよくあえ、冷蔵庫で30分ほど味をなじませる。
③ 仕上げにパセリのみじん切りを散らす。

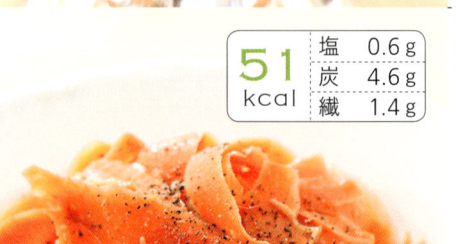

---

51 kcal　塩 0.6g　炭 4.6g　繊 1.4g

お弁当にもおすすめ！

にんじんとツナの蒸し炒め

[材料]

にんじん…½本（100g）
ツナ缶（ノンオイル）…40g
ごま油…小さじ1（4g）
塩…少々
水…大さじ2
黒こしょう…少々

[作り方]
① にんじんはピーラーで薄くスライスする。
② フライパンにごま油を熱し、①、ツナを入れ、塩を振って炒める。
③ 水を加えてふたをして3分ほど蒸して、仕上げにこしょうを振る。

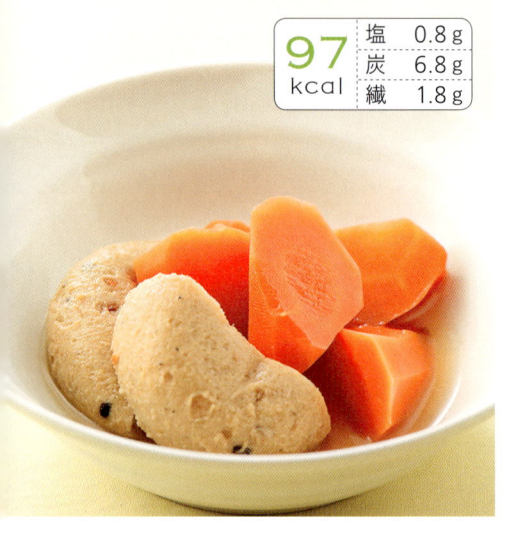

---

97 kcal　塩 0.8g　炭 6.8g　繊 1.8g

シンプルな具材でも彩り鮮やかな小鉢に

にんじんとがんもどきの煮物

[材料]

にんじん…½本（100g）
がんもどき…小2個（60g）
A ┌ だし…15ml
　├ 薄口しょうゆ…小さじ1（6g）
　└ みりん…小さじ1（6g）

[作り方]
① にんじんは一口大の乱切りにし、がんもどきは熱湯をかけて食べやすい大きさに切る。
② 小鍋にA、①を合わせて火にかけ、落としぶたをしてにんじんが柔らかくなるまで煮る。

PART3 組み合わせ自由自在　副菜 147 ▶▶緑黄色野菜

パプリカ

栄養 ビタミンC、カロテンが多い。　**旬** 7～10月。
調理 赤、オレンジ、黄色などがあり、肉厚で甘みがあるため、サラダなどの生食、マリネ、煮込み料理にも向く。油を使うとカロテンの吸収率が高くなる。　**保存** ポリ袋に入れ冷蔵庫の野菜室で。

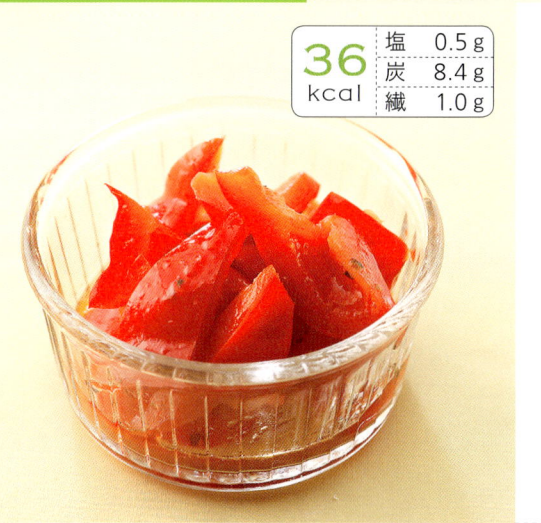

---

36 kcal ｜ 塩 0.5g ｜ 炭 8.4g ｜ 繊 1.0g

パプリカ本来の甘みを楽しむ
パプリカのマリネ

[材料]
パプリカ（赤）…120g
A ┌ 酢…大さじ2（30g）
　├ 砂糖…小さじ2（6g）
　└ ハーブソルト…少々

[作り方] ❶ パプリカは、一口大の乱切りにし、サッと熱湯に通す。
❷ Aを混ぜ合わせ、❶が熱いうちにつけ込み、冷蔵庫で冷やす。

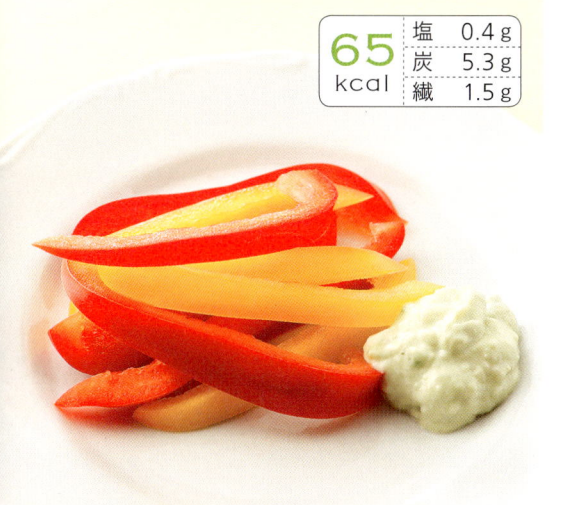

---

65 kcal ｜ 塩 0.4g ｜ 炭 5.3g ｜ 繊 1.5g

生のおいしさを実感できる
生パプリカのディップ

[材料]
パプリカ（赤、黄）…各60g
アボカド…¼個（25g）
A ┌ ツナ缶（ノンオイル）…20g
　├ マヨネーズ（カロリーハーフタイプ）…小さじ2（10g）
　├ レモン汁…少々
　└ 塩、こしょう…各少々

[作り方] ❶ パプリカは、スティック状に切る。
❷ アボカドは、フォークでつぶし、Aの材料を混ぜ合わせる。
❸ パプリカとともに❷のディップソースを皿に盛る。

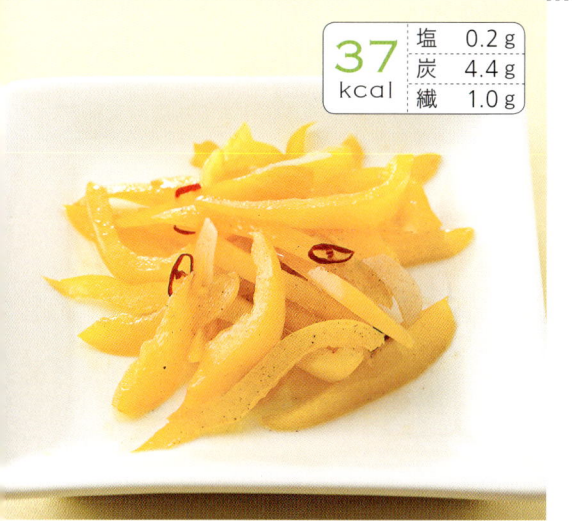

---

37 kcal ｜ 塩 0.2g ｜ 炭 4.4g ｜ 繊 1.0g

ガーリックの風味を効かせ、新しい食べ方で
パプリカのペペロンチーノ

[材料]
パプリカ（黄）…120g
オリーブ油…小さじ1（4g）
にんにく（薄切り）…2g
赤とうがらし（小口切り）…¼本分
塩、こしょう…各少々

[作り方] ❶ パプリカはせん切りにする。
❷ フライパンにオリーブ油、にんにく、とうがらしを合わせて火にかける。
❸ 香りが立ってきたら、❶を加え塩、こしょうを振って炒める。

ピーマン

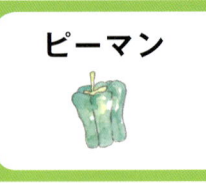

栄養 ビタミンC、カロテンが多い。 **旬** 6〜9月だが1年中流通する。
調理 苦みや青くささが気になる場合は加熱調理で軽減。炒め物など油を使用するとカロテンの吸収率がアップ。 **保存** ポリ袋に入れ冷蔵庫で1週間程度。水気があると傷みやすい。

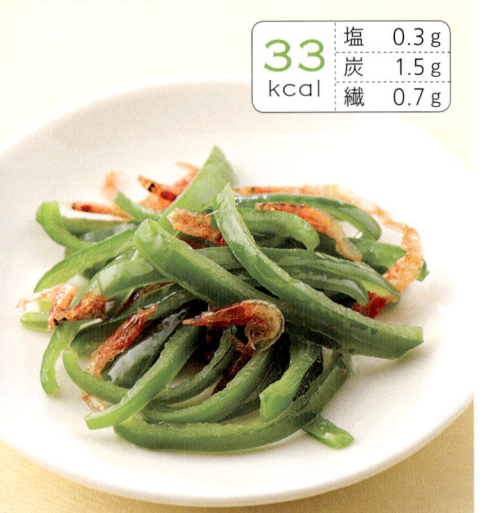

---

33 kcal 塩 0.3g 炭 1.5g 繊 0.7g

桜えびの風味とうまみを調味料がわりに
ピーマンと桜えびの炒め物

[材料]
ピーマン…2個（60g）
桜えび…大さじ1（5g）
サラダ油…小さじ1（4g）
塩…少々

[作り方] ① ピーマンは、種を取り除き、縦にせん切りにする。
② フライパンに油を熱し、①と桜えびを入れて炒め、塩を振る。

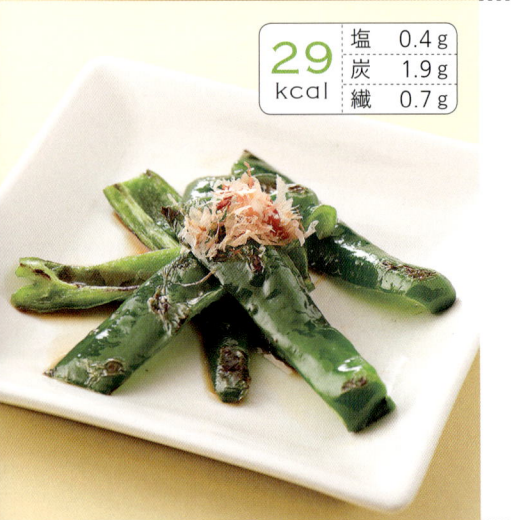

---

29 kcal 塩 0.4g 炭 1.9g 繊 0.7g

焼いて青味を抑え、甘みを引き出す！
ピーマンの焼きびたし

[材料]
ピーマン…2個（60g）　　削り節…少々
A　だし…大さじ1　　　　ごま油…小さじ1（4g）
　　しょうゆ…小さじ1（6g）

[作り方] ① ピーマンは種を取り除いて食べやすく4〜6等分に切る。
② フライパンにごま油を熱し、①を焼く。
③ 焼き目がついたら皿に盛り、Aをかけて削り節を散らす。

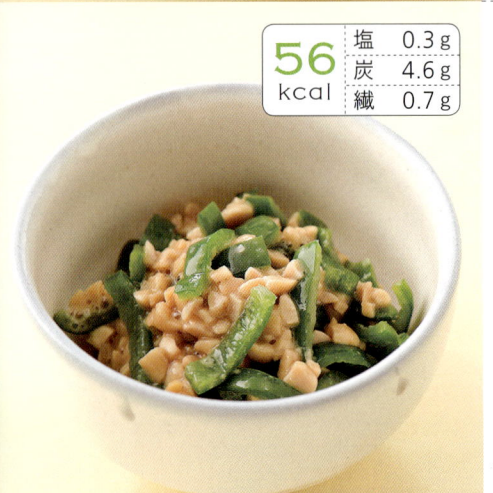

---

56 kcal 塩 0.3g 炭 4.6g 繊 0.7g

ピーマンと納豆のおいしい組み合わせ
ピーマンの納豆あえ

[材料]
ピーマン…2個（60g）
ひき割り納豆…1パック（40g）
納豆たれ、からし…各1パック分

[作り方] ① ピーマンは、種を取り除いて2cm長さのせん切りにする。
② ①を熱湯でサッとゆでる。
③ 納豆、たれ、からしと②をあえる。

PART3 組み合わせ自由自在 　副菜　147 ▶▶ 緑黄色野菜

ブロッコリー

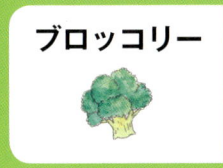

栄養 カロテン、ビタミンCが豊富。　**旬** 11〜3月が旬。つぼみが密集してかたく締まっているもの、茎の切り口が瑞々しくてスが入っていないものがよい。　**保存** 鮮度が低下しやすいため、ポリ袋に入れて冷蔵庫へ。また、かためにゆでて冷蔵庫で2〜3日、冷凍で1カ月保存可。

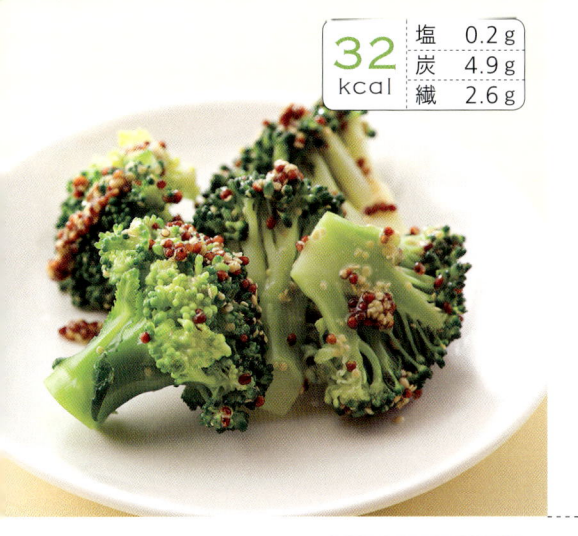

---

32 kcal　塩 0.2g　炭 4.9g　繊 2.6g

ピリッとした辛さと酸味がおいしい
ブロッコリーの粒マスタードあえ

[材料]
ブロッコリー…120g
A ┌ 粒マスタード…小さじ1(6g)
　├ 酢…小さじ1(5g)
　└ はちみつ…小さじ½(3g)

[作り方] ① ブロッコリーは、小房に分けて熱湯でかたゆでにする。
② Aを合わせ、あら熱をとった①とあえる。

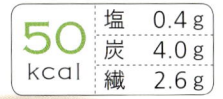

---

50 kcal　塩 0.4g　炭 4.0g　繊 2.6g

ゆでただけのブロッコリーがそぼろあんで豪華に変身
ブロッコリーの鶏そぼろあん

[材料]
ブロッコリー…120g
鶏ひき肉…30g
A ┌ だし…大さじ3
　├ 薄口しょうゆ…小さじ½(3g)
　└ みりん…小さじ½(3g)
片栗粉…小さじ½(1.5g)

[作り方] ① 鶏肉とAの材料を小鍋に合わせ、火にかけ、かき混ぜながら肉に火を通す。
② 片栗粉を同量の水でとき、①に加えてとろみをつける。
③ 小房に分け、かたゆでにしたブロッコリーを器に盛り、②をかける。

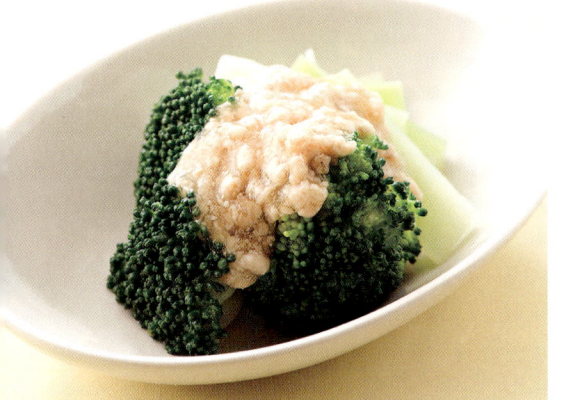

---

48 kcal　塩 0.3g　炭 3.2g　繊 2.2g

ちょっとしたおもてなしにも使えるサラダです
ブロッコリーとえびのわさびマヨネーズ

[材料]
ブロッコリー…100g
ボイルえび…30g
マヨネーズ(カロリーハーフタイプ)…小さじ2(10g)
ねりわさび…少々

[作り方] ① ブロッコリーは小房に分けてかたゆでにし、あら熱をとる。
② マヨネーズとわさびをよく混ぜ合わせ、①とえびをあえる。

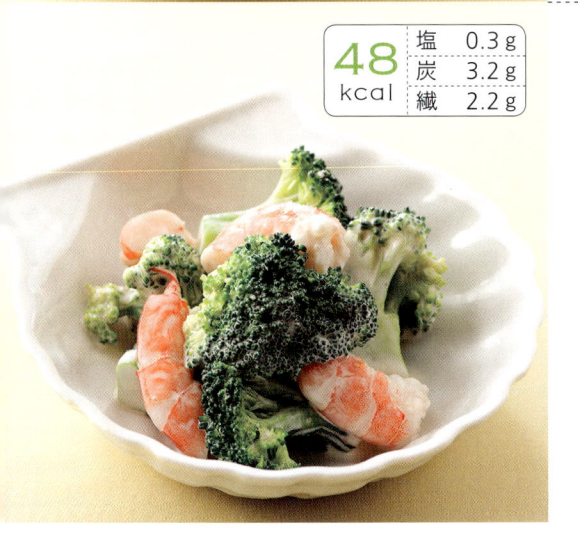

ほうれん草

栄養 ビタミンC、葉酸、ビタミンB群やカルシウムなどが豊富。
旬 12〜1月が旬。 保存 湿らせた新聞紙で包み、ポリ袋に入れ野菜室で立てて保存。鮮度が命なので買ってすぐに調理がおすすめ。冷凍保存する場合はかためにゆでてラップで包む。

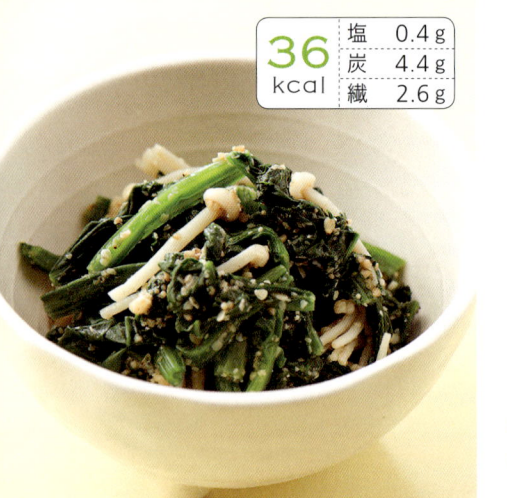

---

36 kcal　塩 0.4g　炭 4.4g　繊 2.6g

ほうれん草とえのきの2種の食感を楽しめる
ほうれん草とえのきのごまあえ

[材料]
ほうれん草…100g
えのきだけ…40g
A ┌ すり白ごま…小さじ2(6g)
　├ しょうゆ…小さじ1(6g)
　├ だし…小さじ1(5g)
　└ 砂糖…少々

[作り方]
1 ほうれん草は3cm長さに切り、えのきは石づきを取ってほうれん草の長さに合わせて切る。
2 熱湯で1をゆで、冷水にとって水けをしぼる。
3 Aをよく混ぜ2をあえる。

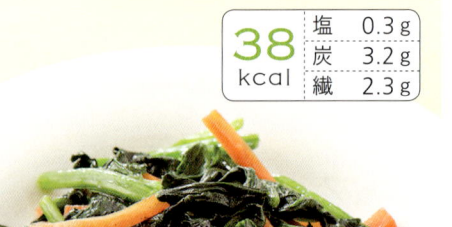

---

38 kcal　塩 0.3g　炭 3.2g　繊 2.3g

これ一品で食卓を華やかにするシンプルソテー
ほうれん草とにんじんのソテー

[材料]
ほうれん草…150g
にんじん…15g
バター…5g
こしょう…少々
しょうゆ…小さじ1/2(3g)

[作り方]
1 ほうれん草、にんじんは3cm長さに切る。
2 熱湯で1をサッとゆで、冷水にとって水けをしぼる。
3 フライパンにバターをとかして2を炒め、こしょう、しょうゆで味つけする。

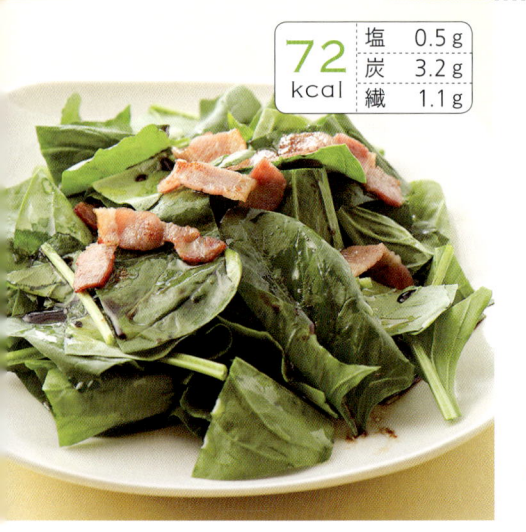

---

72 kcal　塩 0.5g　炭 3.2g　繊 1.1g

ベーコンとバルサミコ酢のうまみを生かして
ほうれん草のサラダ

[材料]
ほうれん草(サラダ用)…80g
ショルダーベーコン…20g
オリーブ油…小さじ2(8g)
塩、こしょう…各少々
バルサミコ酢…大さじ1(15g)

[作り方]
1 ベーコンは5mm幅に切って、フライパンにオリーブ油を引いて炒め、軽く塩、こしょうを振る。
2 食べやすい長さに切ったほうれん草を皿に盛り、1をトッピングしてバルサミコ酢をかける。

PART3 組み合わせ自由自在　副菜 147 ▶▶ 緑黄色野菜

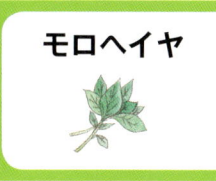

モロヘイヤ

栄養　カロテン、ビタミンB₂、カルシウムを含む。ぬめり成分のムチンが特徴。　旬　7～9月。　調理　葉が瑞々しく茎は柔らかいものがよい。ゆでておひたしやあえ物、炒め物や揚げ物などさまざまな調理法に合う。
保存　密封容器に入れ冷蔵庫へ。

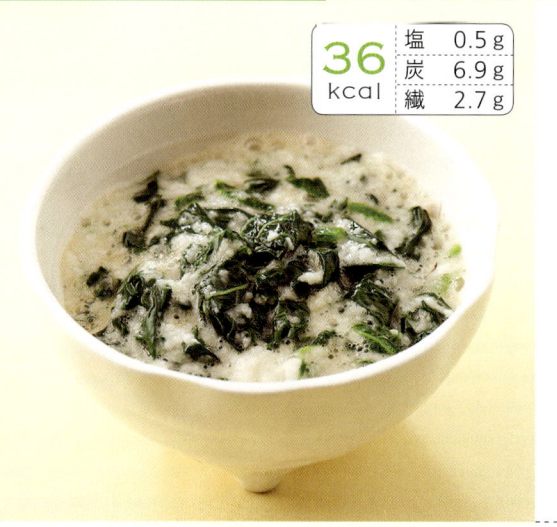

---

36 kcal　塩 0.5g　炭 6.9g　繊 2.7g

食欲のない夏にもおすすめのネバネバ小鉢
モロヘイヤとろろ

[材料]
モロヘイヤ（葉）…80g
長いも…60g
だし…大さじ1
薄口しょうゆ…小さじ1（6g）

[作り方]　① モロヘイヤの葉は熱湯でゆでて冷水にとり、水けをしっかりしぼって1～2cm長さに切る。
② すりおろした長いも、モロヘイヤ、だし、しょうゆを混ぜ合わせる。

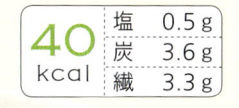

---

40 kcal　塩 0.5g　炭 3.6g　繊 3.3g

もやしの食感がモロヘイヤにアクセントをプラス
モロヘイヤと大豆もやしのナムル

[材料]
モロヘイヤ（葉）…80g
大豆もやし…80g
Ⓐ ┌ ごま油…小さじ½（2g）
　　├ 塩…少々
　　└ おろしにんにく…少々

[作り方]　① モロヘイヤの葉は熱湯でゆでて冷水にとり、水けをしっかりしぼって食べやすい長さに切る。
② 大豆もやしはひげ根を取って、ゆでる。
③ ①、②とⒶをよく混ぜ合わせる。

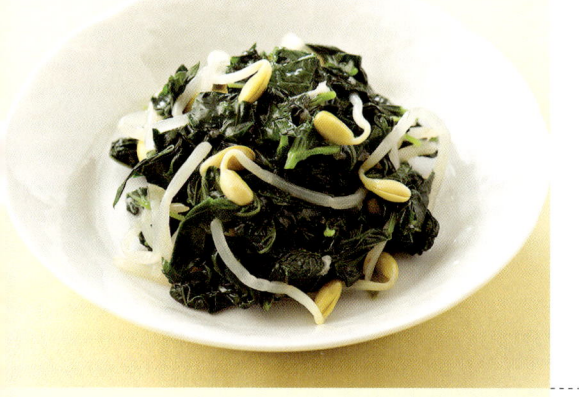

---

38 kcal　塩 0.9g　炭 7.8g　繊 2.4g

食材のネバリが酢の酸味をまろやかに
モロヘイヤともずくの酢の物

[材料]
モロヘイヤ（葉）…80g
もずくの酢の物（市販品）…1パック（80g）

[作り方]　① モロヘイヤの葉は熱湯でゆでて冷水にとり、水けをしっかりしぼってこまかくきざむ。
② ①ともずくの酢の物をあえる。

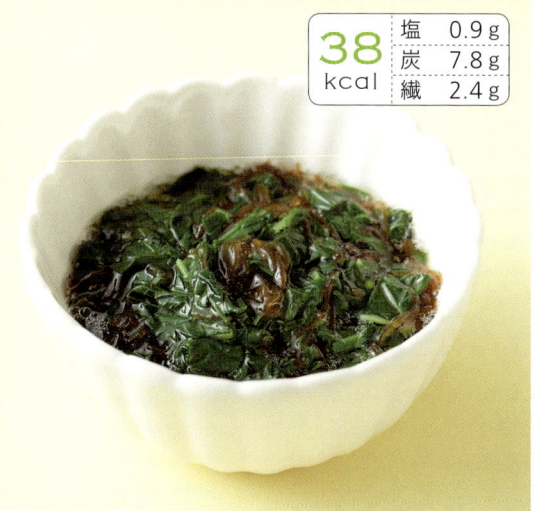

かぶ

栄養 ビタミンC、葉はカロテンを多く含む。
旬 3〜5月、10〜12月。
調理 あえ物、煮物、炒め物に。
保存 葉は新聞紙に包んで、実はポリ袋に入れて冷蔵庫に保存。

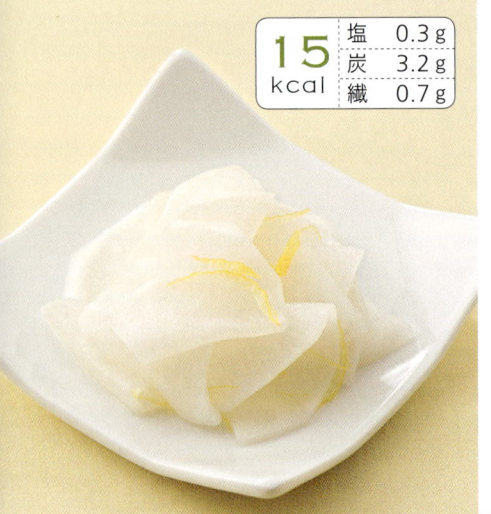

---

15 kcal　塩 0.3g　炭 3.2g　繊 0.7g

ゆずの香りが上品な浅漬け
かぶのゆずあえ

[材料]
かぶ…中1個（100g）
ゆず皮…少々
A ┌ ゆずのしぼり汁…小さじ1
　├ 酢…大さじ1
　└ 塩…少々

[作り方] ① かぶは皮をむき、薄い半月切りにする。塩少々（分量外）を振ってもみ、洗ってしぼる。
② ①をせん切りにしたゆず皮とAであえる。

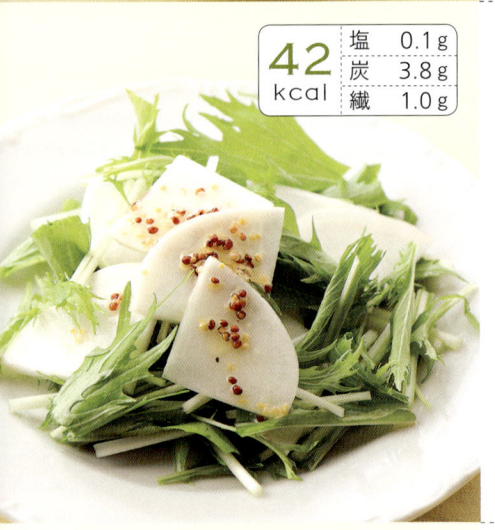

---

42 kcal　塩 0.1g　炭 3.8g　繊 1.0g

新鮮な冬野菜の食感を楽しみたいサラダです
かぶと水菜のサラダ

[材料]
かぶ…中1個（100g）
水菜…20g
A ┌ 粒マスタード…小さじ1（6g）
　├ オリーブ油…小さじ1（4g）
　└ 酢…大さじ1（15g）

[作り方] ① かぶは皮をむいて2mm厚さのいちょう切りにする。水菜は食べやすい長さに切る。
② 器に①を盛り、混ぜたAを上からかける。

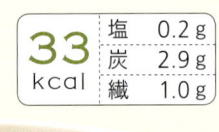

---

33 kcal　塩 0.2g　炭 2.9g　繊 1.0g

かぶの葉には栄養がいっぱい
かぶとかぶ葉の炒め物

[材料]
かぶ…中1個（100g）
かぶ葉…20g
桜えび…少々
しょうゆ…小さじ½（3g）
サラダ油…小さじ1

[作り方] ① かぶはくし形に切る。かぶ葉は3cm長さに切る。
② フライパンに油を熱し、かぶを炒め、火が回ってきたらかぶ葉を入れて炒める。
③ ②に砕いた桜えびとしょうゆを回し入れ、味をつける。

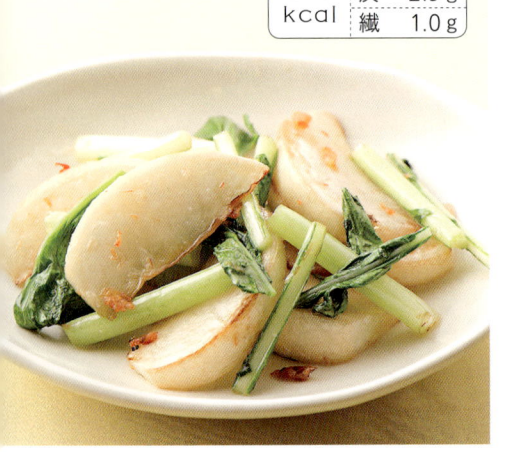

カリフラワー

栄養 ビタミンCが豊富で、加熱しても損失が少ない。 **旬** 11～3月。白いつぼみがぎっしり詰まって重みのあるものがよい。 **調理** 小麦粉を水でといたものをゆで汁に加えるとふっくら仕上がる。ゆで汁にレモンや酢を少量入れると白く仕上がる。 **保存** ラップに包んで冷蔵庫へ。ゆでて冷凍してもよい。

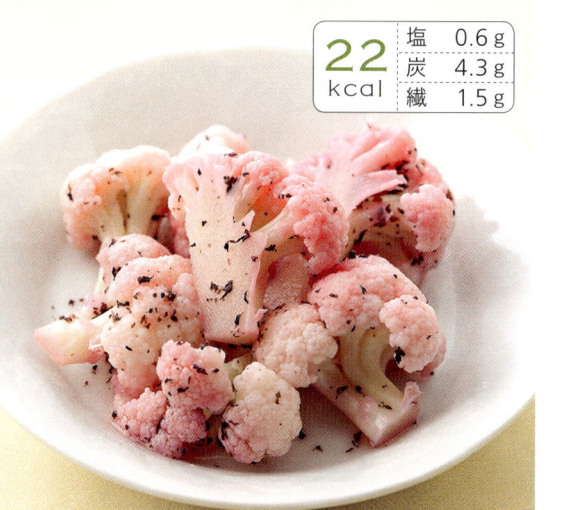

---

22 kcal 塩 0.6g 炭 4.3g 繊 1.5g

酢にとけたゆかりの風味がおいしい

カリフラワーのゆかりあえ

[材料]
カリフラワー…100g
A ┌ ゆかり…小さじ½
　 ├ 酢…大さじ1
　 └ 砂糖…少々

[作り方] ❶ カリフラワーは小房に分ける。
❷ Aを混ぜる。
❸ カリフラワーをゆで、火が通ったら水けをきり、❷とあえる。

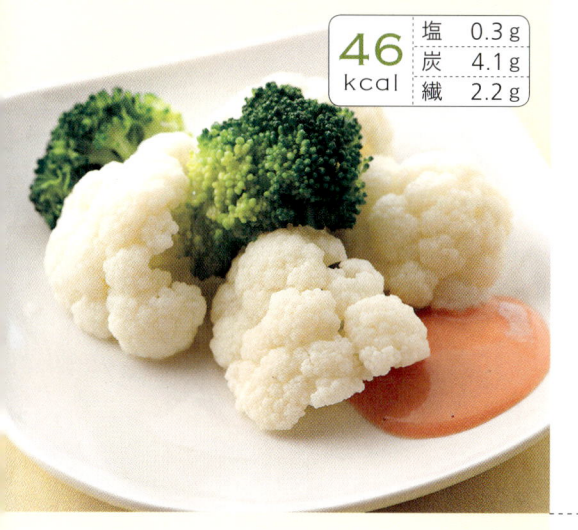

---

46 kcal 塩 0.3g 炭 4.1g 繊 2.2g

花野菜には存在感のあるソースを添えて

カリフラワーとブロッコリーのオーロラソース

[材料]
カリフラワー…60g
ブロッコリー…60g
A ┌ マヨネーズ（カロリーハーフタイプ）…大さじ1（15g）
　 └ トマトケチャップ…小さじ1（5g）

[作り方] ❶ カリフラワーとブロッコリーは小房に分けてゆで、水けをきる。
❷ Aを混ぜて、器に盛った❶に添える。

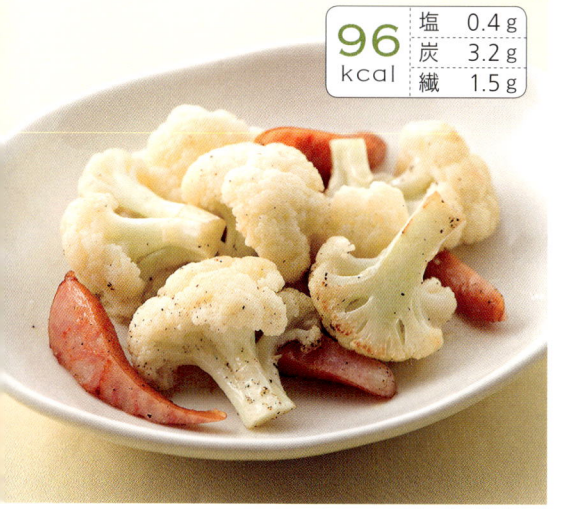

---

96 kcal 塩 0.4g 炭 3.2g 繊 1.5g

忙しくてもしっかり野菜をとりたい朝にピッタリ！

カリフラワーとウインナー炒め

[材料]
カリフラワー…100g
ウインナーソーセージ…40g（2本）
塩、こしょう…各少々
オリーブ油…小さじ1（4g）

[作り方] ❶ カリフラワーは小房に分ける。ソーセージは斜め薄切りにする。
❷ カリフラワーはラップをかけ電子レンジで1分加熱する。
❸ フライパンにオリーブ油を熱し、ソーセージ、カリフラワーを入れて炒める。塩、こしょうで味をととのえる。

キャベツ

栄養 ビタミンCや胃腸によいといわれるビタミンUを含む。
旬 年中出回るが、3〜5月が春キャベツで瑞々しく柔らかいので生食向き。11〜3月はずっしりと重い冬キャベツで、甘みがあるため煮込み料理などによい。**保存** カットしたものはラップで包み冷蔵庫へ。

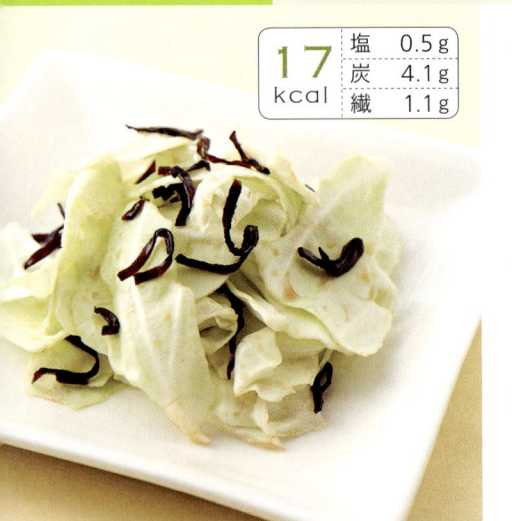

---

17 kcal　塩 0.5g／炭 4.1g／繊 1.1g

昆布のうまみと塩分がキャベツの甘みを引き出す
キャベツの塩昆布あえ

[材料]
キャベツ…80g
塩昆布（細切りのもの）…6g
酢…小さじ2（10g）
砂糖…少々

[作り方] ① 塩昆布、酢、砂糖を合わせてよく混ぜる。② キャベツを一口大にちぎり、①とあえる。

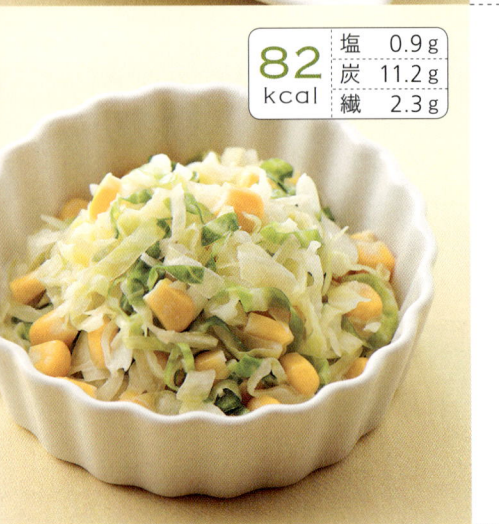

---

82 kcal　塩 0.9g／炭 11.2g／繊 2.3g

せん切りキャベツでもう一品
コールスローサラダ

[材料]
キャベツ…140g
コーン缶…60g
塩…少々

A｜マヨネーズ（カロリーハーフタイプ）…大さじ1½（22.5g）
　｜酢…小さじ2（10g）
　｜砂糖…小さじ1（3g）
　｜塩、こしょう…少々

[作り方] ① キャベツはせん切りにして塩もみし、水けをしぼる。② ①とAをよく混ぜ、コーンを混ぜ合わせる。

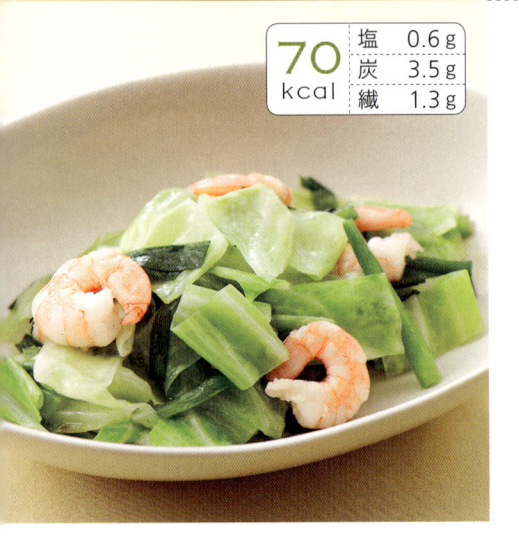

---

70 kcal　塩 0.6g／炭 3.5g／繊 1.3g

えびのうまみが隠し味
キャベツとえびの炒め物

[材料]
キャベツ…100g　　サラダ油…小さじ2（8g）
むきえび…30g　　酒…小さじ2（10g）
にら…30g　　　　塩、こしょう…各少々

[作り方] ① キャベツを食べやすい大きさに切る。にらは3cm長さに切る。
② フライパンに油を熱し、えびとキャベツを入れて炒める。
③ キャベツがしんなりしてきたら、にらを加えて炒め、酒、塩、こしょうで調味する。

PART3 組み合わせ自由自在　副菜 147 ▶▶ 淡色野菜

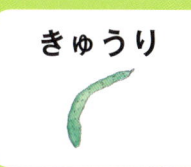

きゅうり

栄養 ビタミンCや利尿作用のあるカリウムも多い。　**旬** 5〜8月。
調理 水分が多いので新鮮なうちに食べるのがよい。歯ごたえの楽しめるサラダ、あえ物、酢の物、炒め物に。
保存 乾燥と低温に弱いため、ポリ袋に入れて冷蔵庫で保存し、すぐ使う。

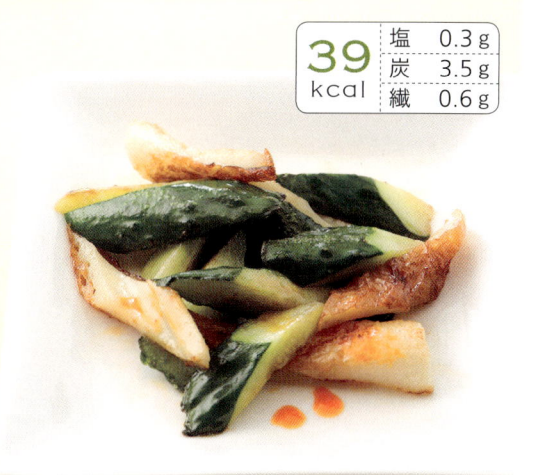

39kcal　塩 0.3g／炭 3.5g／繊 0.6g

きゅうりは炒めてもおいしい！
きゅうりとちくわのラー油炒め

[材料]
きゅうり…1本(100g)　ごま油…小さじ½(2g)
ちくわ…1本(30g)　ラー油…少々

[作り方] ① きゅうり、ちくわは縦半分に切り、斜め8mm幅に切る。
② フライパンにごま油を熱し、きゅうり、ちくわを炒める。全体に油が回ったら、ラー油を回しかけ火を止める。

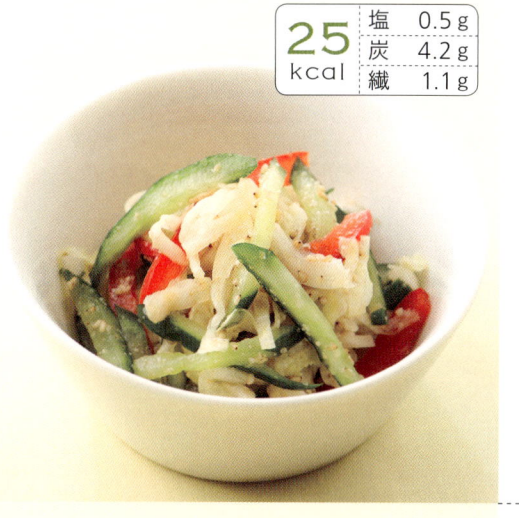

25kcal　塩 0.5g／炭 4.2g／繊 1.1g

せん切り野菜にごま酢がからんでおいしい
きゅうりとキャベツのごま酢あえ

[材料]
きゅうり…½本(50g)
キャベツ…2枚(80g)
パプリカ(赤)…30g
A ┌ 酢…大さじ½(7.5g)
　├ 砂糖…小さじ½(1.5g)
　├ しょうゆ…小さじ½(3g)
　└ すり白ごま…小さじ1(2g)

[作り方] ① きゅうりとパプリカはせん切り、キャベツはゆでて水けをしぼり、せん切りにする。
② Aを混ぜ合わせ、①の野菜とあえる。

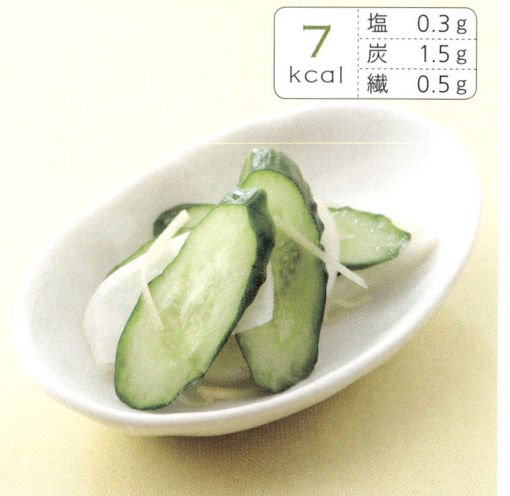

7kcal　塩 0.3g／炭 1.5g／繊 0.5g

材料さえあればすぐできる
きゅうりとかぶの即席漬け

[材料]
きゅうり…½本(50g)　しょうが(薄切り)…2枚(1g)
かぶ…小½個(30g)　塩…少々

[作り方] ① きゅうりは斜め薄切り、かぶは皮つきのまま3mm厚さの薄切りにする。しょうがはせん切りにする。
② ①を混ぜ、塩を振って軽くもむ。

ゴーヤ

栄養 ビタミンC、カリウムが多い。 **旬** 6〜9月。
調理 強い苦みがある。白いわたを取り除き、薄切りにして塩でもみ、沸騰した湯で15秒ほどさっとゆでる（目安はゴーヤ1本につき塩小さじ1程度）。 **保存** ポリ袋に入れて冷蔵庫へ。

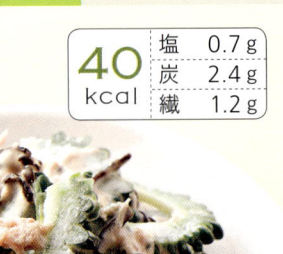

---

40 kcal ／ 塩 0.7g ／ 炭 2.4g ／ 繊 1.2g

ツナのうまみがゴーヤの苦みをやわらげる
ゴーヤとツナのサラダ

[材料]
ゴーヤ…80g
ツナ缶（ノンオイル）…40g
マヨネーズ（カロリーハーフタイプ）…小さじ2（10g）
塩昆布…3g
塩…少々

[作り方] ① ゴーヤは縦半分に切り、種とわたを取って薄切りにし、塩もみする。しんなりしたら、軽く水洗いして水けをしっかりしぼる。
② ①、ツナ、マヨネーズ、塩昆布をあえる。

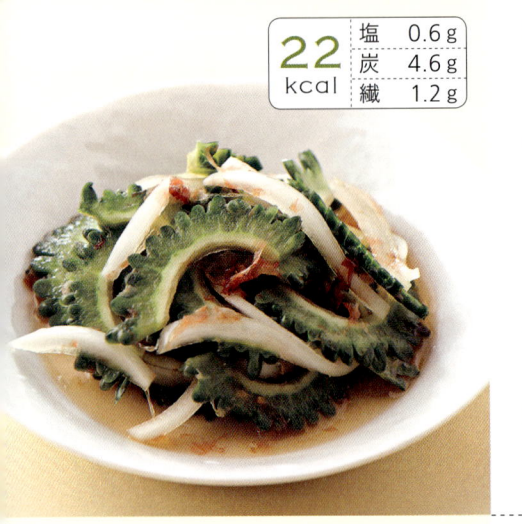

---

22 kcal ／ 塩 0.6g ／ 炭 4.6g ／ 繊 1.2g

ゴーヤはサッと湯がいて食感も楽しみましょう！
ゴーヤと玉ねぎのおかかあえ

[材料]
ゴーヤ…60g
玉ねぎ…1/4個（50g）
削り節…少々
ポン酢じょうゆ…大さじ1（15g）

[作り方] ① ゴーヤは縦半分に切り、種とわたを取って薄切りにし、サッと熱湯を通す。
② 玉ねぎは薄切りにして水にさらす。
③ ゴーヤ、玉ねぎ、削り節、ポン酢じょうゆをあえる。

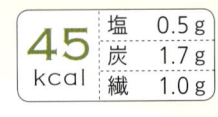

---

45 kcal ／ 塩 0.5g ／ 炭 1.7g ／ 繊 1.0g

ごま油の風味が生きる
ゴーヤとロースハムのチャンプルー

[材料]
ゴーヤ…80g
ロースハム…1枚（20g）
ごま油…小さじ1（4g）
塩、黒こしょう…各少々

[作り方] ① ゴーヤは縦半分に切り、種とわたを取って薄切りにし、ロースハムも大きさを合わせて切る。
② フライパンにごま油を熱し、①を炒め、塩、こしょうを振る。

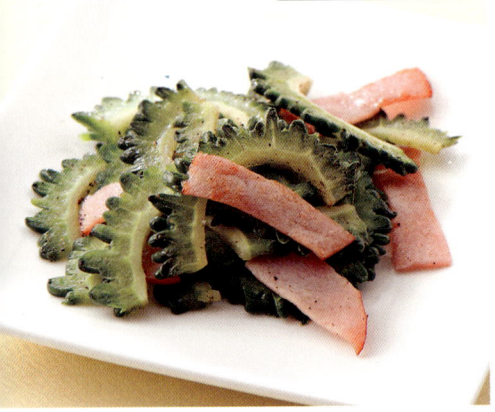

PART3 組み合わせ自由自在　副菜 147 ▶▶淡色野菜

ごぼう

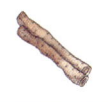

栄養 食物繊維が豊富。
旬 4〜5月、11〜1月がおいしい季節。
調理 泥や汚れをたわしでこすり洗いし、皮はこそげ落とす。ゆでてサラダ、炒め物、煮物にも適する。
保存 泥つきのまま新聞紙で包んで冷暗所に。洗ったものは冷蔵庫へ。

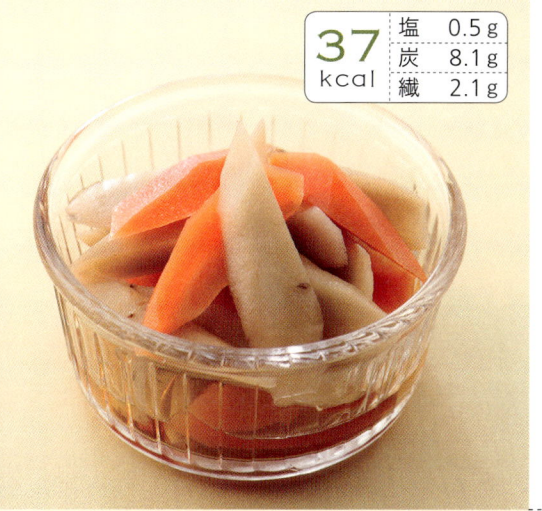

---

37 kcal　塩 0.5g　炭 8.1g　繊 2.1g

だしを効かせてまろやかな酸味に

ごぼうとにんじんの和風ピクルス

[材料]
ごぼう…2/3本（60g）
にんじん…20g

A ┌ 砂糖…小さじ1/2（1.5g）
　├ 酢…大さじ2（30g）
　├ 薄口しょうゆ…小さじ1（6g）
　└ だし…小さじ2（10g）

[作り方]
① ごぼうは皮をこそげて長めの乱切りにする。にんじんも乱切りにする。
② 鍋に野菜と野菜がひたる程度の水を入れて、柔らかくなるまでゆでる。
③ 野菜の水けをきり、混ぜ合わせたAに加えてそのままつけ込む。

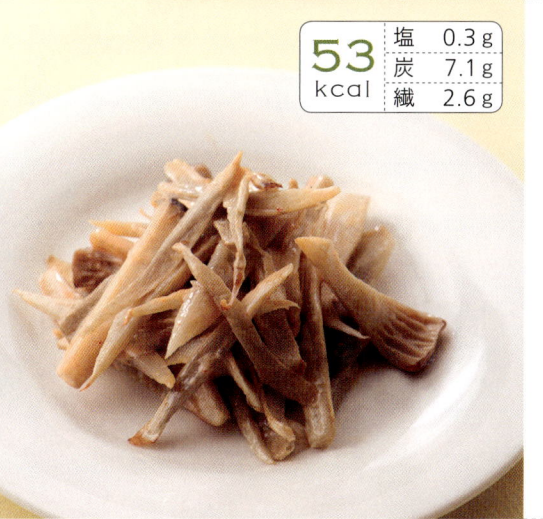

---

53 kcal　塩 0.3g　炭 7.1g　繊 2.6g

コチュジャンの甘みが優しい味に

エリンギとごぼうのコチュマヨあえ

[材料]
ごぼう…2/3本（60g）
エリンギ…1本（40g）

A ┌ マヨネーズ（カロリーハーフタイプ）…大さじ1（15g）
　└ コチュジャン…小さじ1/2（3g）

[作り方]
① ごぼうはささがき、エリンギは縦半分に切り、長さはごぼうに合わせて切る。
② 鍋に湯を沸かし、ごぼうを柔らかくなるまでゆでる。エリンギはサッと湯通しする。
③ Aを合わせ、水けをふきとった野菜と混ぜる。

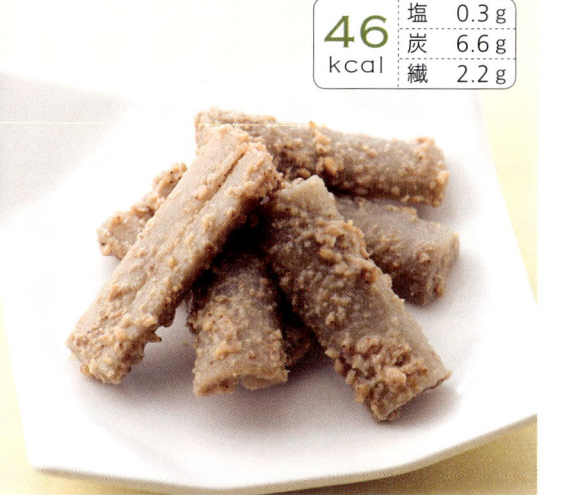

---

46 kcal　塩 0.3g　炭 6.6g　繊 2.2g

だしで炊いたごぼうにごまとみそがよく合う

たたきごぼう

[材料]
ごぼう…2/3本（60g）
だし…適量

A ┌ みそ…小さじ1/2（3g）
　├ すり白ごま…小さじ2（6g）
　├ 砂糖…小さじ1/2（1.5g）
　└ ゆで汁…小さじ1（5g）

[作り方]
① ごぼうは皮をこそげてたたき、5cm長さに切り、だしで柔らかくなるまでゆでる。ゆで汁は少量とっておく。
② Aを混ぜ合わせ、①のごぼうとあえる。

ズッキーニ

栄養 カロテン、ビタミンCが多い。 **旬** 6〜8月。
調理 ほのかに甘みがあり、くせがないためさっと加熱しただけでも食べられる。オリーブ油などとよく合い、炒め物にもよい。煮くずれしにくいので、煮込み料理にも。 **保存** ポリ袋に入れて冷蔵庫保存。

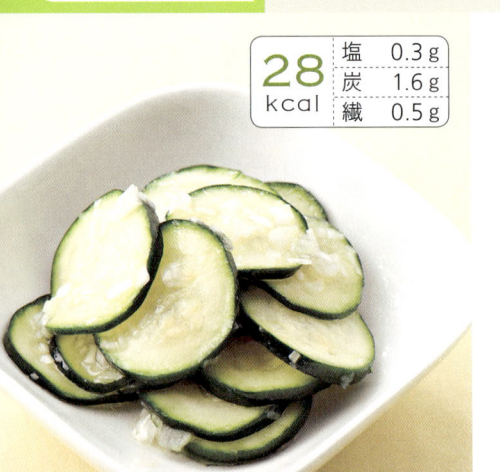

---

28 kcal 塩 0.3g 炭 1.6g 繊 0.5g

ズッキーニのおいしさを生で味わう
ズッキーニのナムル

[材料]
ズッキーニ…1/2本(60g)
A：ごま油…小さじ1(4g)
　　おろしにんにく…少々
　　塩、砂糖…各ひとつまみ
　　長ねぎ(みじん切り)…小さじ1

[作り方] ① ズッキーニは薄い輪切りにし、塩もみし、水洗いしてしぼる。
② Aをすべて混ぜ、①とあえる。

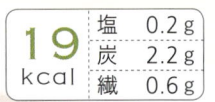

---

19 kcal 塩 0.2g 炭 2.2g 繊 0.6g

食べごたえ十分の焼きズッキーニのサラダです
ズッキーニとトマトのサラダ

[材料]
ズッキーニ…1/2本(60g)
トマト…1/4個(50g)
A：ゆずこしょう…少々
　　サラダ油…小さじ1/2(2g)
　　レモン汁…小さじ1(5g)

[作り方] ① ズッキーニは乱切りにし、フライパンで素焼きにする。② トマトは薄い輪切りにし、半分に切る。③ Aを混ぜ合わせ①とあえ、トマトとともに盛る。

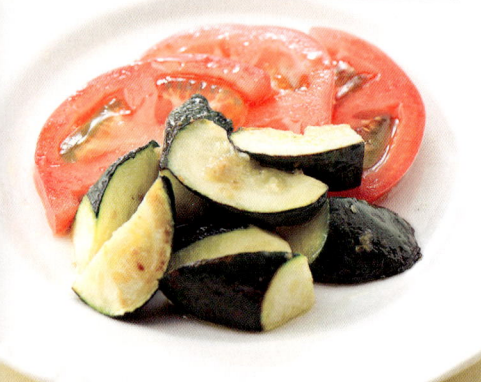

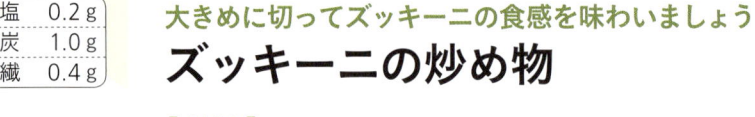

---

24 kcal 塩 0.2g 炭 1.0g 繊 0.4g

大きめに切ってズッキーニの食感を味わいましょう
ズッキーニの炒め物

[材料]
ズッキーニ…1/2本(60g)
A：だし…小さじ2(10g)
　　しょうゆ…小さじ1/2(3g)
サラダ油…小さじ1(4g)

[作り方] ① ズッキーニは縦半分に切り、さらに縦4つ、長さを半分に切る。
② フライパンに油を熱し、ズッキーニを炒める。
③ ②を器に盛り、Aをかける。

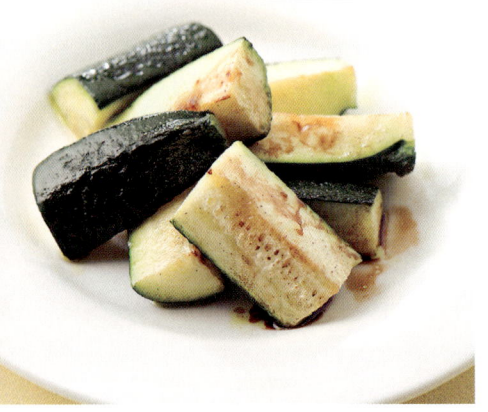

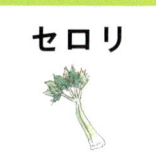

PART3　組み合わせ自由自在　**副菜** 147 ▶▶ 淡色野菜

セロリ

栄養 ビタミンC、B群が豊富。　**旬** 11～5月がおいしい。葉がいきいきとして緑が鮮やかなもの、茎は肉厚のものがよい。
調理 スープや炒め物、漬け物などで香りが生かせる。
保存 葉と茎に分けて、ポリ袋に入れて、立てて冷蔵庫に保存。

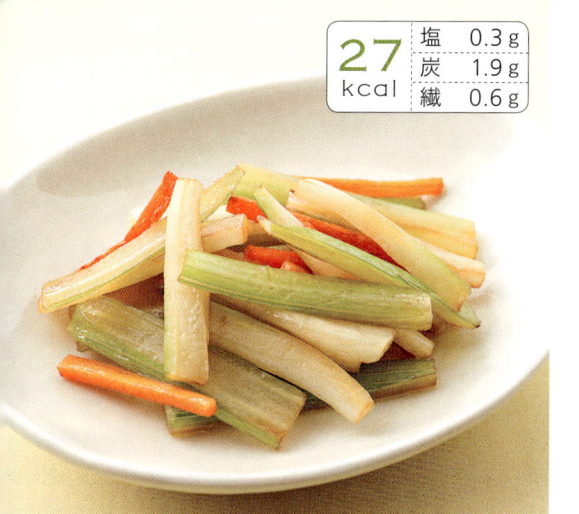

---

27 kcal ／ 塩 0.3g ／ 炭 1.9g ／ 繊 0.6g

セロリの香りと歯ざわりを楽しむ
セロリとにんじんのきんぴら

[材料]

セロリ…½本（40g）
にんじん…⅛本（25g）
A｜だし…小さじ2（10g）
　｜しょうゆ…小さじ½（3g）
サラダ油…小さじ1（4g）

[作り方] ① セロリ、にんじんはせん切りにし、フライパンに油を熱し炒める。
② 野菜がしんなりしてきたら、Aを加え、汁けがなくなるまで炒める。

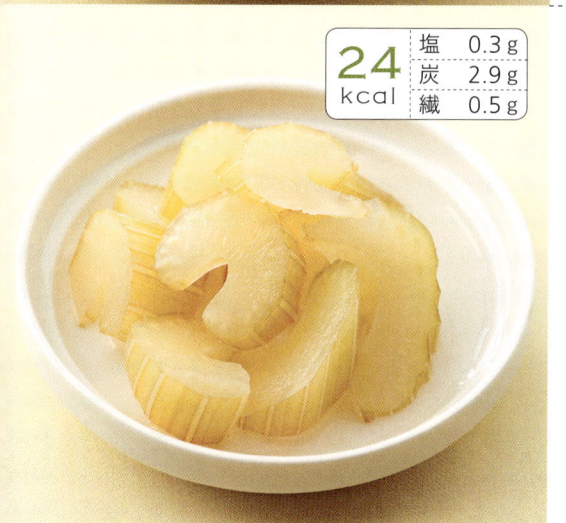

---

24 kcal ／ 塩 0.3g ／ 炭 2.9g ／ 繊 0.5g

作りおきして常備菜に！
セロリの甘酢漬け

[材料]

セロリ…⅔本（60g）
A｜酢…大さじ2（30g）
　｜砂糖…小さじ½（1.5g）
　｜塩…少々

[作り方] ① セロリは小さめの乱切りにする。Aは混ぜ合わせる。
② セロリを熱湯に通し、熱いうちにAにつける。

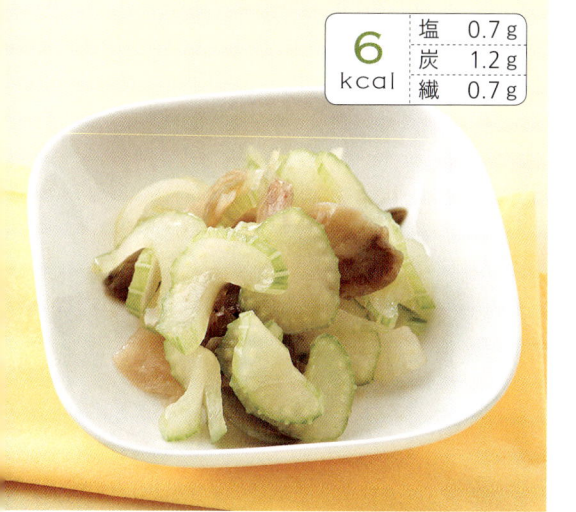

---

6 kcal ／ 塩 0.7g ／ 炭 1.2g ／ 繊 0.7g

異なる食感が楽しめます
セロリとザーサイのあえ物

[材料]

セロリ…⅔本（60g）
ザーサイ…10g

[作り方] セロリは2～3mm厚さの小口切りにし、ザーサイは食べやすい大きさに切って混ぜる。

大根

栄養 根はビタミンC、葉はカロテン、カルシウムが多い。
旬 7～8月、11～3月。秋冬物は甘みが増す。
調理 根は上が甘く下に行くほど辛みが強くなるため、調理方法に応じて使う部分を選ぶ。 **保存** 使いかけはラップで包み冷蔵庫へ。

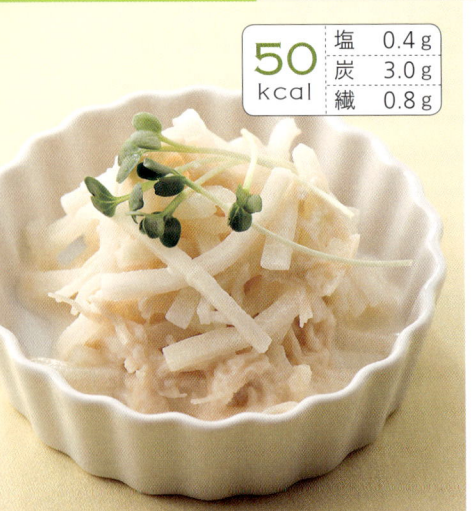

---

50 kcal 塩 0.4g／炭 3.0g／繊 0.8g

ほたてのおいしさを大根にからませた贅沢サラダ
大根とほたてのサラダ

[材料]
大根…120g　　　マヨネーズ（カロリーハーフ
ほたて貝柱（缶）…30g　タイプ）…大さじ1（15g）
かいわれ菜…少々　こしょう…少々

[作り方] ① 大根は皮をむき、せん切りにする。ほたては汁けをきる。
② マヨネーズで①をあえ、こしょうで味をととのえる。
③ 器に盛り、上にかいわれを飾る。

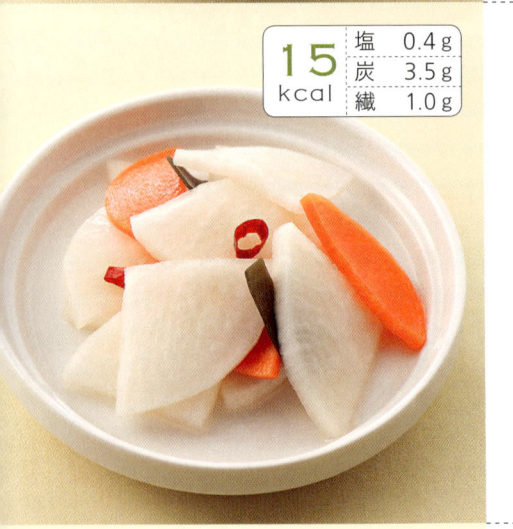

---

15 kcal 塩 0.4g／炭 3.5g／繊 1.0g

大根とにんじんでサッと作れる
あちゃら漬け

[材料]
大根…60g
にんじん…10g
昆布…少々

A ┌ 酢…大さじ1（15g）
　├ 砂糖…小さじ½（1.5g）
　├ 塩…少々
　└ 赤とうがらし（小口切り）…⅕本分

[作り方] ① 大根、にんじんは薄いいちょう切りにし塩もみし、洗って水けをしぼる。昆布は水でもどし、こまかく切り、軽く水けをしぼる。
② Aを混ぜ合わせ、①にかける。
③ 冷蔵庫で冷やし味をなじませる。

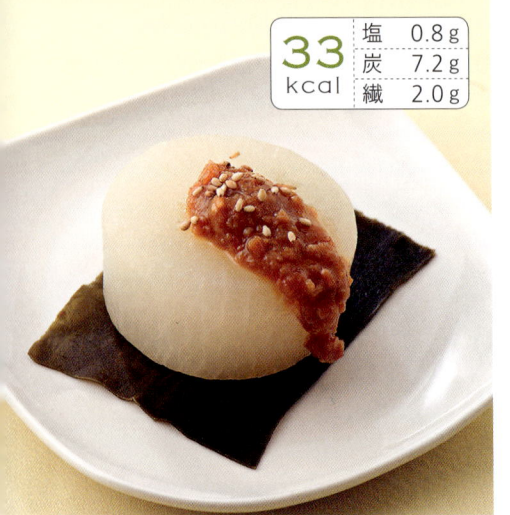

---

33 kcal 塩 0.8g／炭 7.2g／繊 2.0g

優しい味わいのみそだれでいただく
ふろふき大根

[材料]
大根…160g
昆布…5cm角×2枚
薄口しょうゆ…小さじ½（3g）

A ┌ みそ…小さじ1（6g）
　└ みりん…小さじ1（6g）
いり白ごま…少々

[作り方] ① 大根は皮をむき2cm厚さの輪切りにし、面取りし隠し包丁を入れる。
② 鍋に水600ml、昆布、しょうゆを合わせた煮汁を入れ、①を柔らかくなるまで煮る。
③ Aは合わせて電子レンジで20秒加熱する。器に昆布を敷き、大根をのせた上にかけ、ごまを振る。

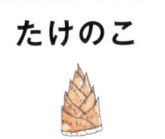

PART3 組み合わせ自由自在 　副菜　147 ▶▶淡色野菜

たけのこ

栄養 ビタミンB1、B2、食物繊維が多い。
旬 4〜5月だが、水煮は年中手に入る。**調理** 穂先は炊き込みごはんに向く。中央部分は歯ごたえがあるので煮物や炒め物などに。水煮のたけのこにつく白い粉はアミノ酸なので、洗い落とさなくてもよい。

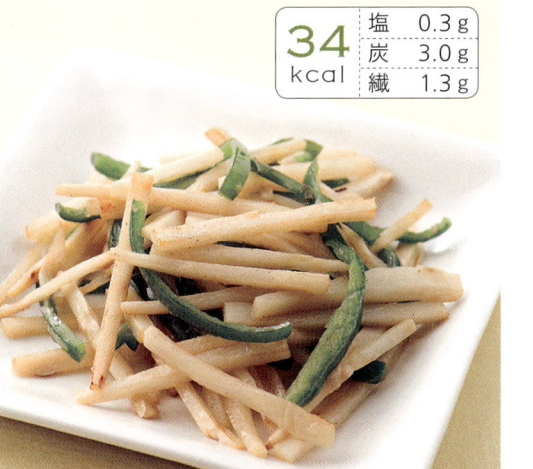

34kcal　塩 0.3g　炭 3.0g　繊 1.3g

オイスターソースで仕上げてチンジャオロース風に
たけのことピーマン炒め

[材料]
ゆでたけのこ…60g
ピーマン…1個（30g）
ごま油…小さじ1（4g）
A ┌ オイスターソース…小さじ1（6g）
　└ 水…小さじ1

[作り方] ① たけのことピーマンはせん切りにする。
② フライパンにごま油を熱し、野菜を炒める。混ぜ合わせたAを加えて味をつける。

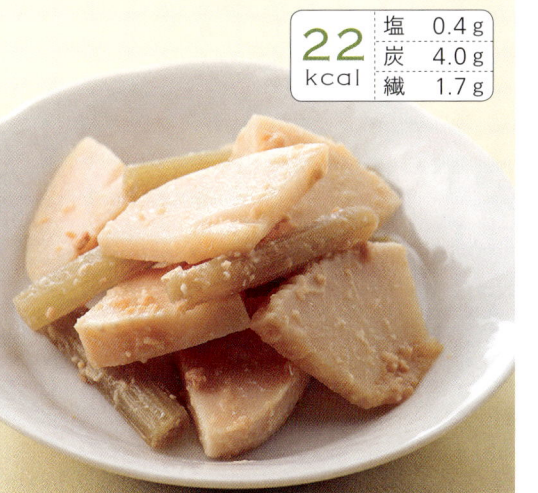

22kcal　塩 0.4g　炭 4.0g　繊 1.7g

お弁当にもおすすめ
たけのことふきのみそ漬け

[材料]
ゆでたけのこ…80g
ふき（水煮）…40g
だし…200ml
A ┌ みそ…小さじ1（6g）
　└ 砂糖…小さじ½（1.5g）

[作り方] ① たけのこは3mm厚さの薄切りにし、ふきは3cm長さに切り、だしで10分ゆでる。
② Aを混ぜ合わせ①とあえる。

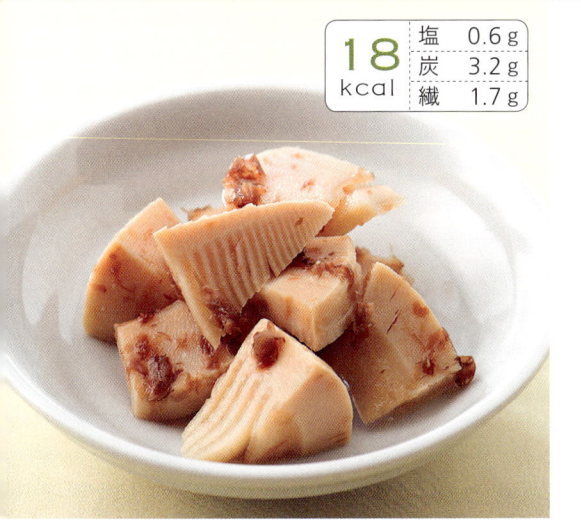

18kcal　塩 0.6g　炭 3.2g　繊 1.7g

旬のおいしさを味わいたい
たけのこの土佐煮

[材料]
ゆでたけのこ…100g
A ┌ だし…150ml
　├ 薄口しょうゆ…小さじ1（6g）
　└ 削り節…少々

[作り方] ① たけのこは乱切りにする。
② 鍋にAを煮立て、①を入れ汁けがなくなるまで煮る。

玉ねぎ

栄養 糖質、ビタミンB群が豊富。 **旬** 新玉ねぎが出回るのは4～5月。持ってみてかたく重みがあり、皮が乾いてツヤがあるものがよい。
保存 ネットなど通気がよいものに入れて、涼しく乾燥した場所に保存。あめ色に炒めて冷凍すると、煮込み料理に使えて便利。

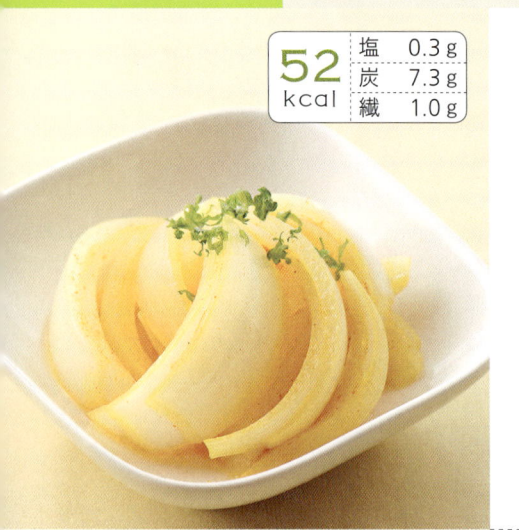

---

52 kcal　塩 0.3g　炭 7.3g　繊 1.0g

黄金色に染まった玉ねぎが食卓に彩りを添える
玉ねぎのカレーマリネ

[材料]
玉ねぎ…½個（100g）
パセリ（みじん切り）…少々

A
- 酢…大さじ2（30g）
- 砂糖…小さじ1（3g）
- 塩…少々
- カレー粉…少々
- サラダ油…小さじ1（4g）

[作り方]
① 玉ねぎはくし形に切り、水にさらして水けをきる。
② Aを合わせて玉ねぎをつけ込む。上にパセリを散らす。

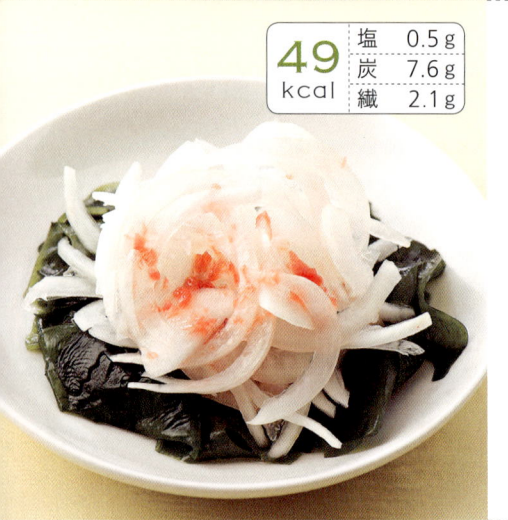

---

49 kcal　塩 0.5g　炭 7.6g　繊 2.1g

磯の香りと玉ねぎの辛みに梅干しの酸味をプラス
玉ねぎとわかめの梅サラダ

[材料]
玉ねぎ…½個（100g）
わかめ（もどしたもの）…40g
梅干し…1個（10g）

A
- サラダ油…小さじ1（4g）
- 酢…小さじ1（5g）
- 砂糖…小さじ½（1.5g）

[作り方]
① 玉ねぎは薄切りにし、水にさらす。わかめは食べやすく切り、熱湯をかけ、冷水にとる。
② 梅干しは種を除き、包丁でたたいてペースト状にし、Aと混ぜる。①を器に盛り、梅だれをかける。

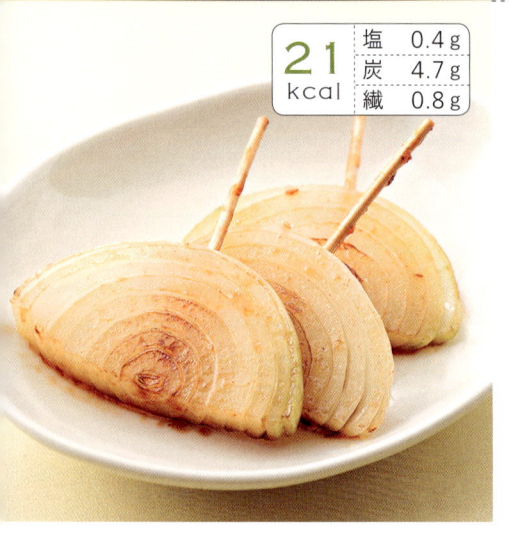

---

21 kcal　塩 0.4g　炭 4.7g　繊 0.8g

玉ねぎをフライパンで焼くだけ！
焼き玉ねぎ

[材料]
玉ねぎ…½個（100g）
しょうゆ…小さじ1（6g）

[作り方]
① 玉ねぎは繊維を断つように横1cm幅に切り、楊枝をさす。
② フライパンで両面を焼き、しょうゆを表面に塗る。

なす

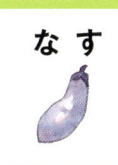

栄養 水分が多く、ビタミンCが含まれる。皮の紫色はナスニンというポリフェノールの一種。**旬** 6〜9月。とげが鋭くとがり、皮にハリとつやがあるのが新鮮。**調理** 炒め物、煮物、焼きなす、汁物の具や漬け物に。**保存** ラップに包んで冷蔵庫へ。

---

31 kcal 塩 0.7g 炭 5.5g 繊 1.6g

蒸すと甘みを増すなすのおいしさを味わいたい
蒸しなす

[材料]
なす…大1個(140g)　おろししょうが…小さじ1(3g)
万能ねぎ(小口切り)　酒…大さじ1(15g)
…少々　　　　　　　ポン酢じょうゆ…大さじ1(15g)

[作り方] ① なすはへたを取り、縦半分に切り、皮に格子状に切り込みを入れる。耐熱皿に並べて酒を振り、ラップをかけ、電子レンジで5〜6分加熱する。② ラップをかけたまま3分ほどおき、ラップをはずして水けをきり、食べやすい大きさに切る。③ 器に盛ったなすにねぎを散らし、ポン酢じょうゆをかけ、しょうがを添える。

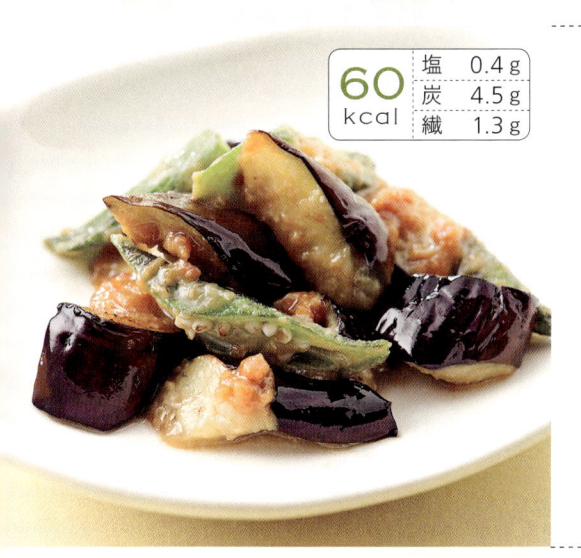

---

60 kcal 塩 0.4g 炭 4.5g 繊 1.3g

みそとの相性バツグン！
なすみそ炒め

[材料]
なす…1個(70g)　　みそ…小さじ1(6g)
オクラ…1個(30g)　みりん…小さじ1(6g)
サラダ油…小さじ2(8g)

[作り方] ① なすとオクラは乱切りにする。② フライパンに油を熱し、野菜を炒める。③ みそとみりんを混ぜ、②に加えてさらに炒める。

---

11 kcal 塩 0.5g 炭 2.4g 繊 1.0g

青じそとみょうがの風味をなすに閉じ込めた
青じそなす

[材料]
なす…1個(70g)　　　┌ だし…大さじ1(15g)
青じそ…2枚(1g)　　A│ しょうゆ…小さじ½(3g)
みょうが…1個(15g)　└ 酢…小さじ1(5g)
塩…少々

[作り方] ① なすはへたを取り、皮つきのまま3mm厚さの半月切りにし、塩を加えて軽くもみ、しんなりしたら水けをきる。② ボウルに①、せん切りにした青じそ、みょうがを入れてAを加えて軽くあえる。

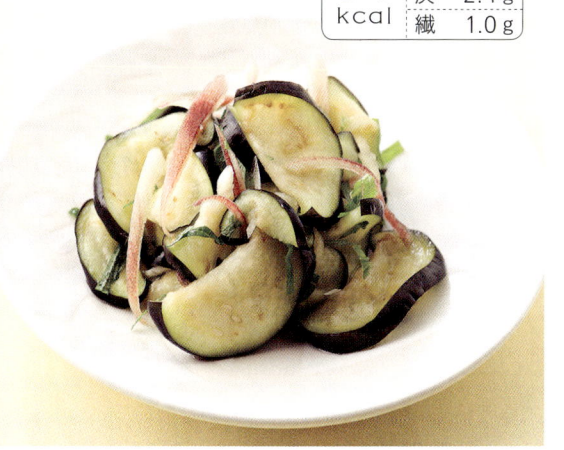

長ねぎ

栄養 ビタミンCが豊富。 **旬** 11〜2月。 **調理** 薬味や汁物、煮物や炒め物などさまざまな料理に利用できる。 **保存** 新聞紙などで包んで冷暗所に保存する。使いかけは、皮をむき根元をラップで包んで冷蔵庫へ。きざんで冷凍することも可能で、その場合は1カ月で使い切る。

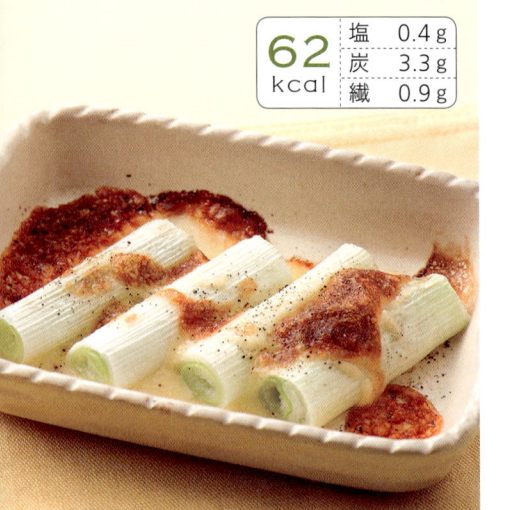

---

62 kcal ／ 塩 0.4g／炭 3.3g／繊 0.9g

和風になりがちなねぎ料理を洋風の逸品に！
長ねぎのチーズ焼き

[材料]
長ねぎ…1本（80g）
マヨネーズ（カロリーハーフタイプ）…小さじ2（10g）
とけるチーズ…15g
黒こしょう…少々

[作り方]
① ねぎは青い部分を取り除き、4〜5cm長さに切る。
② 耐熱皿にねぎを並べ、マヨネーズを表面に塗り、チーズをのせる。
③ トースターでチーズがとけて焼き色がつくまで焼き、こしょうを振る。

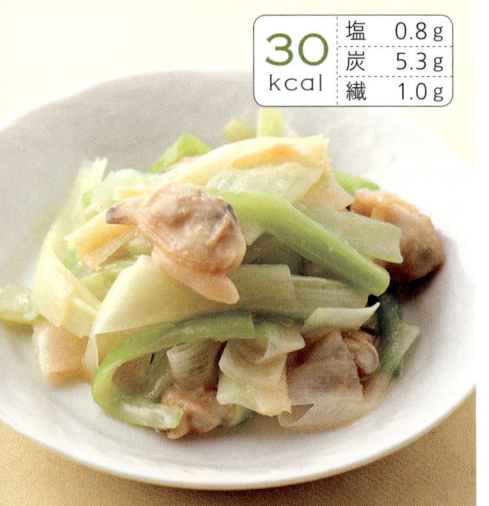

---

30 kcal ／ 塩 0.8g／炭 5.3g／繊 1.0g

あさりのうまみが効いておいしい
あさりとねぎのぬた

[材料]
長ねぎ…1本（80g）
ゆであさりむき身…10粒
A ┌ みそ…小さじ1（6g）
  │ 砂糖…小さじ1（3g）
  └ 酢…小さじ1（5g）

[作り方]
① ねぎは5cm長さに切り、縦に4つ切りにし、あさりと一緒に熱湯でサッと湯通しする。
② 耐熱容器にAを混ぜ合わせてラップをかけ、電子レンジで30秒ほど加熱し、①とあえる。

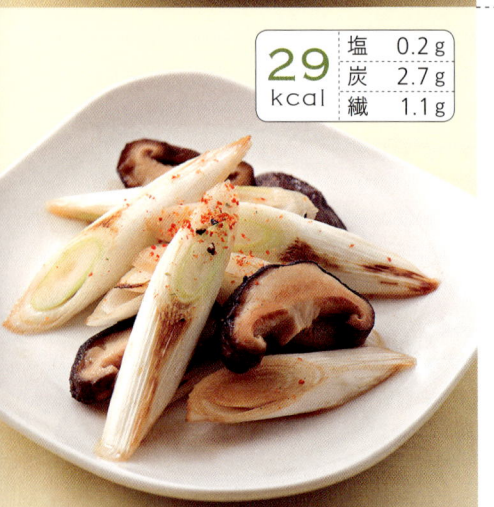

---

29 kcal ／ 塩 0.2g／炭 2.7g／繊 1.1g

残りがちな食材をおいしいうちに使い切り！
長ねぎとしいたけの炒め物

[材料]
長ねぎ…2/3本（50g）
しいたけ…2個（30g）
七味とうがらし…少々
A ┌ だし…小さじ1（5g）
  └ 薄口しょうゆ…小さじ1/2（3g）
ごま油…小さじ1（4g）

[作り方]
① ねぎは斜めに切る。しいたけは軸を取り、薄切りにする。
② フライパンにごま油を熱し、ねぎ、しいたけを炒める。Aで味をととのえる。七味をかける。

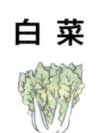

PART3 組み合わせ自由自在 [副菜] 147 ▶▶ 淡色野菜

白菜

栄養 ビタミンC、カリウムが豊富。　**旬** 秋～冬。
調理 どんな調理法にも合う。厚みのあるしんの部分は切ると火が通りやすい。
保存 重みがあり切り口が瑞々しいものがよい。丸のまま保存するなら新聞紙で包み、立てた状態で冷暗所へ。夏はラップで包み冷蔵庫へ。

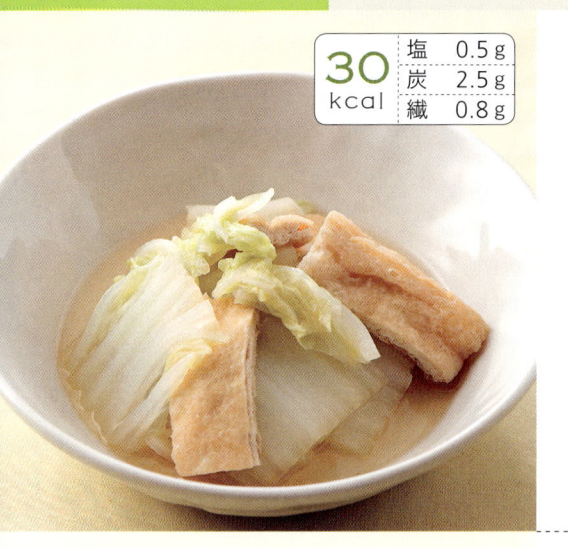

---

30 kcal ／ 塩 0.5g ／ 炭 2.5g ／ 繊 0.8g

白菜の甘みを存分に味わう
白菜と油揚げの煮びたし

[材料]
白菜…120g
油揚げ…½枚（10g）
A ┌ だし…100ml
　├ 薄口しょうゆ…小さじ1（6g）
　└ しょうが汁…少々

[作り方]
① 白菜は2～3cm幅に切る。油揚げは熱湯をかけ油抜きし、1cm幅に切る。
② 鍋にAを煮立て、白菜、油揚げを入れて煮る。
③ 白菜に火が通ったら火を止めて器に盛る。

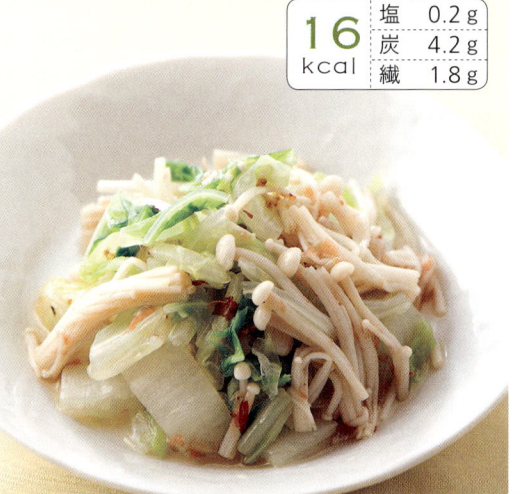

---

16 kcal ／ 塩 0.2g ／ 炭 4.2g ／ 繊 1.8g

レモンの味つけでシンプルに
白菜とえのきのおひたし

[材料]
白菜…120g
えのきだけ…½パック（50g）
A ┌ レモン汁…小さじ1（5g）
　├ だし…小さじ1（5g）
　└ しょうゆ…小さじ½（3g）
削り節…少々

[作り方]
① 白菜は1～3cm幅、えのきは根元を切り落として半分の長さに切る。
② ①を火が通るまでゆで、水けをしぼりAと混ぜ合わせ、削り節をまぶす。

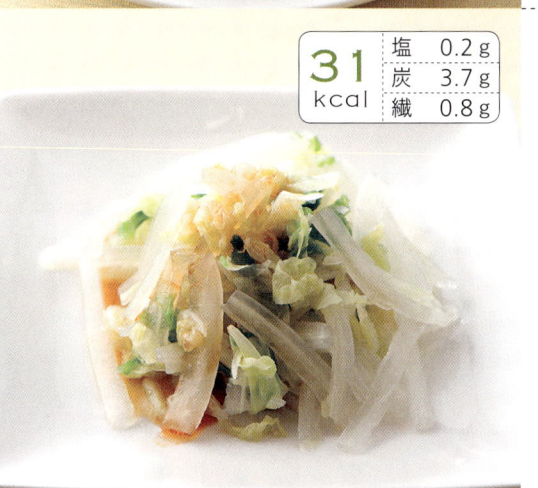

---

31 kcal ／ 塩 0.2g ／ 炭 3.7g ／ 繊 0.8g

ラー油の辛みをピリッと効かせた簡単小鉢
白菜のラー油漬け

[材料]
白菜…100g
塩…少々
A ┌ 酢…大さじ1（15g）
　├ 砂糖…小さじ½（1.5g）
　└ ラー油…小さじ½（2g）

[作り方]
① 白菜は短冊切りにし、塩を振り、水けが出たらしぼる。
② Aを鍋にかけひと煮立ちさせ、熱いうちに①にかけて味をなじませる。
③ 冷蔵庫で冷やす。

もやし

栄養 ビタミンCやビタミンB群が多い。
旬 年中出回っている。
調理 ビタミンCは熱で失われやすいため、手早く調理するとよい。ひげ根を取って調理すると口当たりがよくなり料理の仕上がりもきれいに。
保存 傷みやすいため冷蔵庫に入れ、すぐに使い切る。

---

22 kcal 塩 0.4g／炭 2.8g／繊 1.0g

常備野菜で簡単に作れる、便利なあえ物
もやしとにんじんのごまあえ

[材料]
もやし…½袋（100g）
にんじん…10g
A ┬ すり黒ごま…小さじ1（3g）
　├ 砂糖…少々
　├ しょうゆ…小さじ½（3g）
　└ だし…小さじ1（5g）

[作り方]
1. もやしはひげ根を取り、にんじんは皮をむいてせん切りにする。
2. 鍋に湯を沸かして野菜をゆで、水けをしぼる。
3. Aを混ぜ合わせ、野菜と混ぜる。

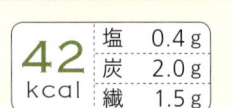

---

42 kcal 塩 0.4g／炭 2.0g／繊 1.5g

カレーの風味が豆もやしによく合う
豆もやしのカレー炒め

[材料]
豆もやし…½袋（100g）
グリーンアスパラガス…1本（20g）
塩、こしょう…各少々
A ┬ カレー粉…小さじ⅓
　├ しょうゆ…小さじ½（3g）
　└ サラダ油…小さじ½（2g）

[作り方]
1. もやしはひげ根を取る。アスパラは根元を切り落とし、斜め切りにする。
2. フライパンに油を熱し、野菜を炒める。しんなりしてきたら、混ぜ合わせたAを回し入れ、全体をなじませる。塩、こしょうで味をととのえる。

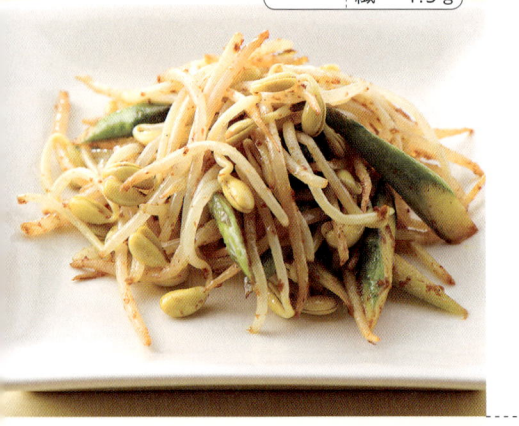

---

41 kcal 塩 0.5g／炭 1.8g／繊 0.7g

豚肉のうまみをもやしにしみ込ませて
もやしと豚肉のうま煮

[材料]
もやし…½袋（100g）
豚もも薄切り肉…1枚（30g）
しょうが…½かけ（3g）
サラダ油…小さじ½（2g）
だし…100ml
薄口しょうゆ…小さじ1（6g）

[作り方]
1. しょうがは皮をむきせん切りにする。豚肉は食べやすい大きさに切る。
2. 鍋に油を熱ししょうがを香りが出るまで炒め、肉を加え色が変わるまで炒める。ひげ根を取ったもやしを加えてさらに炒める。
3. だしとしょうゆを加えてときどき混ぜながら、煮汁がなくなるまで煮る。

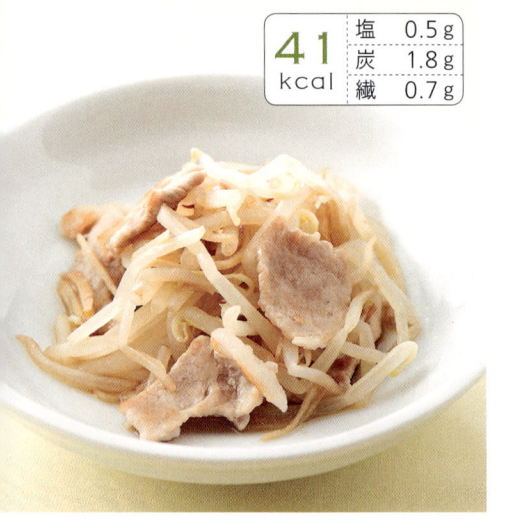

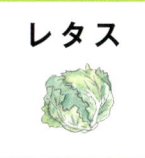

PART3 組み合わせ自由自在　副菜 147 ▶▶ 淡色野菜

レタス

栄養　ビタミンC、Eが豊富。　旬　4〜9月。葉にハリがあって瑞々しく、葉がぎっしり詰まっていないものがよい。　調理　油を使って調理するとカルシウムの吸収がアップするので、サラダ以外に炒め物、鍋、スープなどもおすすめ。　保存　ポリ袋に入れて冷蔵庫で2〜3日。

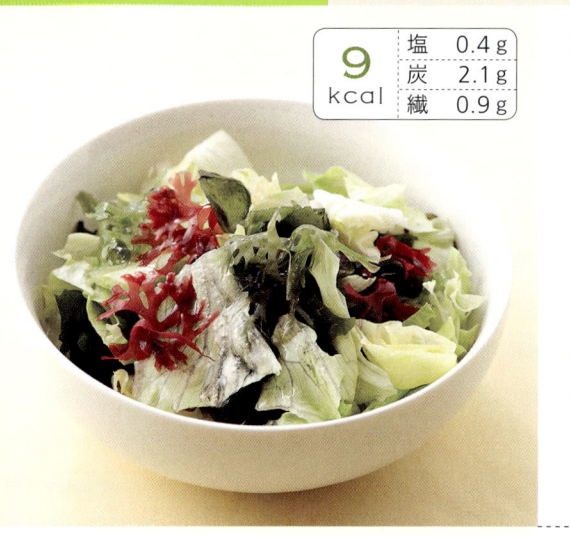

---

9 kcal　塩 0.4g　炭 2.1g　繊 0.9g

海藻を使ってヘルシーにボリュームアップ
レタスと海藻のサラダ

[材料]

レタス…1/6個（50g）
海藻ミックス（もどしたもの）…20g
フレンチドレッシング（ノンオイルタイプ）…小さじ2（8g）

[作り方]　① レタスは食べやすい大きさにちぎる。
② レタスと海藻ミックスを器に盛り、ドレッシングをかける。

---

26 kcal　塩 0.5g　炭 2.6g　繊 0.8g

忙しいときには、電子レンジを使ってもOK
レタスとツナの蒸し煮

[材料]

レタス…1/2個（150g）　　　水…1カップ
ツナ缶（ノンオイル）　　　顆粒コンソメ
…1缶（40g）　　　　　　　…小さじ1（2g）

[作り方]　① レタスは食べやすい大きさにちぎる。ツナは汁けをきっておく。
② 鍋に水とコンソメを煮立て、レタスとツナを入れふたをしてサッと煮る。
③ 火が通ったら、全体を混ぜて盛る。

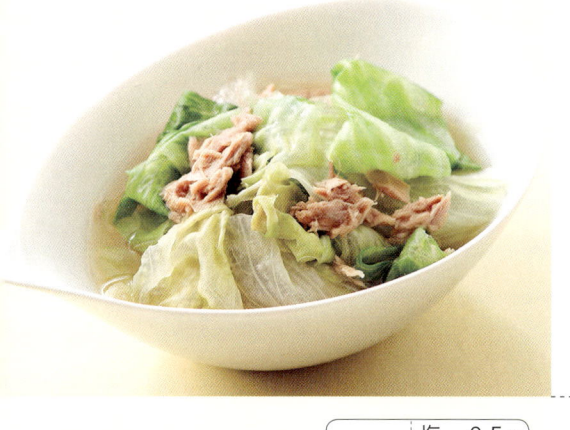

---

45 kcal　塩 0.5g　炭 4.0g　繊 1.8g

炒めてもおいしい
レタスとしめじの炒め物

[材料]

レタス…1/2個（150g）　　　┌オイスターソース
しめじ…1/2パック（50g）　A│…小さじ1（6g）
ロースハム…1枚（10g）　　└水…小さじ1
こしょう…少々　　　　　　ごま油…小さじ1（4g）

[作り方]　① レタスは食べやすい大きさにちぎり、しめじは石づきを取りほぐす。ハムは食べやすい大きさに切る。
② Aを混ぜ合わせる。
③ フライパンにごま油を熱し、①を炒めAで調味し、こしょうで味をととのえる。

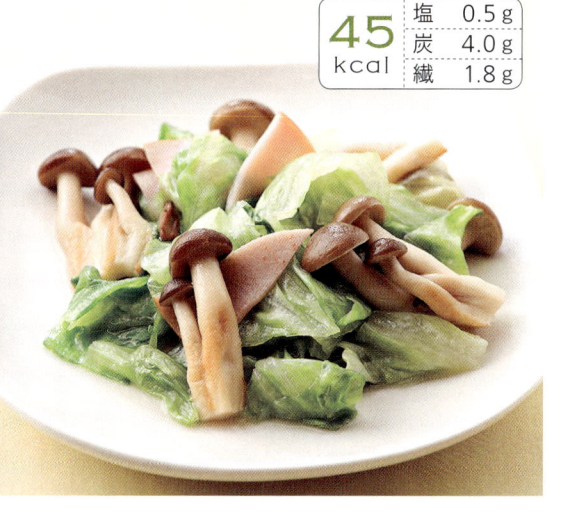

こんにゃく

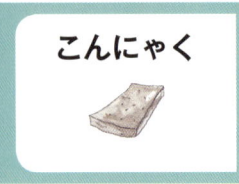

栄養 食物繊維が豊富。低カロリー食材。
調理 アク抜きの方法は 1 食べやすい大きさに切って熱湯でゆでる。 2 鍋でからいりする。 3 塩を振りたたくなど。 保存 開封後は水を張ったボウルなどに入れて冷蔵庫で保存。早めに使い切る。

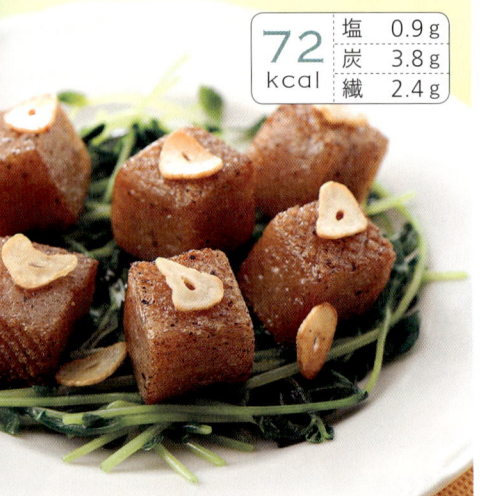

---

72 kcal 　塩 0.9g 　炭 3.8g 　繊 2.4g

にんにくの風味を効かせ表面をしっかり焼いて
こんにゃくサイコロステーキ

[材料]

板こんにゃく…½枚（150g）　塩、こしょう…各少々
豆苗…60g　サラダ油…大さじ1（12g）
にんにく…1かけ（6g）　しょうゆ…大さじ1（18g）

[作り方] 1 こんにゃくは両面に格子状の切り込みを入れ、2cm角に切って下ゆでする。 2 フライパンに油を熱し、薄切りにしたにんにくを炒め、取り出す。 3 2 のフライパンに 1 を入れ、両面をしっかり焼く。豆苗を加えて炒め、塩、こしょうを振り、最後にしょうゆを加えてからめる。

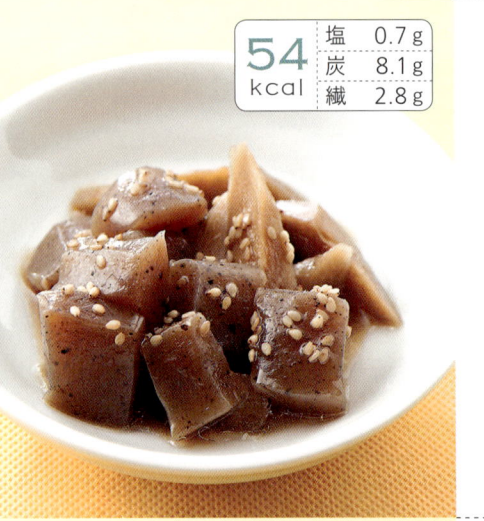

---

54 kcal 　塩 0.7g 　炭 8.1g 　繊 2.8g

作りおきして不足しがちな食物繊維の補給にも
ごぼうとこんにゃくの煮物

[材料]

こんにゃく…100g
ごぼう…60g
いり白ごま…少々

A ┌ だし…150ml
　│ しょうゆ…小さじ1½（9g）
　│ 酒…小さじ1（5g）
　└ 砂糖…小さじ1（3g）
ごま油…小さじ1（4g）

[作り方] 1 ごぼうは包丁の背で皮をこそげ、小さめの乱切りにしてアク抜きし、こんにゃくは一口大にちぎって下ゆでする。 2 鍋にごま油を入れて熱し、ごぼう、こんにゃくを炒め、Aを加えて煮る。煮汁がほとんどなくなるまで煮詰める。器に盛り、ごまを振る。

---

38 kcal 　塩 0.5g 　炭 4.1g 　繊 1.7g

炒めてこんにゃくのくさみをやわらげます
つきこんにゃくのきんぴら

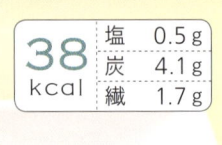

[材料]

つきこんにゃく…120g
にんじん…20g
赤とうがらし（小口切り）…¼本分

A ┌ だし…50ml
　│ しょうゆ…小さじ1（6g）
　└ みりん…小さじ1（6g）
ごま油…小さじ1（4g）
削り節…少々

[作り方] 1 こんにゃくは下ゆでし、食べやすい長さに切る。にんじんは長さ4cm程度のせん切りにする。 2 鍋にごま油と赤とうがらしを合わせて熱し、1 を炒め、Aを加える。 3 汁けがなくなるまで炒め煮し、最後に削り節を混ぜ合わせる。

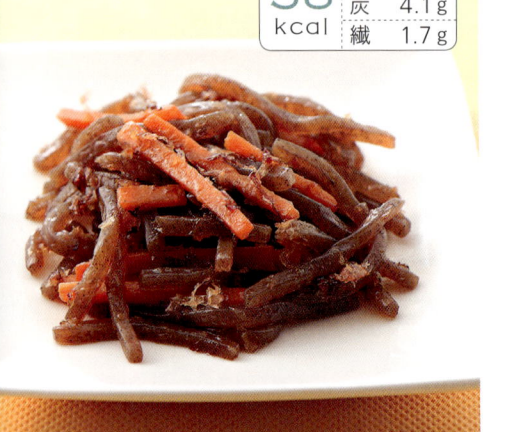

PART3 組み合わせ自由自在　副菜　147 ▶▶ こんにゃく、海藻類

しらたき

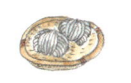

栄養 食物繊維を多く含む。
調理 ゆでて下処理してから調理。歯ごたえがあるので、炒め物やあえ物、味がしみ込むすき焼きなどの煮物に。

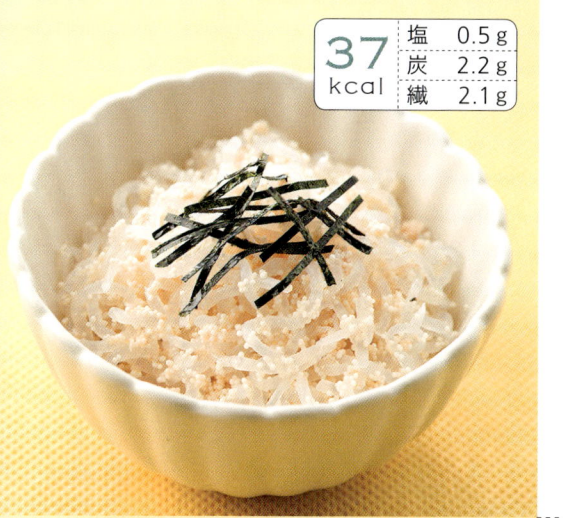

---

37 kcal　塩 0.5g　炭 2.2g　繊 2.1g

ヘルシーなしらたきにたらこの塩けをからめて！
しらたきのたらこあえ

[材料]
しらたき…140g　　きざみのり…適量
たらこ（皮なし）…15g　サラダ油…小さじ1（4g）

[作り方]
① しらたきは下ゆでして食べやすい長さに切る。
② フライパンに油を熱し、しらたきを炒め、たらこを入れて全体にからめる。
③ 器に盛り、きざみのりを散らす。

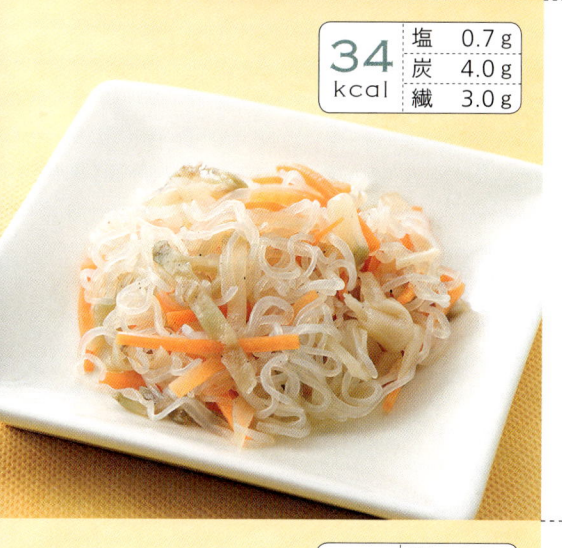

---

34 kcal　塩 0.7g　炭 4.0g　繊 3.0g

ザーサイの風味がしらたきにからんでおいしい
しらたきとにんじんのザーサイ炒め

[材料]
しらたき…140g　　ごま油…小さじ1（4g）
にんじん…20g　　塩、こしょう…各少々
ザーサイ…30g

[作り方]
① しらたきは下ゆでして食べやすい長さに切る。にんじん、ザーサイはせん切りにする。
② フライパンでしらたきをからいりし、ごま油、にんじん、ザーサイを加えて炒める。
③ 塩、こしょうで味をととのえる。

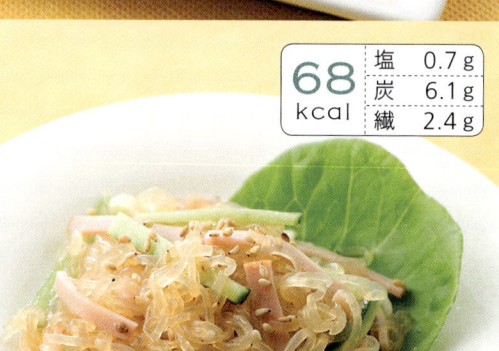

---

68 kcal　塩 0.7g　炭 6.1g　繊 2.4g

サラダ仕立てでおいしくたっぷり味わう！
しらたきサラダ

[材料]
しらたき…140g
ロースハム…1枚（20g）
きゅうり…1/4本（25g）
サラダ菜…2枚（10g）
A｜酢…大さじ1（15g）
　｜しょうゆ…小さじ2（12g）
　｜砂糖…小さじ1 1/2（4.5g）
　｜いり白ごま…小さじ1（3g）
　｜ごま油…小さじ1（4g）

[作り方]
① しらたきは下ゆでして食べやすい長さに切る。ハム、きゅうりは2〜3cm長さのせん切りにする。
② Aをよく混ぜ、①をあえ、サラダ菜とともに盛る。

昆布

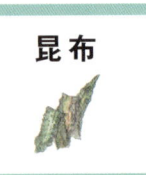

栄養 食物繊維、カリウムのほかうまみ成分のグルタミン酸を含む。
調理 だし昆布として使用されるほか、煮物や炒め物にも合う。
保存 乾燥昆布は密閉容器に入れて室温で保存する。

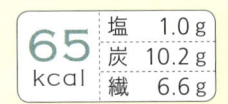

---

65 kcal　塩 1.0 g　炭 10.2 g　繊 6.6 g

生の切り昆布は炒めることでうまみが増します
昆布とさつま揚げの炒め物

[材料]
切り昆布(生)…120 g　　しょうゆ…小さじ1(6 g)
さつま揚げ…30 g　　　みりん…小さじ½(3 g)
ごま油…小さじ1½(6 g)

[作り方] ① 昆布は軽く洗って5cm長さに切り、水けをきる。さつま揚げは薄切りにする。
② フライパンにごま油を熱し、①を加えて炒め、しょうゆとみりんで味つけする。

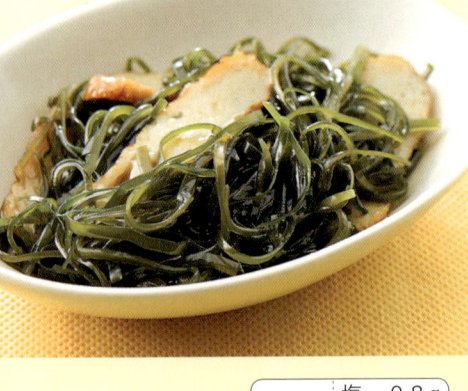

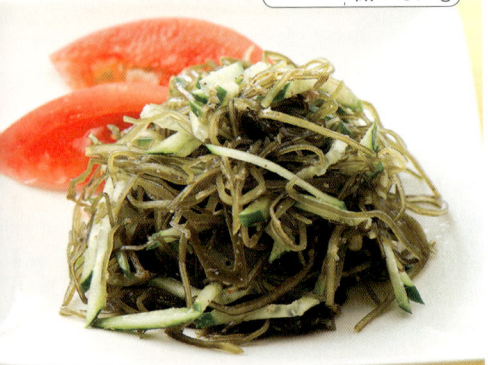

---

57 kcal　塩 0.8 g　炭 9.6 g　繊 5.4 g

乾物を上手に使って、ヘルシーな海藻サラダに
きざみ昆布とトマトの和風サラダ

[材料]
きざみ昆布…25 g
トマト…40 g
きゅうり…¼本(25 g)

A ┃ 酢…大さじ1(15 g)
　 ┃ 薄口しょうゆ…小さじ2(12 g)
　 ┃ 砂糖…小さじ1(3 g)
　 ┃ すり白ごま…小さじ1(3 g)
　 ┃ ごま油…小さじ1(4 g)

[作り方] ① 昆布はもみ洗いして水に5分ほどつけてもどす。熱湯をかけて水けをきる。トマトは薄いくし形に切る。きゅうりはせん切りにする。
② Aをよく混ぜ、昆布ときゅうりをあえる。
③ 器に②を盛り、トマトを添える。

---

31 kcal　塩 0.8 g　炭 8.2 g　繊 2.5 g

昆布のうまみを大根に吸わせておでん風に
昆布と大根の煮物

[材料]
結び昆布(水でもどす)　　だし…300ml
…40 g　　　　　　　　しょうゆ…小さじ2(12 g)
大根…100 g　　　　　　みりん…小さじ1½(9 g)

[作り方] ① 大根は皮をむいて乱切りにする。
② 小鍋にだしと①の大根、昆布を合わせて火にかけ、落としぶたをして10分ほど煮る。
③ しょうゆ、みりんを入れて味つけし、大根に味がしみ込むまで煮る。

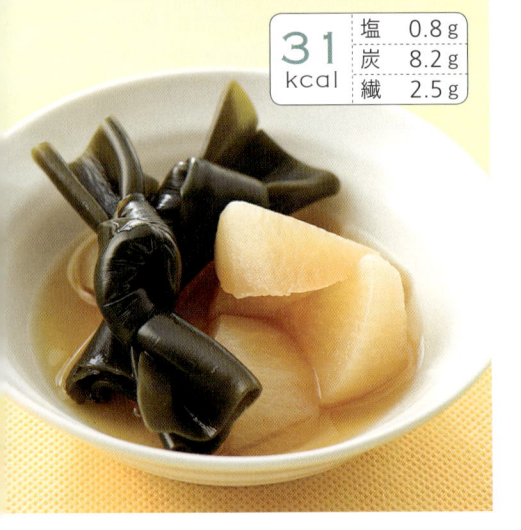

PART3　組み合わせ自由自在　副菜　147 ▶▶ こんにゃく、海藻類

ひじき

栄養 カロテンやミネラル類が豊富。ひじきの芽の部分が芽ひじきで柔らかく口当たりがよい。茎の部分は長ひじきという。**調理** たっぷりの水にひたしてもどしてから使い、煮物やあえ物などに。

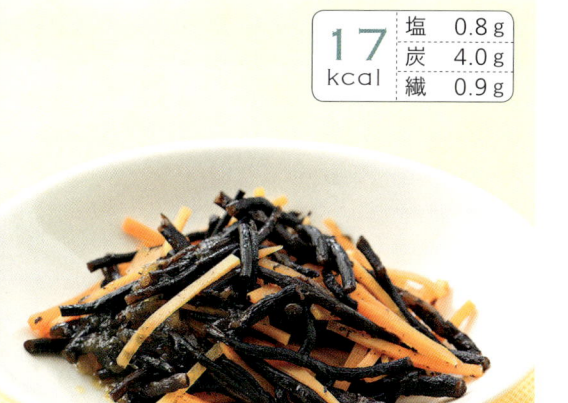

---

17 kcal　塩 0.8g　炭 4.0g　繊 0.9g

にんじんの食感がアクセント
ひじきとにんじんのサラダ

[材料]
長ひじき（乾燥）…2g
にんじん…30g
A ┌ めんつゆ（3倍濃縮）…大さじ1（15g）
　├ 酢…小さじ2（10g）
　└ おろし玉ねぎ…小さじ1（4g）

[作り方] ① ひじきは水でもどし、食べやすい長さに切る。にんじんはせん切りにし、ひじきとともにサッとゆでる。
② Aをよく混ぜ合わせ、①をあえる。

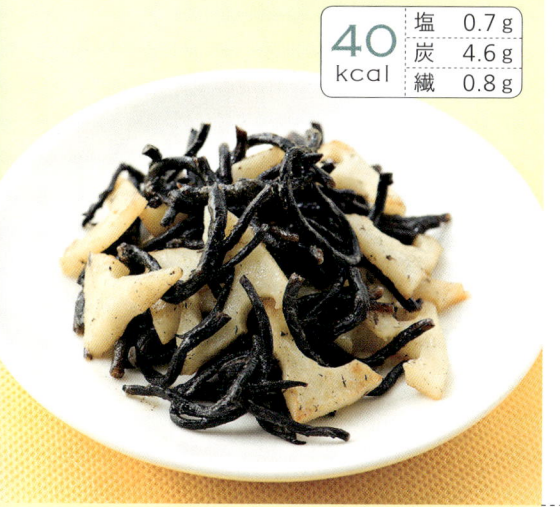

---

40 kcal　塩 0.7g　炭 4.6g　繊 0.8g

からしの風味を効かせて薄味でもおいしく
ひじきのからし炒め

[材料]
長ひじき（乾燥）…2g　薄口しょうゆ…小さじ1（6g）
れんこん…40g　　　　ねりがらし…小さじ½（3g）
だし…50ml　　　　　 サラダ油…小さじ1（4g）

[作り方] ① ひじきは水でもどし、食べやすい長さに切る。れんこんはいちょう切りにする。
② フライパンに油を熱し、①を炒め、れんこんが少し透明になってきたらだしを加えて炒める。
③ 水分がとんだら、からしとしょうゆを混ぜ合わせて回し入れ、火を止めてからめる。

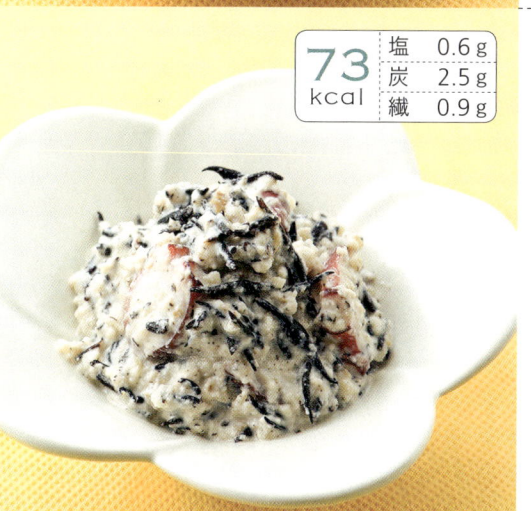

---

73 kcal　塩 0.6g　炭 2.5g　繊 0.9g

くるみのコクを豆腐に合わせ、奥深い味わいに
ひじきとたこのくるみ白あえ

[材料]
芽ひじき（乾燥）…2g
ゆでだこ…40g
絹ごし豆腐…50g
くるみ…10g
A ┌ 砂糖…少々
　├ 塩、薄口しょうゆ…各少々
　└ だし…100ml

[作り方] ① ひじきは水でもどして、だしで2～3分ゆでてから水けをしぼる。ゆでだこは薄切りにする。
② 豆腐はキッチンペーパーに包んで30分～1時間ほど水きりし、すりつぶしたくるみ、Aとともに混ぜる。
③ ①と②をあえる。

もずく

栄養 フコイダン、アルギン酸などの水溶性食物繊維やカリウムが豊富。
旬 4〜6月。 **調理** 生もずくは流水で洗ってそのまま食べる。塩蔵は数回水洗いしてさっと火を通し、冷水にひたしてから食べる。
保存 早めに食べ切る。

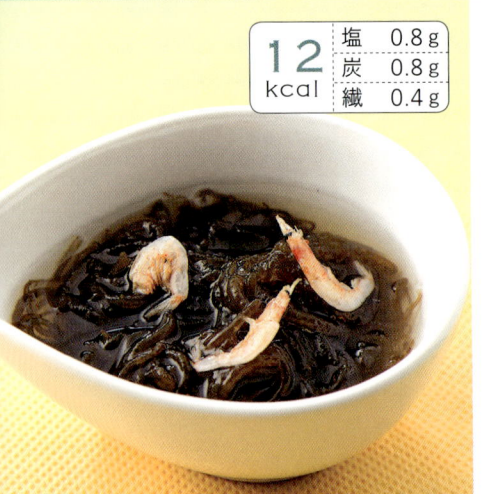

---

12 kcal 　塩 0.8g 　炭 0.8g 　繊 0.4g

桜えびのうまみを逃さずスープに閉じ込めて
もずくの中華風

[材料]
生もずく…60g　　　水…150ml
桜えび…大さじ1（5g）　薄口しょうゆ…小さじ1（6g）
鶏ガラスープの素
…小さじ½（1g）

[作り方] ① もずくは軽く流水で洗って水けをきる。
② 小鍋に水、鶏ガラスープの素を合わせて火にかけ、沸騰したらもずくと桜えびを加える。
③ ひと煮立ちしたら、しょうゆを加えて火を止める。

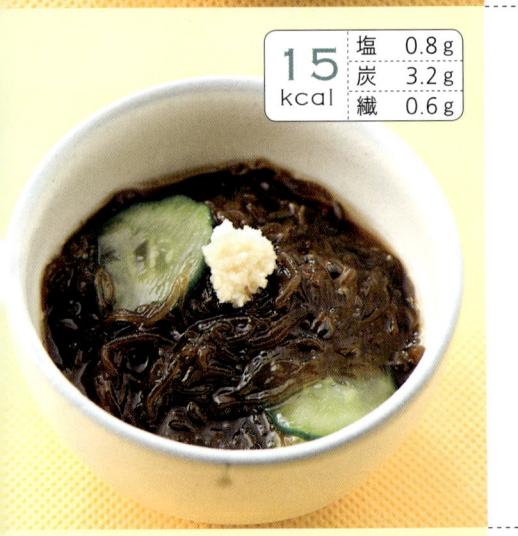

---

15 kcal 　塩 0.8g 　炭 3.2g 　繊 0.6g

きゅうりを加えてかみごたえのある酢の物に
もずくの酢の物

[材料]
生もずく…60g　　　┌酢…大さじ1（15g）
きゅうり…¼本（25g）│だし…大さじ1（15g）
塩…少々　　　　　　A薄口しょうゆ…小さじ2（12g）
おろししょうが…5g　└砂糖…小さじ2（6g）

[作り方] ① もずくは軽く流水で洗って水けをきる。
② きゅうりは小口切りにして塩を振り、しんなりしたら水けをしぼる。
③ Aを混ぜ合わせ、①、②をあえて味をなじませてから器に盛り、おろししょうがをあしらう。

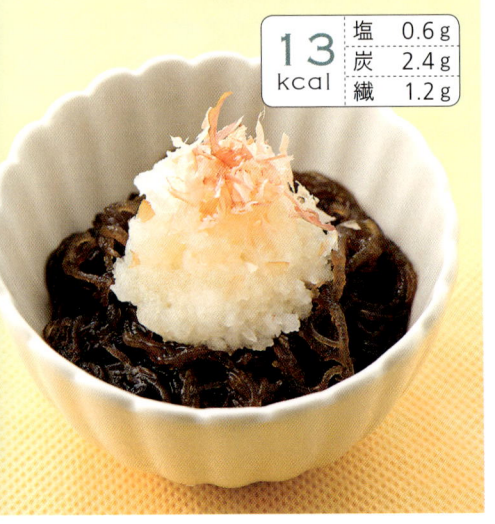

---

13 kcal 　塩 0.6g 　炭 2.4g 　繊 1.2g

市販のめんつゆを使って減塩調理
もずくの大根おろしあえ

[材料]
生もずく…50g
大根おろし…40g
めんつゆ（3倍濃縮）…小さじ2（10g）
削り節…少々

[作り方] ① もずくは軽く流水で洗って水けをきる。
② 小鉢にもずくを盛り、大根おろしをのせる。
③ めんつゆをかけ、削り節を散らす。

PART3 組み合わせ自由自在 副菜 147 ▶▶ こんにゃく、海藻類

わかめ

栄養 不溶性食物繊維やぬめりの正体の水溶性食物繊維のアルギン酸が豊富。**旬** 生の春わかめは3〜5月。**調理** 乾燥わかめや塩蔵わかめは水もどしして使用。汁物、あえ物、煮物に。さっと炒めてもおいしい。**保存** 水もどししたものは早めに使い切る。

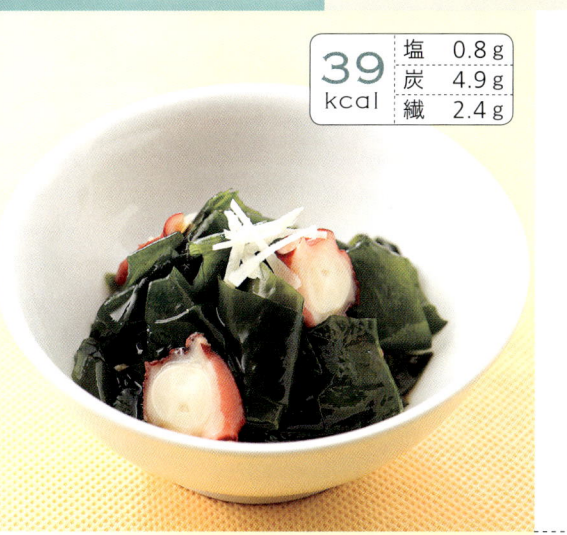

---

39 kcal 　塩 0.8g／炭 4.9g／繊 2.4g

こってりした主菜と組み合わせたい
わかめとたこの酢の物

[材料]
わかめ（水でもどす）…80g
ゆでだこ…40g
針しょうが…40g

A ┌ 酢…大さじ1½（22.5g）
　├ しょうゆ…大さじ1（18g）
　└ 砂糖…小さじ2（6g）

[作り方] ❶ たこは薄いそぎ切りにする。わかめは食べやすい長さに切り、熱湯をかけて冷水にとり、水けをきる。
❷ Aをよく混ぜ、❶をあえる。
❸ 器に盛り、しょうがをあしらう。

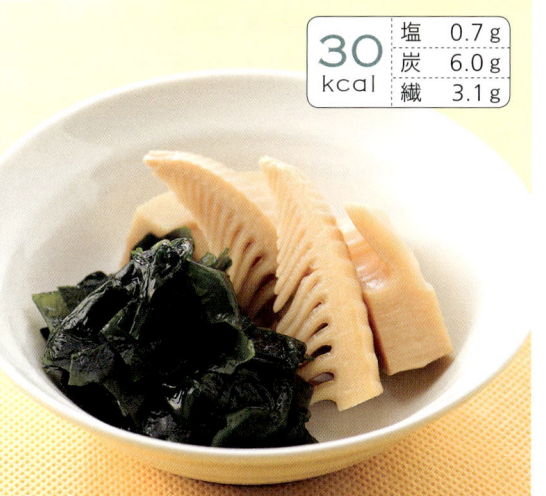

---

30 kcal 　塩 0.7g／炭 6.0g／繊 3.1g

だしを効かせた薄味で食材の味を楽しもう
わかめとたけのこの煮物

[材料]
わかめ（水でもどす）…50g
ゆでたけのこ…100g

A ┌ だし…150ml
　├ 薄口しょうゆ…小さじ1（6g）
　└ みりん…小さじ1（6g）

[作り方] ❶ たけのことわかめは、食べやすい大きさに切る。
❷ 小鍋にAを合わせ、たけのこを加え落としぶたをして煮る。
❸ 煮汁が⅓程度になったら、わかめを加えてサッと煮る。

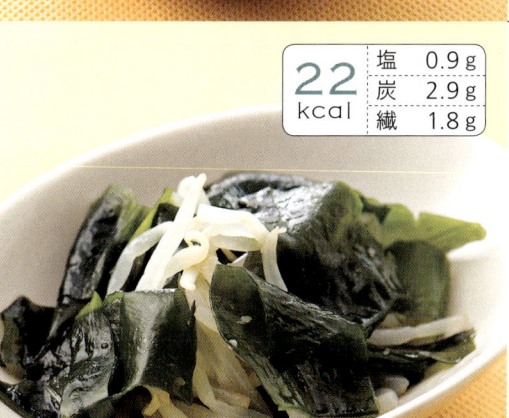

---

22 kcal 　塩 0.9g／炭 2.9g／繊 1.8g

低カロリーの食材を組み合わせて
わかめともやしのナムル風

[材料]
わかめ（水でもどす）…40g
もやし…80g

A ┌ 薄口しょうゆ…小さじ1（6g）
　├ ごま油…小さじ½（2g）
　├ おろしにんにく…小さじ½（2g）
　├ おろししょうが…小さじ½（2g）
　└ 塩、こしょう…各少々

[作り方] ❶ わかめは食べやすい長さに切り、熱湯をかけてから冷水にとり、水けをしぼる。
❷ もやしは、ひげ根を取ってゆでる。
❸ Aを混ぜ合わせ、❶と❷をあえる。

えのきだけ

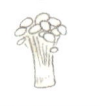

栄養 ビタミンB$_1$、B$_2$などのミネラルを含む。 **旬** 通年流通しているが茶色い野生種は11〜3月が旬。 **調理** くせがないためどのような調理にも合う。えのきを加えることで食物繊維が摂れる。短時間の加熱が食感を残すポイント。 **保存** 冷蔵庫で1週間程度。

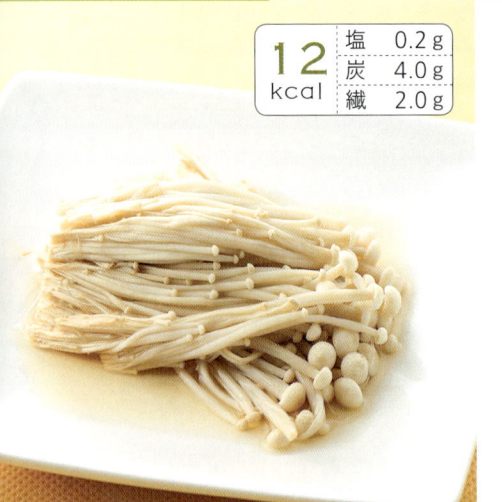

---

12 kcal 塩 0.2g 炭 4.0g 繊 2.0g

焼いて香ばしさとうまみをアップ
えのきの焼きびたし

[材料]
えのきだけ…1パック（100g）
A ┌ だし…大さじ1（15g）
　 └ しょうゆ…小さじ1/2（3g）

[作り方] ① えのきは石づきを取り、グリルで軽く焼く。
② Aを混ぜ合わせ、①が熱いうちにつけ込む。

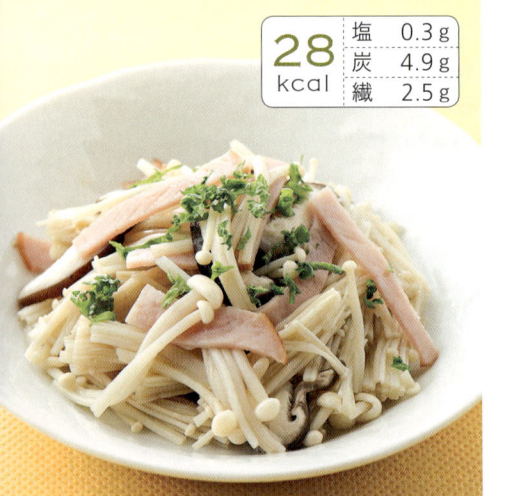

---

28 kcal 塩 0.3g 炭 4.9g 繊 2.5g

ワインの風味とハムの塩分をえのきに吸わせて！
えのきとハムのワイン蒸し

[材料]
えのきだけ…1パック（100g）　　パセリ…少々
しいたけ…2個（30g）　　　　　 白ワイン…小さじ2
ハム…1枚（10g）　　　　　　　 顆粒コンソメ…1g
　　　　　　　　　　　　　　　 こしょう…少々

[作り方] ① えのきは根元を切り落とし半分に切る。しいたけは石づきを取り薄切りにする。ハムはせん切りにする。② 耐熱皿にきのことハムを並べ、白ワインでとかしたコンソメを上からかけて、こしょうを振る。ラップをかけて電子レンジで2分ほど加熱する。③ ラップを取り、みじん切りにしたパセリを散らす。

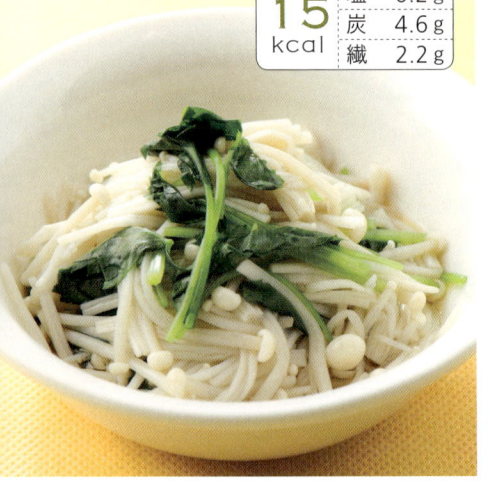

---

15 kcal 塩 0.2g 炭 4.6g 繊 2.2g

三つ葉の香りがえのきにからんで風味豊かに
えのきと三つ葉のおひたし

[材料]
えのきだけ　　　　　　　ポン酢じょうゆ
…1パック（100g）　　　 …小さじ1（5g）
三つ葉…1/2束（20g）

[作り方] ① えのきと三つ葉は根元を切り落とし、食べやすい長さに切って、沸騰した湯でゆで、冷水にとり水けをきる。
② 器に盛り、ポン酢じょうゆをかける。

PART3　組み合わせ自由自在　副菜　147 ▶▶ きのこ類

エリンギ

栄養　ビタミンB₁、B₂など。　旬　10〜12月。
調理　よい歯触りを生かした炒め物などがおすすめ。加熱調理しても食感は失われない。食べやすい大きさに切って調理する。
保存　冷蔵庫で保存。鮮度とともに食感が失われるので、早めに使い切る。

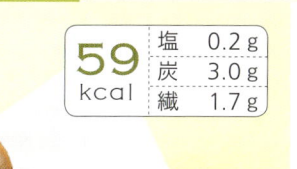

---

59 kcal ｜ 塩 0.2g ｜ 炭 3.0g ｜ 繊 1.7g

エリンギは大きめに切って食べごたえアップ

エリンギのベーコン巻き

[材料]

エリンギ…小4本（80g）　こしょう…少々
ベーコン…1枚（20g）　オリーブ油…小さじ½（2g）

[作り方] ① エリンギは縦4つに切る。ベーコンは1枚を4等分に切る。
② エリンギをベーコンで巻き、楊枝でとめる。
③ フライパンにオリーブ油を熱し、②を焼き、こしょうを振る。

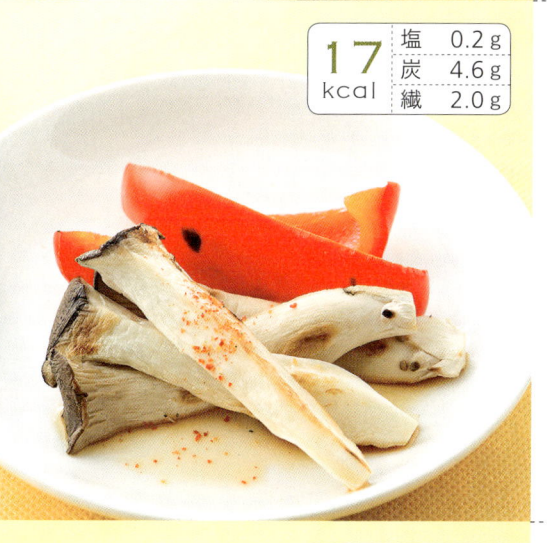

---

17 kcal ｜ 塩 0.2g ｜ 炭 4.6g ｜ 繊 2.0g

エリンギは焼いてうまみを出して

エリンギ焼き

[材料]

エリンギ…2本（80g）
パプリカ（赤）…40g
七味とうがらし…少々
A ┃ だし…小さじ2（10g）
　 ┃ しょうゆ…小さじ½（3g）

[作り方] ① エリンギは縦に裂く。パプリカは1cm幅に切る。
② グリルで少し焼き色がつくまでエリンギ、パプリカを焼く。
③ Aをかけ、好みで七味とうがらしを振る。

---

25 kcal ｜ 塩 0.3g ｜ 炭 3.0g ｜ 繊 1.7g

バターの風味と香りでおいしく

エリンギのソテー

[材料]

エリンギ…2本（80g）
バター…小さじ1（4g）
塩、こしょう…各少々

[作り方] ① エリンギは長さを半分に切り、薄切りにする。
② フライパンにバターを熱し、エリンギを炒め、塩、こしょうで調味する。

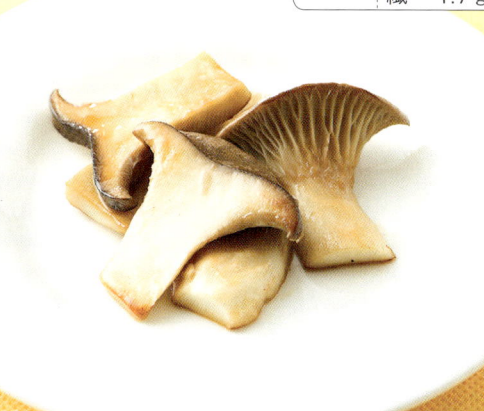

しいたけ

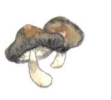

栄養 ビタミンB群、ビタミンDに変わるエルゴステロールやうまみ成分が豊富。 **旬** 3〜5月、9〜11月。 **調理** どんな料理にも合う。大きめに切ると歯ごたえを楽しめる。
保存 かさが開きすぎず厚みのあるものが新鮮。早めに使い切る。

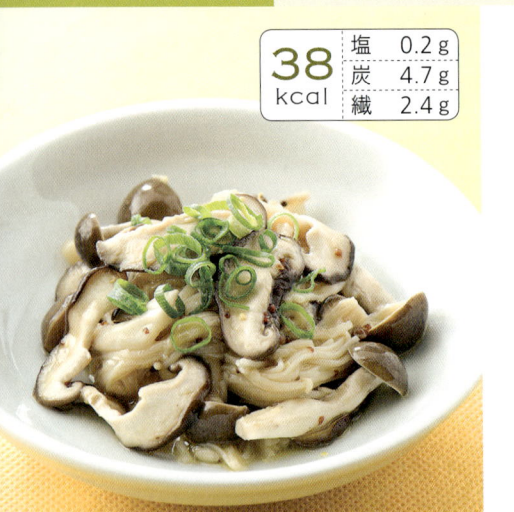

---

38 kcal 　塩 0.2g／炭 4.7g／繊 2.4g

きのこのうまみたっぷり。常備菜にして
きのこの和風マリネ

[材料]
しいたけ…2個（30g）　万能ねぎ（小口切り）…少々
えのきたけ…½袋（50g）
しめじ…½パック（50g）
酒…小さじ1
A ┌ 粒マスタード…小さじ1（6g）
　├ しょうゆ…小さじ½（3g）
　└ 酢…大さじ1（15g）

[作り方] ① しいたけは石づきを取り、薄切りにする。えのきは根元を切り落とし、半分に切ってほぐす。しめじは石づきを取りほぐす。② 耐熱皿にきのこを入れて酒を振り、電子レンジで2分ほど加熱する。③ Aを混ぜ合わせ、② が熱いうちに混ぜ合わせる。味がなじんだら器に盛り、万能ねぎを散らす。

---

19 kcal 　塩 0.2g／炭 2.3g／繊 1.3g

かみごたえも食べごたえもある
焼きしいたけのキムチのせ

[材料]
しいたけ…4個（60g）
白菜キムチ…20g
ごま油…数滴

[作り方] ① しいたけは石づきを取り、グリル（または網）で焼く。
② 器にしいたけをかさを下にして盛り、きざんだキムチをのせ、ごま油を数滴たらす。

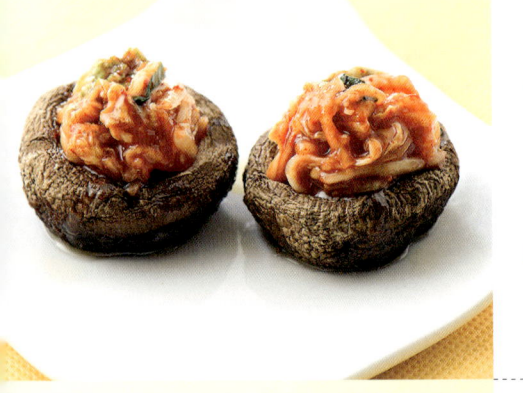

---

22 kcal 　塩 0.4g／炭 2.6g／繊 1.3g

梅の酸味を生かして調味料を控えめに
しいたけの梅あえ

[材料]
しいたけ…2個（30g）
まいたけ…½パック（50g）
梅干し…½個（5g）
A ┌ サラダ油…小さじ½（2g）
　├ みりん…小さじ½（3g）
　└ しょうゆ…小さじ½（3g）

[作り方] ① しいたけは薄切りにし、まいたけは手でほぐす。
② 梅干しの果肉をこまかく包丁でたたき、Aと混ぜる。
③ 耐熱皿にきのこを入れてラップをかけ、電子レンジで1分加熱し、熱いうちに②とあえる。

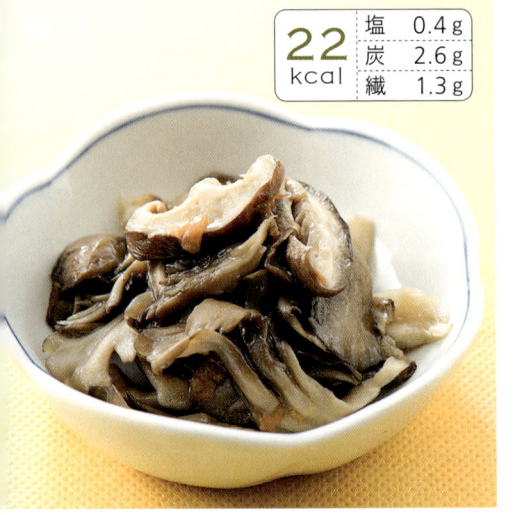

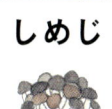

PART3　組み合わせ自由自在　[副菜] 147 ▶▶ きのこ類

しめじ

栄養 ビタミンB_2、食物繊維が豊富。　**旬** 9〜10月。
調理 うまみ成分のアミノ酸も多いため、どんな調理法でも合う。あえ物、汁物、煮物、炊き込みごはん、天ぷらなどもおすすめ。
かさが小ぶりでハリと弾力があるものが新鮮。保存 冷蔵庫へ。

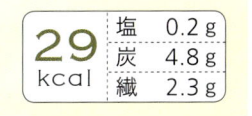

---

29 kcal　塩 0.2g　炭 4.8g　繊 2.3g

山椒を効かせて薄味でもおいしい
しめじとねぎの山椒炒め

[材料]
しめじ…1パック（100g）　みりん…小さじ½（3g）
長ねぎ…40g　　　　　　サラダ油…小さじ½（2g）
しょうゆ…小さじ½（3g）　粉山椒…少々

[作り方] ① しめじは石づきを取り、こまかくほぐす。長ねぎは斜め切りにする。
② フライパンに油を熱し、ねぎ、しめじを炒める。しょうゆとみりんで味をつけ、山椒を振る。

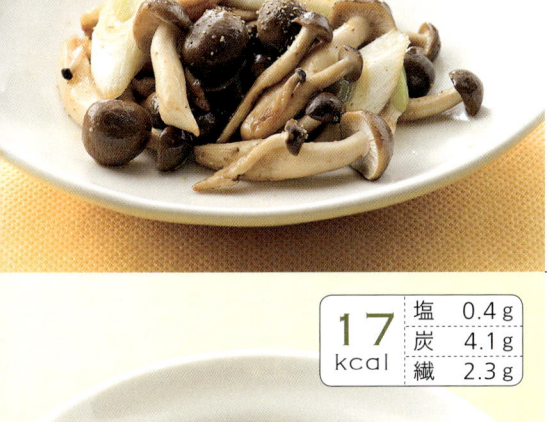

---

17 kcal　塩 0.4g　炭 4.1g　繊 2.3g

しょうがの風味を生かして
しめじといんげんのしょうがあえ

[材料]
しめじ…1パック（100g）
さやいんげん…6本（30g）
しょうが…5g
ポン酢じょうゆ…小さじ2（10g）

[作り方] ① しめじは石づきを取り、小房にほぐす。しめじといんげんをゆでる。いんげんは斜め薄切りにする。
② しょうがはすりおろし、ポン酢じょうゆと混ぜる。
③ ①と②をあえ、器に盛る。

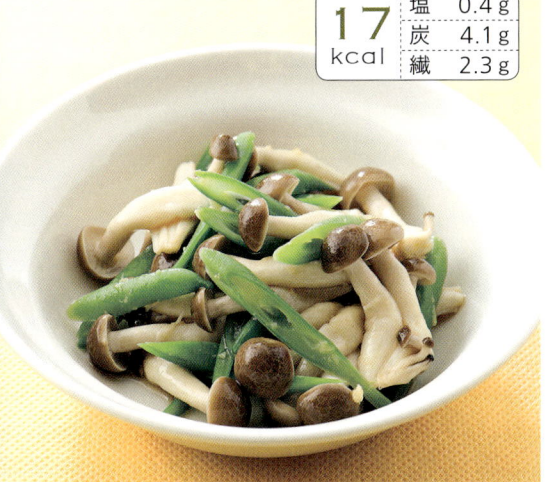

---

65 kcal　塩 0.3g　炭 12.0g　繊 2.6g

にんにくの香りを効かせてヘルシーに
しめじとじゃがいものガーリックバター

[材料]
しめじ…1パック（100g）　　塩、こしょう…各少々
じゃがいも…中1個（100g）　バター…小さじ1（4g）
おろしにんにく…5g

[作り方] ① しめじは石づきを取り、こまかくほぐす。
② じゃがいもは皮をむき、拍子木切りにする。
③ フライパンにバターを熱し、にんにくを入れ、香りが出てきたら、①、②を炒め塩、こしょうで味をととのえる。

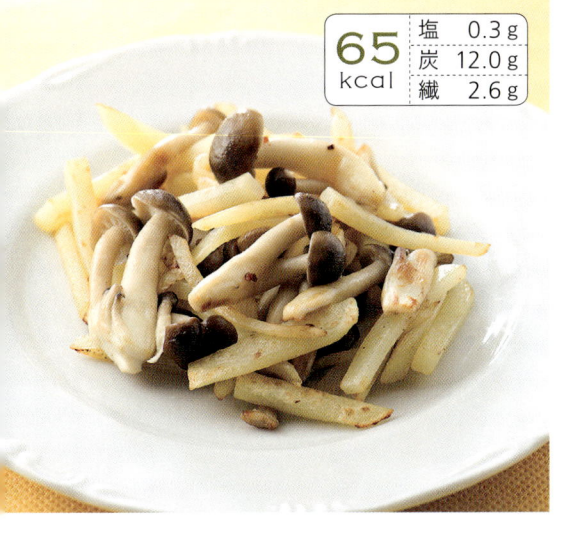

なめこ

栄養 水分が多くカルシウム、鉄などを含む。 旬 通年流通しているが天然は9〜11月。 調理 ざるに入れゴミや汚れをさっと洗い、ゆでる。汁物はゆでずにそのまま使用可。あえ物、汁物に合う。
保存 冷蔵庫で保存。傷みが早いのでなるべく早く使い切る。

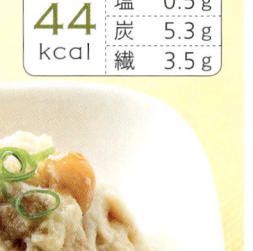

---

44 kcal ／ 塩 0.5g ／ 炭 5.3g ／ 繊 3.5g

なめこを加えてしっとりしたおいしさに
なめこ入り卯の花

[材料]
なめこ…½パック（50g）
おから…50g
にんじん…15g
万能ねぎ…少々

A ┌ だし…100ml
  │ 薄口しょうゆ…小さじ1（6g）
  └ みりん…小さじ½（3g）

サラダ油…小さじ½（2g）

[作り方] ① にんじんはせん切りにする。② フライパンに油を引き、にんじんを炒め、さらにおからを加えて炒める。Aを加えて全体を混ぜながら水分をとばす。③ なめこを加えて混ぜ、火を止める。小口切りにした万能ねぎを散らす。

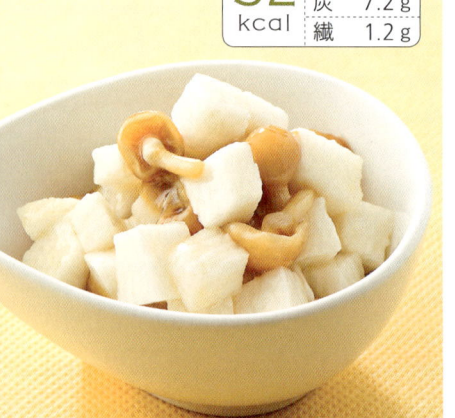

---

32 kcal ／ 塩 0.3g ／ 炭 7.2g ／ 繊 1.2g

長いもを角切りにしてかんで食べる一品に
なめこと長いものからしあえ

[材料]
なめこ…½パック（50g）
長いも…80g

A ┌ だし…小さじ1（5g）
  │ ねりがらし…小さじ½（1g）
  └ しょうゆ…小さじ½（3g）

[作り方] ① なめこは熱湯でサッとゆで、水けをきる。長いもは1cm角に切る。② Aを混ぜ、①とあえる。

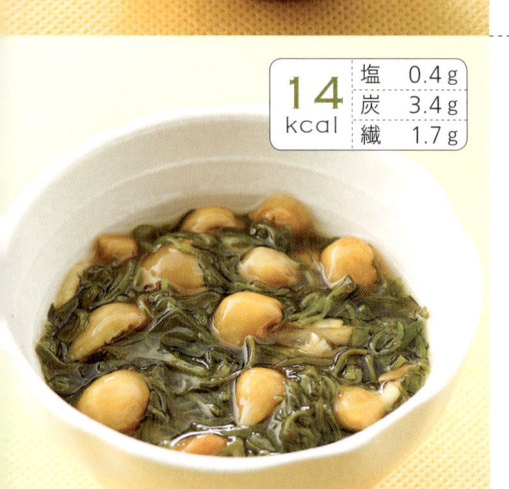

---

14 kcal ／ 塩 0.4g ／ 炭 3.4g ／ 繊 1.7g

あと1品ほしいときにすぐできる
なめことめかぶの酢の物

[材料]
なめこ…½パック（50g）
味つきめかぶ…1パック

[作り方] ① なめこは熱湯でサッとゆで、流水で洗って冷ます。② めかぶとあえて器に盛る。

PART3 組み合わせ自由自在 副菜 147 ▶▶ きのこ類

まいたけ

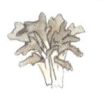

栄養　ビタミンB₁、B₂など。　旬　10〜11月。
調理　汁物や炊き込みごはんなどがおすすめ。てんぷら、炒め物も歯ごたえがよくおいしい。あっさりした料理にも合う。
保存　冷蔵庫で保存。鮮度とともに食感も失われるので、早めに使い切る。

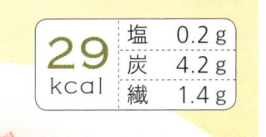

---

29 kcal ／ 塩 0.2g ／ 炭 4.2g ／ 繊 1.4g

まいたけの香りとうまみを楽しみたい
まいたけのサラダ

[材料]

まいたけ…60g
トマト…½個（100g）
かいわれ菜…少々

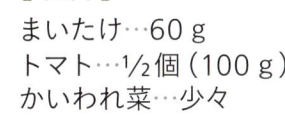

A ┌ ごま油…小さじ½（2g）
　├ しょうゆ…小さじ½（3g）
　├ 酢…小さじ1（5g）
　└ 砂糖…少々

[作り方]
① まいたけはほぐして熱湯でサッとゆで、水けをきって混ぜ合わせたAにつける。
② トマトは薄切りにし、かいわれは根元を切り落とす。
③ 器に①と②を盛り、余ったつけ汁を上からかける。

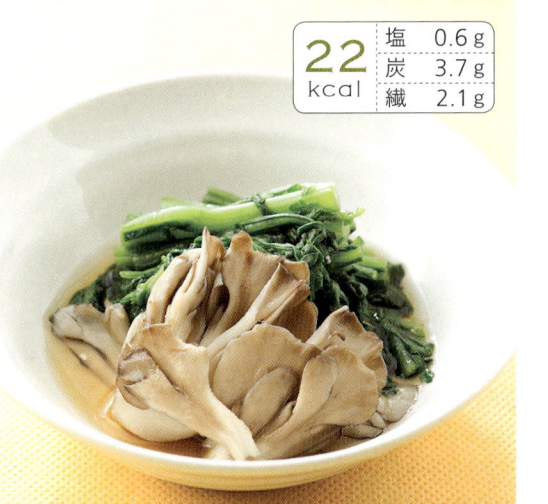

---

22 kcal ／ 塩 0.6g ／ 炭 3.7g ／ 繊 2.1g

たっぷり食べても低カロリー！
まいたけと春菊の煮びたし

[材料]

まいたけ…60g
春菊…80g

A ┌ だし…150ml
　├ 薄口しょうゆ…小さじ1（6g）
　└ みりん…小さじ⅔（4g）

[作り方]
① 春菊は3cm長さに切る。
② 鍋にAを合わせて火にかけ、ほぐしたまいたけを煮て火が通ったら春菊も加えて軽くかき混ぜる。
③ 葉がしんなりしたら火を止め、そのまま冷やして味をなじませる。

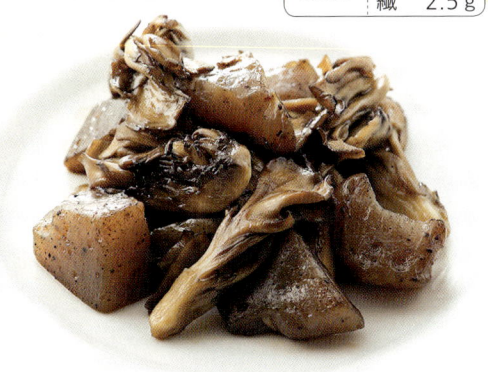

---

22 kcal ／ 塩 0.4g ／ 炭 2.9g ／ 繊 2.5g

オイスターソースがうまみをプラス
まいたけとこんにゃくのオイスター炒め

[材料]

まいたけ…100g
こんにゃく…100g

A ┌ オイスターソース…小さじ½（3g）
　└ しょうゆ…小さじ½（3g）
サラダ油…小さじ½（2g）

[作り方]
① こんにゃくは一口大にちぎり、熱湯でサッとゆでる。まいたけはほぐす。
② フライパンに油を熱し、こんにゃくを炒める。まいたけを加えてさらに炒め、Aを入れて混ぜ合わせる。

さつまいも

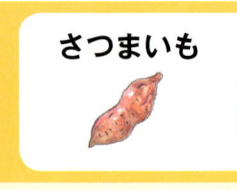

栄養 でんぷん、ビタミンCが豊富。100gあたり132kcal。 **旬** 9〜11月。
調理 アクが強いため、切ったらすぐ水にさらす。時間をかけて加熱することで、でんぷん分解酵素が働き甘くなる。
保存 寒さに弱いため、冷蔵庫には入れずに新聞紙に包んで冷暗所に保存。

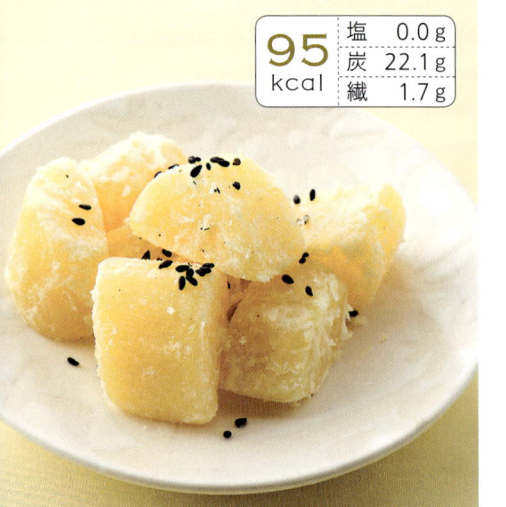

---

95 kcal　塩 0.0g　炭 22.1g　繊 1.7g

おやつやデザートとしても楽しみたい
さつまいもの粉吹き

[材料]
さつまいも…½本（140g）
いり黒ごま…小さじ½（1g）

[作り方] ① さつまいもは皮をむいて2cm角に切る。鍋に湯を沸かし、竹串が通るまでゆでる。
② 湯を捨てて再び鍋を火にかけて、鍋をゆすりながら水分をとばす。粉が吹いてきたところで火を止めてごまを振る。

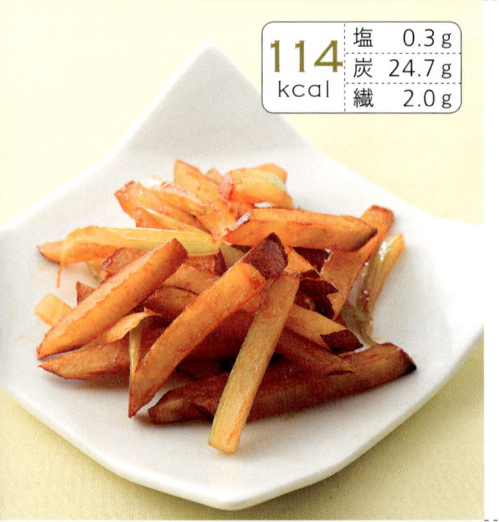

---

114 kcal　塩 0.3g　炭 24.7g　繊 2.0g

一度食べたらくせになる意外な組み合わせ
さつまいもとセロリのケチャップ炒め

[材料]
さつまいも…½本（140g）　トマトケチャップ…大さじ1（15g）
セロリ…40g
サラダ油…小さじ½（2g）

[作り方] ① さつまいもは皮つきのまま拍子木切りにする。耐熱皿に入れラップをかけ、電子レンジで2分ほど加熱して柔らかくする。② セロリは斜め薄切りにする。フライパンに油を熱しセロリを炒める。①のさつまいもを加えてさらに炒める。③ ケチャップを加え、全体に味をなじませる。

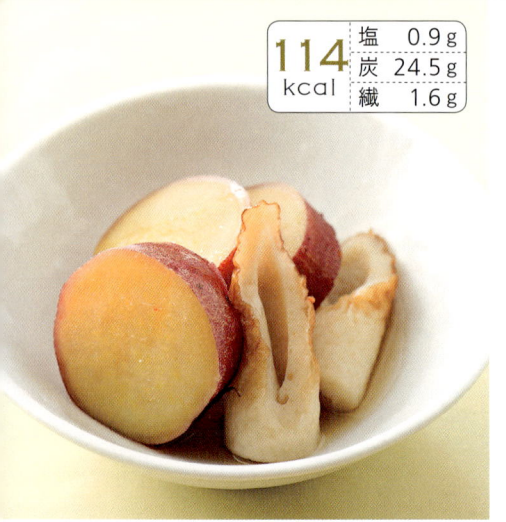

---

114 kcal　塩 0.9g　炭 24.5g　繊 1.6g

さつまいもの甘みがだしによく合う
さつまいもとちくわの煮物

[材料]
さつまいも…½本（140g）　だし…150ml
ちくわ…1本（30g）　薄口しょうゆ…小さじ1（6g）

[作り方] ① さつまいもは皮つきのまま1cm厚さの輪切りにする。ちくわは食べやすい大きさに切る。
② 鍋にだし、しょうゆを煮立て、さつまいもとちくわを加えてさつまいもが柔らかくなるまで煮る。

里いも

栄養 でんぷんが多いいも類のなかでは低カロリー。
調理 下処理は洗って泥を落とし、沸騰した湯で2〜3分ほどゆでて冷水にとり、手で皮をむいてから調理するとよい。
保存 新聞紙に包んで冷暗所へ。断面に赤い斑点や網目、変色のないものが新鮮。
旬 9〜11月。

---

62 kcal 塩 0.3g 炭 9.8g 繊 1.6g

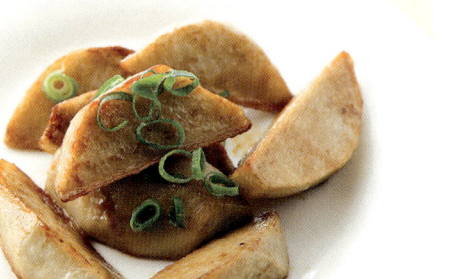

炒めた里いものおいしさを味わいたい
里いものオイスター炒め

[材料]
里いも…140g
サラダ油…小さじ1（4g）
オイスターソース…小さじ1（6g）
万能ねぎ（小口切り）…少々

[作り方] ① 里いもは泥を洗い流し、皮つきのままゆでる。② 柔らかくなったらざるに上げ、皮をむいてくし形に切る。③ フライパンに油を熱し、里いもを炒め、オイスターソースを加えて全体にからめる。器に盛り、万能ねぎを散らす。

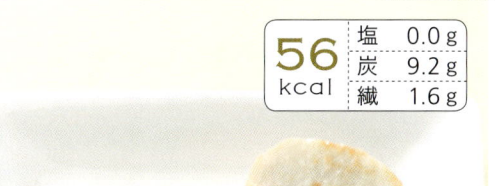

---

56 kcal 塩 0.0g 炭 9.2g 繊 1.6g

外はカリッ、中はほっくりの2つの食感が楽しめる
里いものソテー

[材料]
里いも…140g
バター…小さじ1（4g）

[作り方] ① 里いもは泥を洗い流し、皮つきのままゆでる。火が通ったら、皮をむいて5mm幅の輪切りにする。② フライパンにバターをとかし、里いもを両面に焼き色がつく程度に焼く。

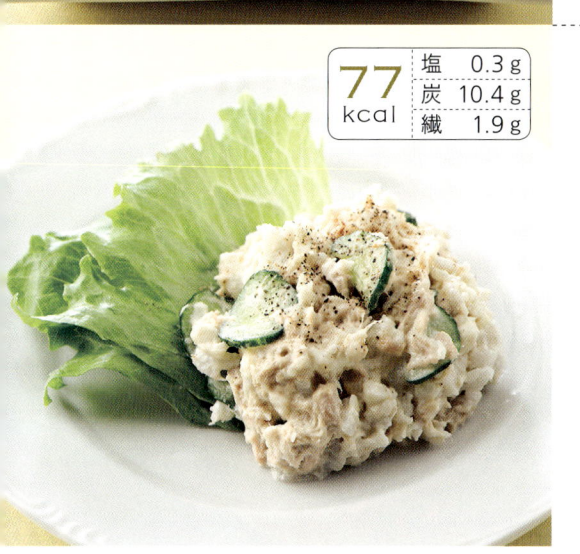

---

77 kcal 塩 0.3g 炭 10.4g 繊 1.9g

ねっとりとした食感を味わう
里いものサラダ

[材料]
里いも…140g
ツナ缶（水煮）…20g
きゅうり…½本（50g）
レタス…2枚
マヨネーズ（カロリーハーフタイプ）…大さじ2（30g）
黒こしょう…少々

[作り方] ① 里いもは泥を洗い流し、皮つきのままゆでる。火が通ったら、皮をむいてつぶす。② きゅうりは薄切りにし、ツナは汁けをきる。つぶした里いも、きゅうり、ツナ、マヨネーズをあえる。③ 器に食べやすい大きさにちぎったレタスを敷き、②を盛り、黒こしょうを振る。

じゃがいも

栄養 でんぷんに富む。100gあたり76kcal。ビタミンCも豊富。
旬 5～7月（地域や品種による）。 **調理** ホクホクとした粉質の男爵などは粉吹きいも、マッシュポテト向き。メークインなど粘質の品種は煮くずれが少ないため、煮物向き。 **保存** 新聞紙に包んで冷暗所に保存。

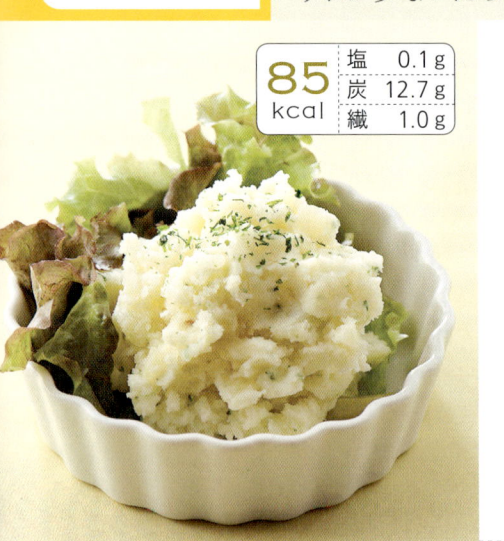

---

85 kcal　塩 0.1g　炭 12.7g　繊 1.0g

青のりとチーズで風味豊かに
じゃがいもの磯チーズあえ

[材料]

じゃがいも…140g　　サニーレタス…1枚
クリームチーズ…1個（18g）　青のり…少々

[作り方] ① じゃがいもはよく洗って汚れを落とし、皮つきのままゆでる。
② 皮をむきボウルに入れあらくつぶす。途中でチーズを加え、混ぜる。
③ 器に食べやすい大きさにちぎったレタスを敷き、②を盛り、上から青のりを散らす。

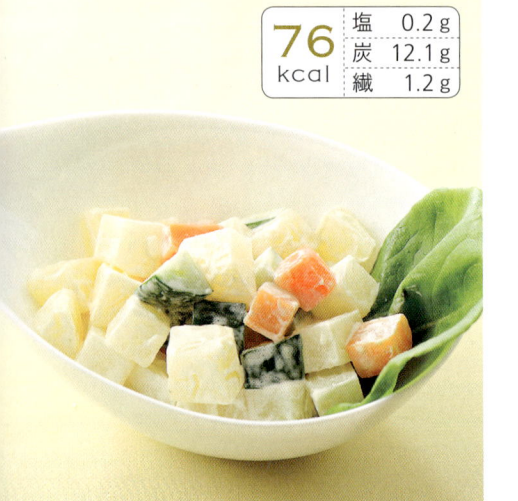

---

76 kcal　塩 0.2g　炭 12.1g　繊 1.2g

ゴロゴロ野菜の食感を楽しみたい
マセドアンサラダ

[材料]

じゃがいも…120g　　マヨネーズ（カロリーハーフタイプ）
にんじん…20g　　　　…大さじ1（15g）
きゅうり…20g　　　　サラダ菜…2枚

[作り方] ① じゃがいもは皮をむき、にんじんときゅうりとともに1cmの角切りにする。
② 鍋に湯を沸かし、じゃがいもとにんじんを柔らかくなるまで煮て水けをきって冷ます。
③ 野菜をすべてマヨネーズであえ、サラダ菜を敷いた皿に盛る。

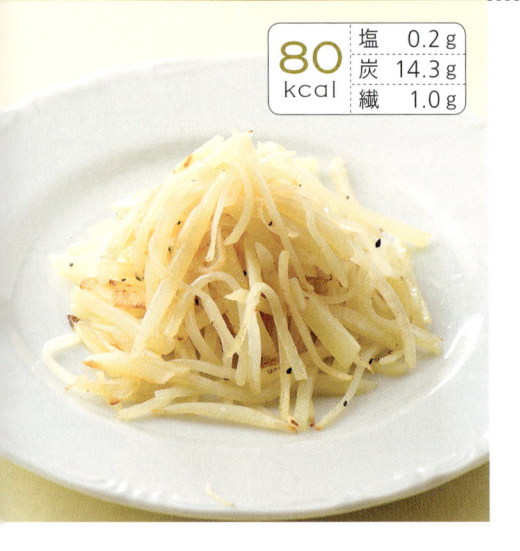

---

80 kcal　塩 0.2g　炭 14.3g　繊 1.0g

さっと炒めてシャキシャキ感を残して
じゃがいもの炒め物

[材料]

じゃがいも…160g　　顆粒コンソメ…少々
サラダ油…小さじ1(4g)　水…小さじ1
　　　　　　　　　　　黒こしょう…少々

[作り方] ① じゃがいもは皮をむき、せん切りにする。水にさらしておく。
② フライパンに油を熱し、水けをきったじゃがいもを炒める。
③ コンソメと水を合わせて回し入れ、全体に味をなじませる。黒こしょうを振る。

PART3 組み合わせ自由自在 副菜 147 ▶▶糖質の多い副菜

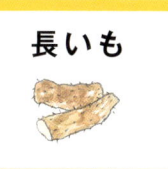

長いも

栄養 でんぷん、ムチン、食物繊維が含まれる。 **旬** 10〜3月。
調理 生はシャキシャキした食感が、加熱するとホクホクとした食感が楽しめる。 **保存** 使いかけのものは切り口にしっかりとラップをして冷蔵庫の野菜室で保存。すりおろしたものは冷凍保存が可能。

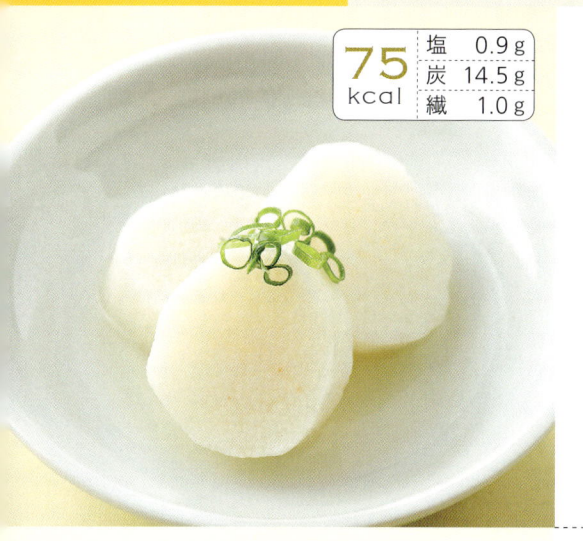

---

75 kcal　塩 0.9g　炭 14.5g　繊 1.0g

だしのうまみを含んでおいしい
長いもの含め煮

[材料]

長いも…200g　　　　　　酒…大さじ1（15g）
万能ねぎ（小口切り）…少々　塩…少々
だし…200ml

[作り方] ① 長いもは皮をむいて1cm厚さの輪切りにする。
② 鍋にだし、酒、長いもを入れて煮立ったら塩を加えて煮る。
③ 器に盛り、万能ねぎを散らす。

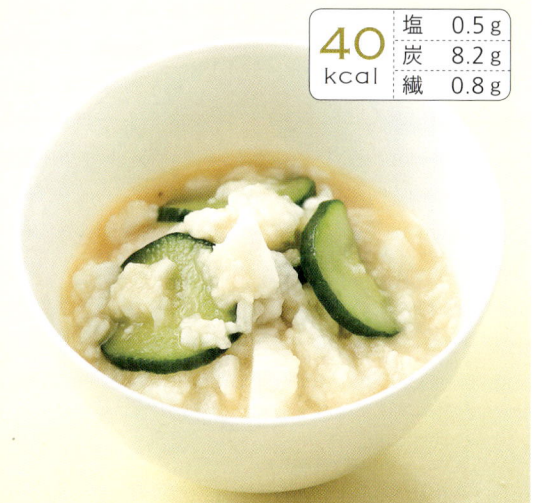

---

40 kcal　塩 0.5g　炭 8.2g　繊 0.8g

わさびの辛みが効いた風味豊かな小鉢
長いもときゅうりのわさびじょうゆあえ

[材料]

長いも…100g　　　　　　┌しょうゆ…小さじ1（6g）
きゅうり…½本（50g）　 A│ねりわさび…少々
塩…少々　　　　　　　　└だし…大さじ1（15g）

[作り方] ① 長いもは皮をむいて保存用袋に入れてめん棒でたたき、きゅうりは輪切りにし、軽く塩もみする。
② Aを混ぜて、①を加えてあえる。

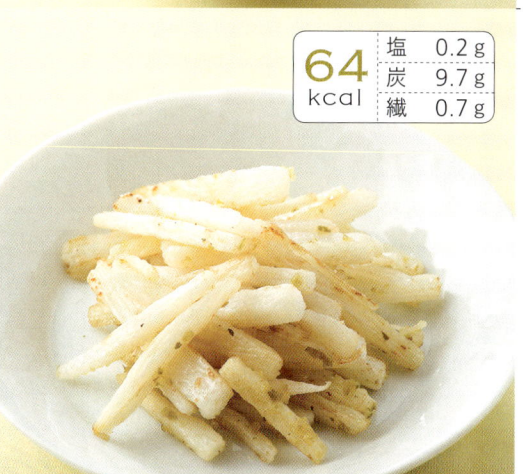

---

64 kcal　塩 0.2g　炭 9.7g　繊 0.7g

ゆずこしょうをピリリと効かせた大人の味
長いものきんぴら風

[材料]

長いも…140g
サラダ油…小さじ1（4g）
ゆずこしょう…少々

[作り方] ① 長いもは皮をむき拍子木切りにする。
② フライパンに油を引き、長いもを炒める。火が通ってきたらゆずこしょうを加えて全体を混ぜ合わせる。

かぼちゃ

栄養 カロテン、カリウム、ビタミンCが豊富。 **旬** 国産は5～9月が旬で、それ以外は輸入品が多い。 **調理** 煮物や炒め物、揚げ物などさまざまな料理に。皮には実以上に栄養素が含まれるため、皮ごとの調理がおすすめ。 **保存** カットしたかぼちゃはラップをして冷蔵庫保存。

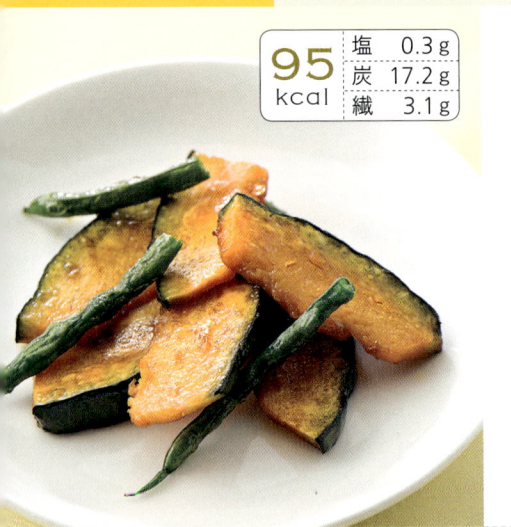

---

95 kcal 塩 0.3g / 炭 17.2g / 繊 3.1g

豆板醤の辛みがかぼちゃの甘みを引き立てます
かぼちゃといんげんのピリ辛炒め

[材料]

かぼちゃ…1/10個（160g）
さやいんげん…4本（20g）
サラダ油…小さじ1（4g）
A ┌ 豆板醤…少々
　└ しょうゆ…小さじ1/2（3g）

[作り方] ① かぼちゃは種とわたを取り、厚さ5～8mmのくし形に切る。いんげんは半分に切る。
② フライパンに油を熱し、かぼちゃといんげんを焼くように炒める。Aを合わせ、回し入れる。

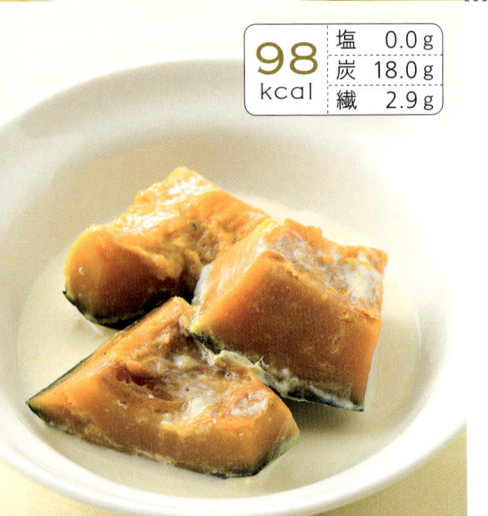

---

98 kcal 塩 0.0g / 炭 18.0g / 繊 2.9g

いつものかぼちゃの煮物が優しいおいしさに！
かぼちゃの豆乳煮

[材料]

かぼちゃ…1/10個（160g）
無調整豆乳…100ml
粉チーズ…小さじ1/2（1g）

[作り方] ① かぼちゃは皮つきのまま、食べやすい大きさに切る。
② 鍋にかぼちゃ、豆乳を入れ弱火で煮る。
③ かぼちゃが柔らかくなったらチーズを振り、火を止める。

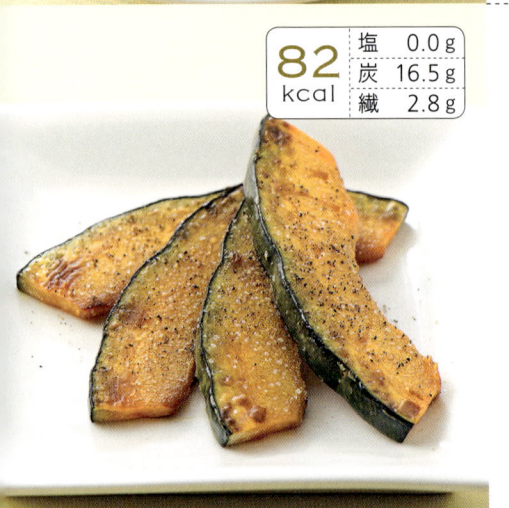

---

82 kcal 塩 0.0g / 炭 16.5g / 繊 2.8g

かぼちゃ本来のおいしさを楽しんで！
かぼちゃのグリル

[材料]

かぼちゃ…1/10個（160g）
オリーブ油…小さじ1/2（2g）
黒こしょう…少々

[作り方] ① かぼちゃは8mm～1cm幅の薄切りにする。
② グリルでかぼちゃを焼き、器に盛る。
③ オリーブ油、こしょうを振りかける。

PART3 組み合わせ自由自在 [副菜] 147 ▶▶糖質の多い副菜

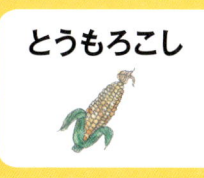

とうもろこし

栄養 糖質、タンパク質、食物繊維が含まれる。缶詰も栄養面では大きな差はない。 旬 6〜9月。
調理 どんな料理にも合う。 保存 生のものは収穫後24時間たつと栄養が半減し、味が落ちるため早めに使う。ゆでて冷蔵庫で3日以内。

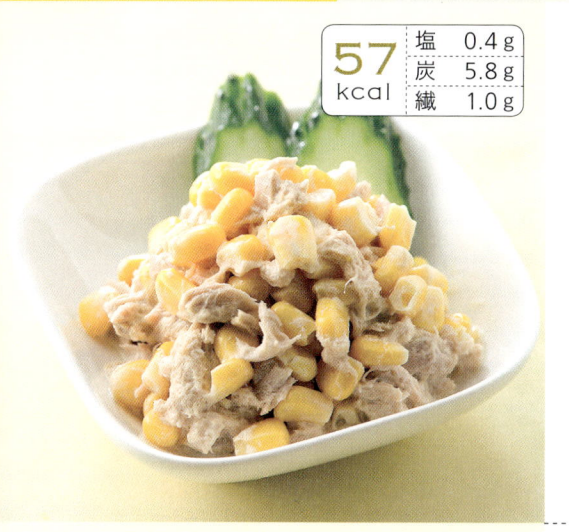

---

57 kcal 塩 0.4g／炭 5.8g／繊 1.0g

缶詰で、あっという間にできる簡単サラダ
コーンとツナのサラダ

[材料]
コーン缶…½缶(60g)
ツナ缶(水煮)…½缶(20g)
マヨネーズ(カロリーハーフタイプ)…大さじ2(30g)
きゅうり(薄切り)…4枚

[作り方]
① コーン、ツナは汁けをきり、マヨネーズであえる。
② 器に盛り、きゅうりを添える。

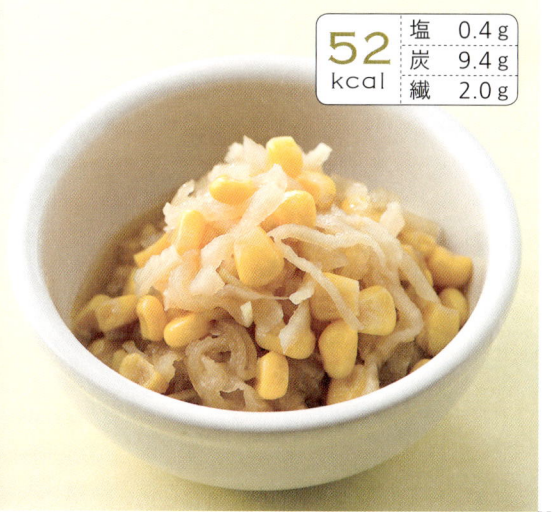

---

52 kcal 塩 0.4g／炭 9.4g／繊 2.0g

かみごたえのある切り干し大根で満腹感を
コーンと切り干し大根のあえ物

[材料]
コーン缶…½缶(60g)
切り干し大根(乾物)…10g
A｜しょうゆ…小さじ½(3g)
　｜酢…大さじ1(15g)
　｜ごま油…小さじ½(2g)

[作り方]
① 切り干し大根は水でもどし、熱湯をかけ、水けをしぼって食べやすい長さに切る。
② Aとコーン、①の切り干し大根をあえる。

---

52 kcal 塩 0.5g／炭 7.2g／繊 2.7g

コーンの甘みがシンプルなソテーの隠し味
コーンとほうれん草のソテー

[材料]
ほうれん草…120g
コーン缶…½缶(60g)
バター…小さじ1(4g)
塩、こしょう…各少々

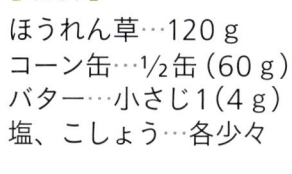

[作り方]
① ほうれん草は5cm長さに切る。
② フライパンにバターを熱し、ほうれん草、コーンを炒め、塩、こしょうで味をととのえる。

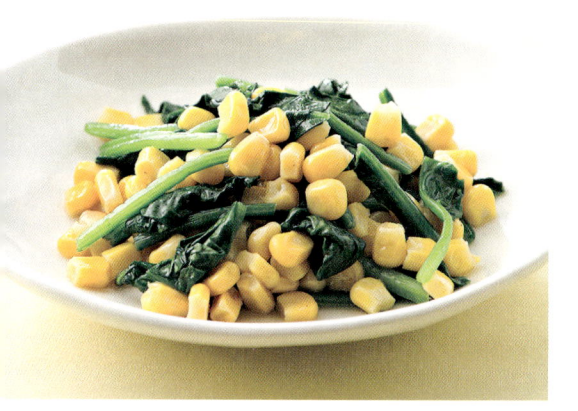

れんこん

栄養 でんぷん、ビタミンC。 **旬** 11〜3月。 **調理** きんぴらなどシャキシャキした食感を出すときは輪切りにし、煮物には乱切りがおすすめ。
保存 丸ごと新聞紙に包んでポリ袋に入れ、冷蔵庫で保存。断面が茶色く変色したり穴の中が黒ずんでいたりするものは鮮度が悪い。

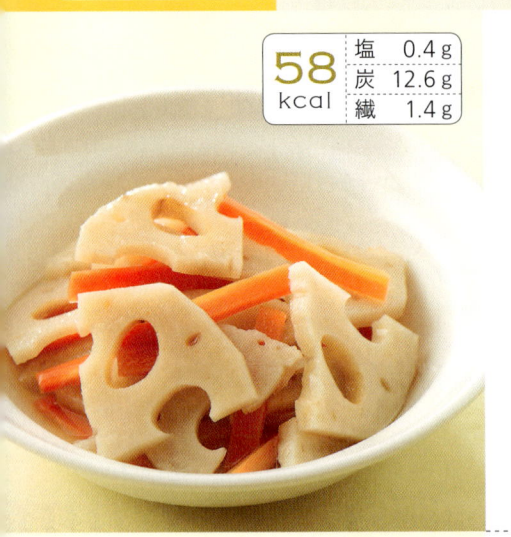

---

58 kcal　塩 0.4g　炭 12.6g　繊 1.4g

だしを加えた甘酢で煮れば、酸味も柔らかく
れんこんとにんじんの煮なます

[材料]
れんこん…100g
にんじん…30g
A［だし…120ml
　酢…大さじ1（15g）
　みりん…小さじ2（12g）
　塩…少々］

[作り方]
① れんこんは、いちょう切りにして酢水（分量外）にさらす。
② にんじんは3cm長さのせん切りにする。
③ ①、②をAとともに鍋に入れて野菜に火が通るまで煮る。

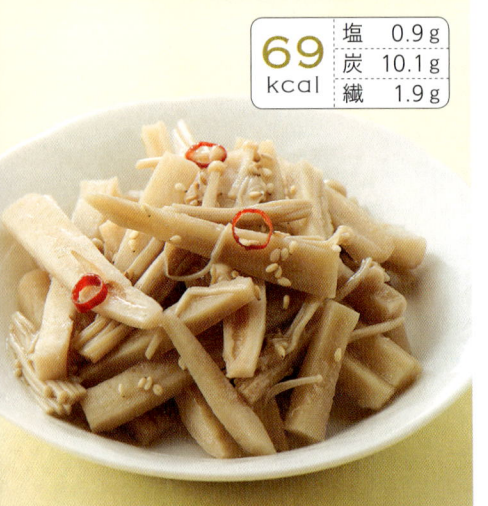

---

69 kcal　塩 0.9g　炭 10.1g　繊 1.9g

れんこんを細切りにして、シャキシャキ感アップ
れんこんとえのきのきんぴら

[材料]
れんこん…80g
えのきたけ…50g
赤とうがらし（小口切り）…1/3本分
A［めんつゆ（3倍濃縮）…大さじ1（15g）
　水…大さじ2］
ごま油…小さじ1½（6g）
いり白ごま…少々

[作り方]
① れんこんは、3cm長さの細切りにし、えのきは石づきを取り、半分に切る。
② フライパンにごま油を熱し、とうがらしをサッと炒めて①を入れる。れんこんに透明感が出てくるまで炒める。
③ Aを加えて、味をととのえる。器に盛りごまを振る。

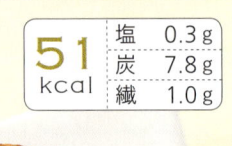

---

51 kcal　塩 0.3g　炭 7.8g　繊 1.0g

厚切りにしてれんこんのおいしさを味わいたい！
塩焼きれんこん

[材料]
れんこん…100g
オリーブ油…小さじ1（4g）
塩…少々

[作り方]
① れんこんは皮つきのまま、縦半分に切り、8mm厚さに切る。
② フライパンにオリーブ油を熱し、①を両面じっくりと焼く。
③ 仕上げに軽く塩を振る。

PART 4

組み合わせ自由自在

汁物、常備菜

忙しいときに便利な常備菜。多めに作っておき、それをアレンジするレシピも掲載しています。汁物は、塩分をとりすぎないように、子ども用のわんを使うのがおすすめです。

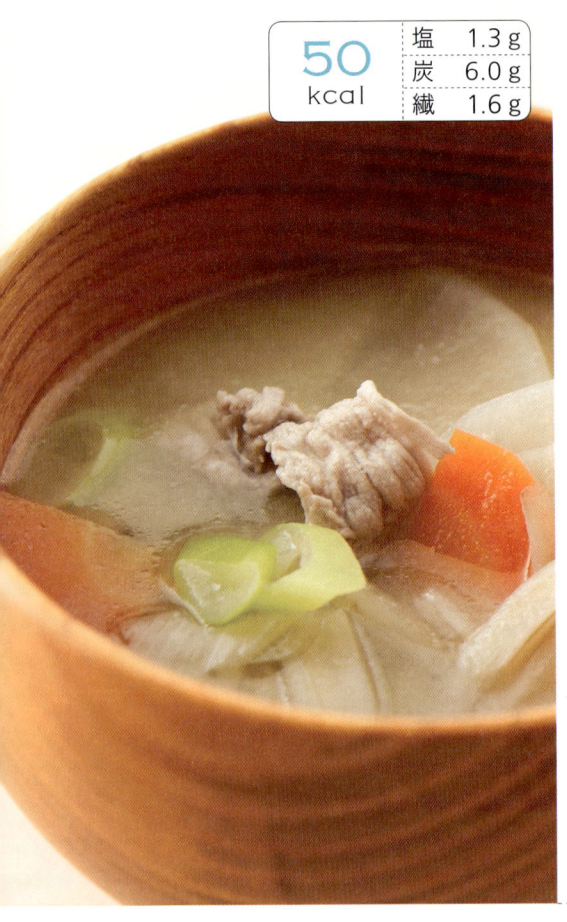

| 50 kcal | 塩 1.3g / 炭 6.0g / 繊 1.6g |

かみごたえのあるもも肉を具に
豚汁

[材料]

豚もも薄切り肉…20g　長ねぎ…15g
大根…30g　　　　　　だし…300ml
にんじん…20g　　　　みそ…大さじ1(18g)
ごぼう…20g

[作り方]

❶ 豚肉は食べやすい大きさに、大根、にんじんはいちょう切りにする。ごぼうはささがきにする。ねぎは斜めに切る。

❷ だしでねぎ以外の野菜を煮る。火が通ってきたら肉を加え、アクをとる。

❸ 火を止めてみそをとき、ねぎを加える。

POINT
豚肉と根菜をたくさん使った人気の具だくさん汁。油で炒めずに煮て調理することで、エネルギーが控えめになります。

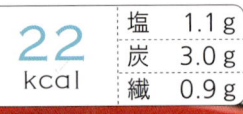

| 22 kcal | 塩 1.1g / 炭 3.0g / 繊 0.9g |

野菜のうまみでしょうゆを減量
けんちん汁

[材料]

にんじん…10g　　　　絹ごし豆腐…30g
ごぼう…10g　　　　　だし…300ml
しいたけ…1個(15g)　薄口しょうゆ
小松菜…15g　　　　　　…小さじ2(12g)

[作り方]

❶ にんじんは短冊切り、ごぼうは斜め薄切り、しいたけは軸を取って半分に切って薄切り、小松菜は3〜4cm長さに切る。絹ごし豆腐はさいの目に切る。

❷ だしで小松菜以外の野菜を煮る。野菜に火が通ったら、小松菜、豆腐を加えてサッと煮て、しょうゆで調味する。

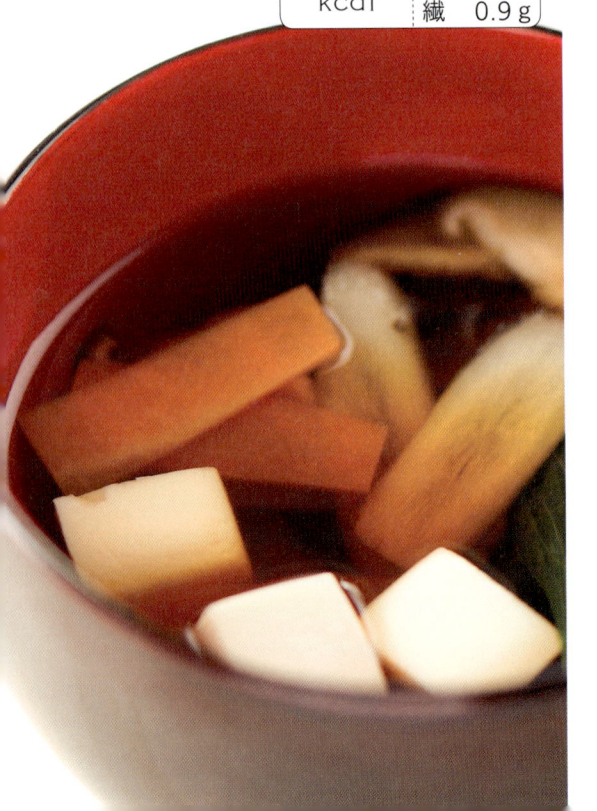

PART4 組み合わせ自由自在 汁物

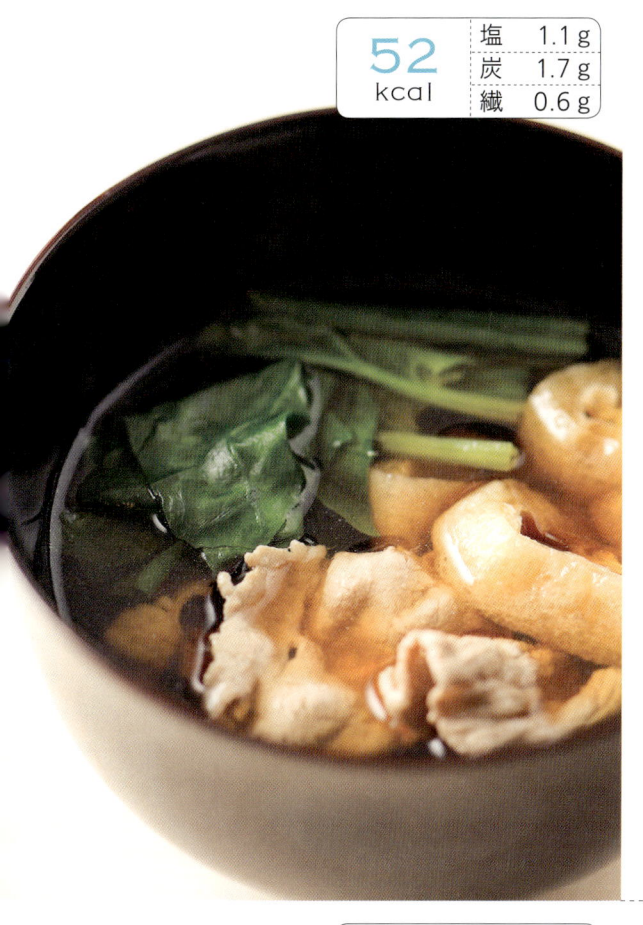

52 kcal
塩 1.1 g
炭 1.7 g
繊 0.6 g

油揚げは油抜きをしてカロリーをカット
常夜汁

[材料]
豚もも薄切り肉…30 g
ほうれん草…40 g
油揚げ…1/2枚（10 g）
だし…300ml
薄口しょうゆ…小さじ2（12 g）

[作り方]
① ほうれん草は3〜4cm長さ、豚肉は3cm幅に切る。油揚げは油抜きをして短冊切りにする。

② だしを煮立てて肉を入れて火を通し、火が通ったらほうれん草と油揚げを加えて煮る。しょうゆで調味する。

POINT
火が通りやすい食材を使うため短時間でできるスピードメニューです。

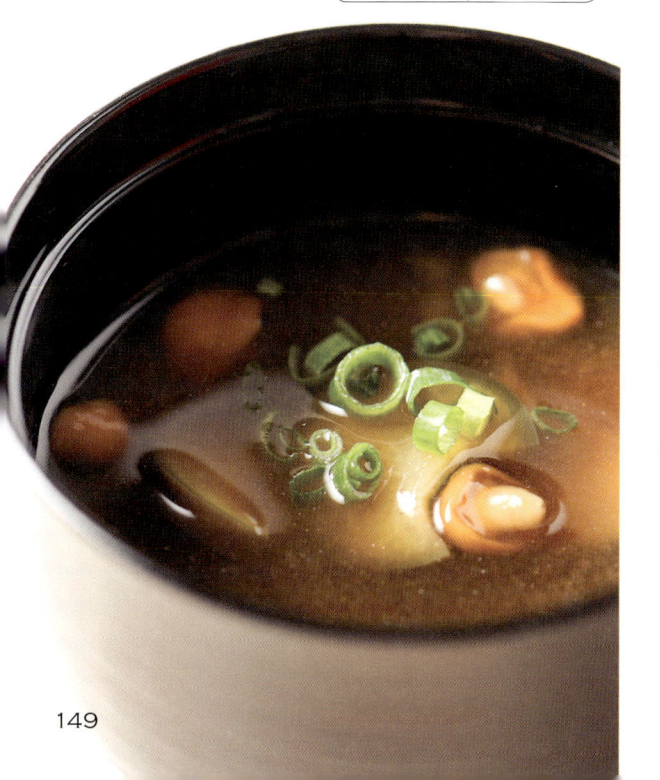

---

20 kcal
塩 0.8 g
炭 2.6 g
繊 1.2 g

低カロリーの具を組み合わせた汁物
なめことなすの赤だし

[材料]
なめこ…1/4パック（25 g）
なす…1/2個（30 g）
だし…200ml
赤みそ…小さじ2（12 g）
万能ねぎ（小口切り）…少々

[作り方]
① なすは半月切りにし、だしで煮る。火が通ってきたらなめこを加えてサッと煮立てる。

② 火を止めてみそをとき、わんに盛って万能ねぎを散らす。

POINT
なめこと相性のよい赤みその汁物です。野菜を多めにしましょう。

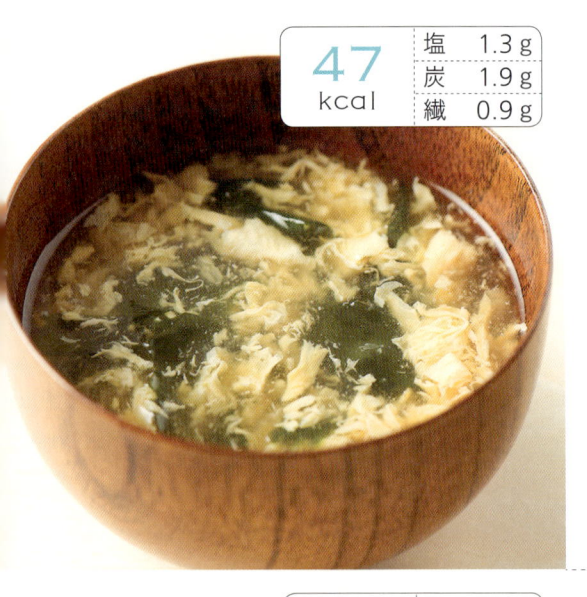

片栗粉を使わず、あっさりと
わかめのかき玉汁

47 kcal　塩 1.3 g　炭 1.9 g　繊 0.9 g

[材料]

わかめ（水でもどす）…30 g
卵（Mサイズ）…1個（50 g）
だし…300ml
薄口しょうゆ…小さじ2（12 g）

[作り方] ❶ わかめは一口大に切る。卵は割りほぐす。
❷ だしを鍋に入れて火にかけ、煮立ったらしょうゆを入れる。
❸ とき卵を細く流し入れ、卵が浮き上がってきたら火を止めて、わかめを加える。

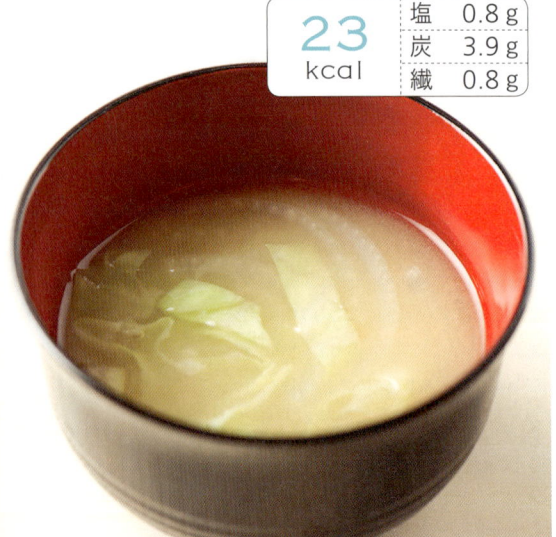

汁物でも食物繊維をしっかり摂って
キャベツと玉ねぎのみそ汁

23 kcal　塩 0.8 g　炭 3.9 g　繊 0.8 g

[材料]

キャベツ…20 g
玉ねぎ…40 g
だし…200ml
みそ…小さじ2（12 g）

[作り方] ❶ キャベツは8mm幅に切り、玉ねぎは薄くスライスする。
❷ だしで野菜を火が通るまで煮て、みそをとく。

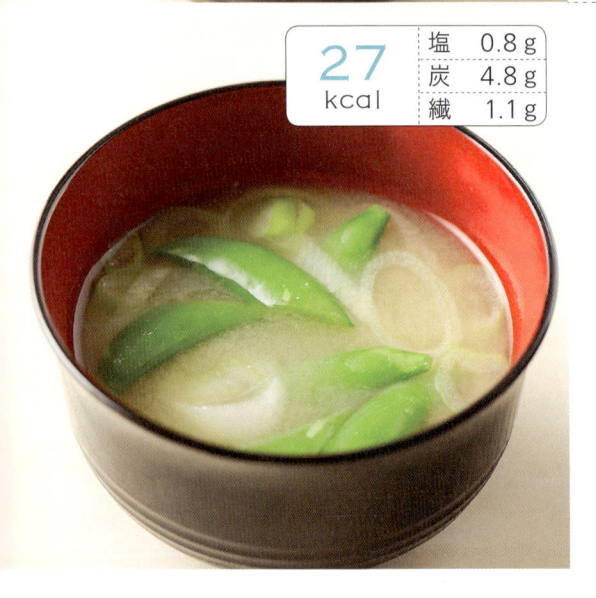

スナップえんどうの甘みで満足感がアップ
スナップえんどうとねぎのみそ汁

27 kcal　塩 0.8 g　炭 4.8 g　繊 1.1 g

[材料]

スナップえんどう…10個（50 g）
長ねぎ…20 g
だし…200ml
みそ…小さじ2（12 g）

[作り方] ❶ スナップえんどうはすじを取り、長いものは半分に切る。ねぎは斜め薄切りにする。
❷ だしでスナップえんどう、ねぎを煮て、火が通ったら火を止めて、みそをとく。

PART4 組み合わせ自由自在　汁物

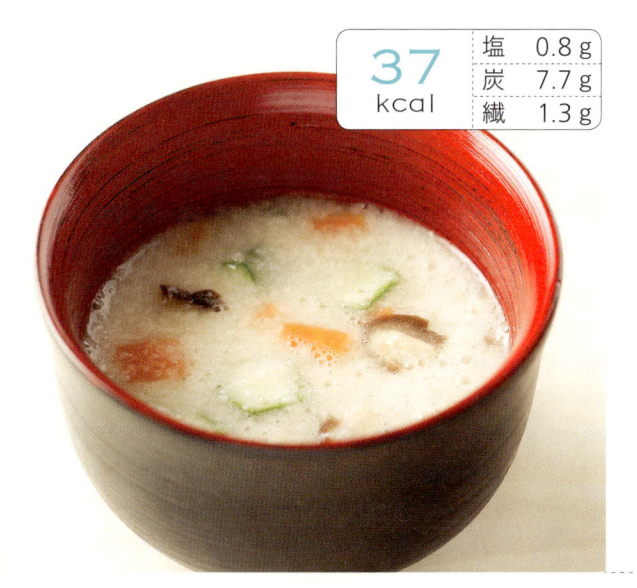

冷たいと少ない塩分でも味を感じやすい
オクラと長いもの冷やし汁

37 kcal　塩 0.8g　炭 7.7g　繊 1.3g

[材料]

オクラ…2本（20g）
長いも…80g
にんじん…10g
しいたけ…1個（15g）

A ┌ だし…80ml
　├ 薄口しょうゆ
　└ 大さじ½（9g）

[作り方] ① にんじんとしいたけは色紙切りにしてAで煮る。オクラはゆでて小口切りにする。
② すりおろした長いもに①を加える。
③ 冷やしてわんに盛る。

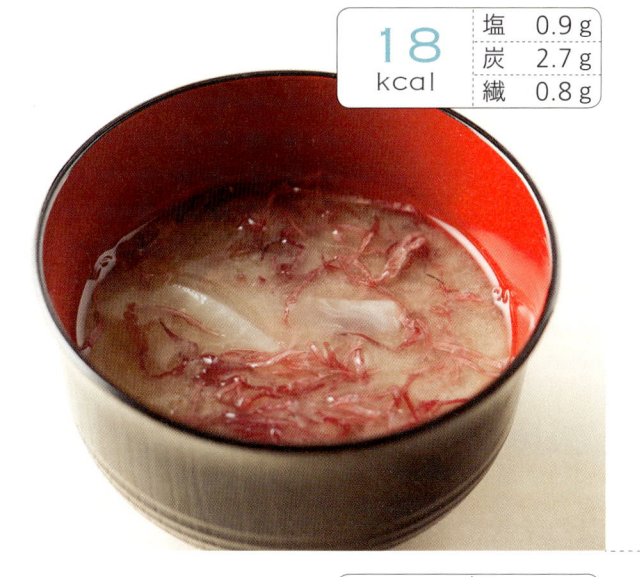

薄味でも海藻のいい香りが引き立ちます
ふのりと大根のみそ汁

18 kcal　塩 0.9g　炭 2.7g　繊 0.8g

[材料]

乾燥ふのり…少々
大根…40g
だし…200ml
みそ…小さじ2（12g）

[作り方] 大根は拍子木切りにし、だしで煮る。火が通ったら火を止め、みそをとき、ふのりを入れる。

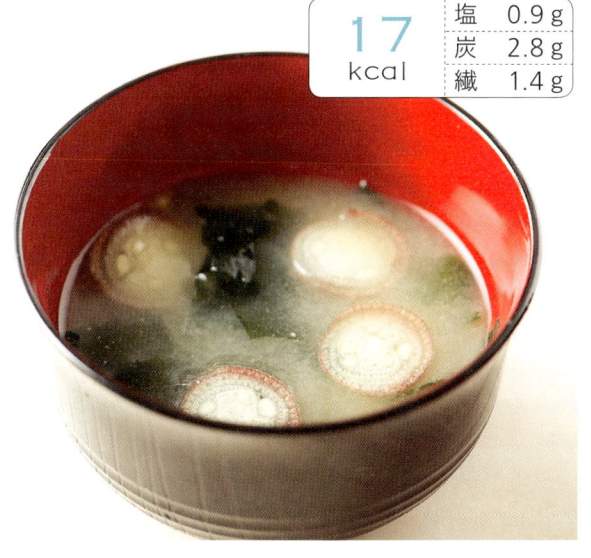

香味野菜で味にメリハリを出して
わかめとみょうがのみそ汁

17 kcal　塩 0.9g　炭 2.8g　繊 1.4g

[材料]

わかめ（水でもどす）…30g
みょうが…20g
だし…200ml
みそ…小さじ2（12g）

[作り方] ① わかめは一口大に切る。みょうがは輪切りにする。
② だしを煮立て、わかめを入れすぐ火を止める。みそをとき、みょうがを浮かべる。

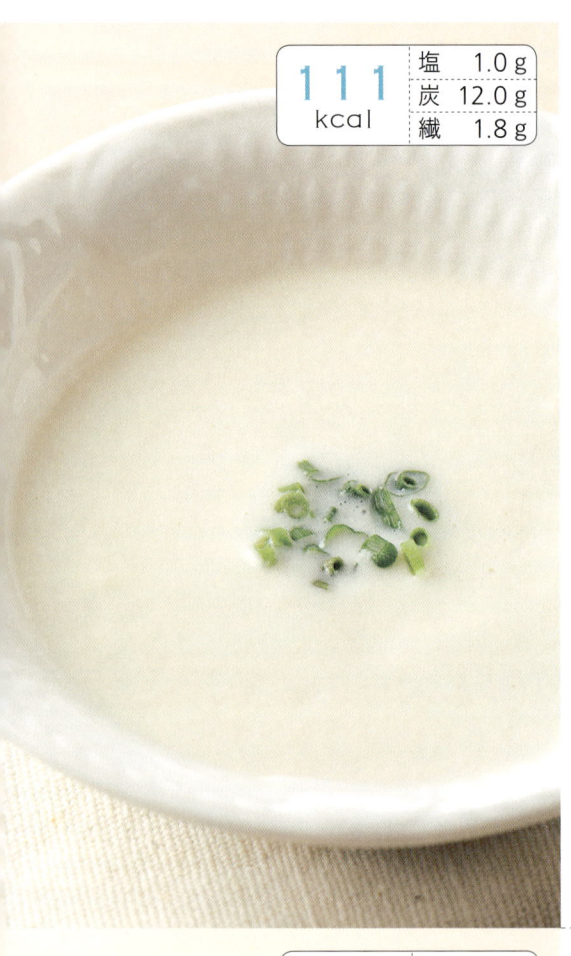

| 111 kcal | 塩 1.0 g / 炭 12.0 g / 繊 1.8 g |

ゆっくり具を炒めて甘みを引き出します

きのこのポタージュスープ

[材料]

えのきたけ…½袋（50g）　牛乳…200ml
玉ねぎ…中½個（100g）　塩、こしょう…各少々
バター…小さじ1（4g）　万能ねぎ…少々
顆粒コンソメ…小さじ1（2g）

[作り方]

① 玉ねぎは薄切り、えのきは根元を切り落として半分の長さに切り、電子レンジで3分加熱する。

② 鍋にバターをとかし①を入れ、中火で焦がさないように炒め、バターがなじんだら水150mlとコンソメを加えて5分ほど煮込む。

③ ②をミキサーにかけ、鍋に戻し、牛乳、塩、こしょうを加えてひと煮立ちさせる。器に盛り、きざんだ万能ねぎを散らす。

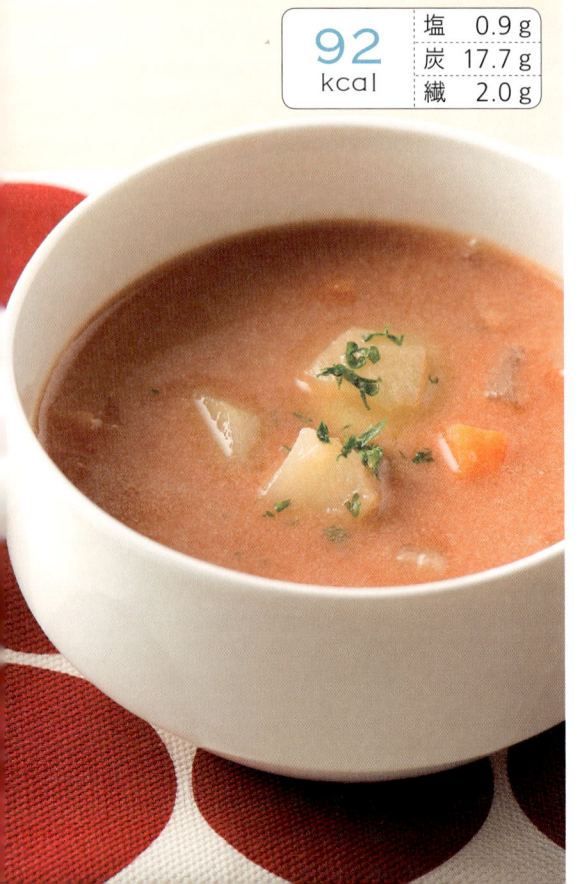

| 92 kcal | 塩 0.9 g / 炭 17.7 g / 繊 2.0 g |

低脂肪の豆乳を加えてまろやかな味に

トマトスープ

[材料]

じゃがいも…小1個（100g）
玉ねぎ…30g
にんじん…20g
トマト野菜ミックスジュース（無塩タイプ）…200ml
豆乳…100ml
顆粒コンソメ…小さじ1（2g）
パセリ…少々

[作り方]

① じゃがいもは皮をむき6つに切る。玉ねぎとにんじんは1cm角に切って耐熱皿に入れてラップをかけ、電子レンジで3分加熱する。

② 鍋にジュースを入れて温め、コンソメを入れてとかす。

③ ①と豆乳を加えて温める。器に盛り、パセリのみじん切りを散らす。

PART4 組み合わせ自由自在 [汁物]

40 kcal 塩 1.2 g / 炭 2.2 g / 繊 0.7 g

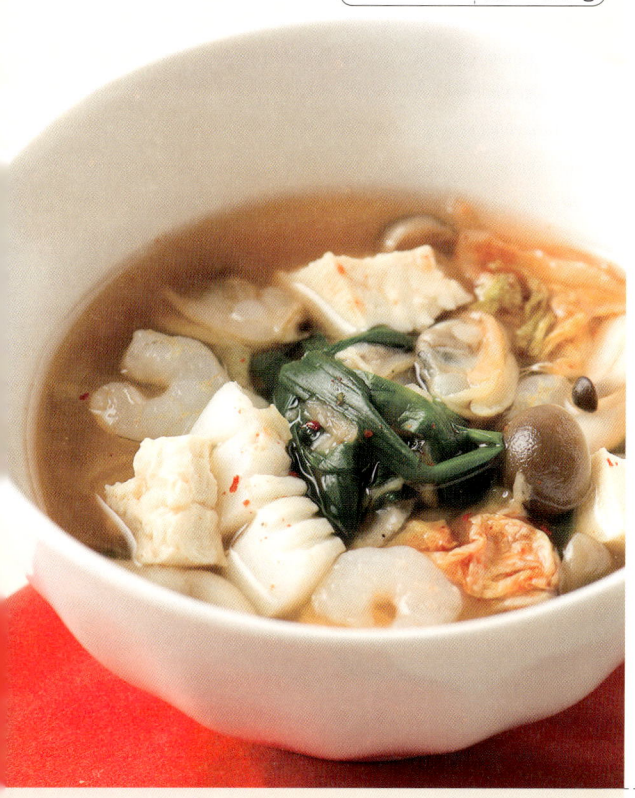

ごま油で香りをつけて塩分を控えめに
海鮮チゲスープ

[材料]
絹ごし豆腐…20 g　シーフードミックス(冷凍)…30 g
白菜キムチ…20 g　鶏ガラスープ素…小さじ1(2 g)
にら…10 g　　　しょうゆ…小さじ1(6 g)
しめじ…15 g　　ごま油…数滴

[作り方]

① 絹ごし豆腐とキムチは食べやすい大きさに切り、にらは3㎝長さに、しめじは石づきを取ってほぐす。

② 鍋に水300mlを入れて火にかけ、鶏ガラスープの素、豆腐、しめじ、シーフードミックスを入れて煮る。煮立ったらしょうゆを入れる。

③ ②にキムチとにらを入れてサッと煮、最後にごま油を加える。

POINT
キムチの辛さとうまみがおいしい汁物。ボリュームたっぷりです。

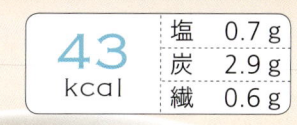

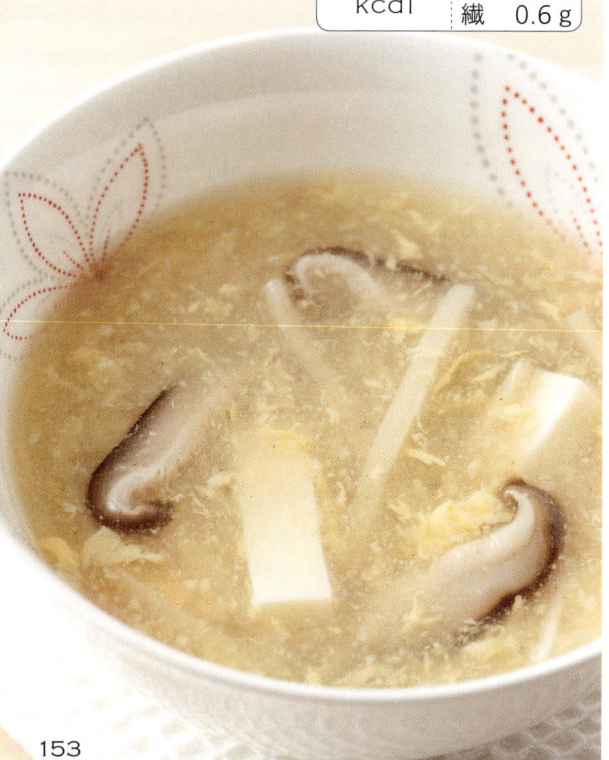

---

43 kcal 塩 0.7 g / 炭 2.9 g / 繊 0.6 g

酸味が効いているので薄味でもおいしい
酸辣湯風スープ
（スーラータン）

[材料]
絹ごし豆腐…40 g　　鶏ガラスープの素
しいたけ…1個(15 g)　…小さじ1(2 g)
ゆでたけのこ…20 g　塩…少々
卵…1/2個(25 g)　　片栗粉…小さじ1
　　　　　　　　　　酢…大さじ1/2(7.5 g)

[作り方]

① 豆腐は拍子木切り、しいたけは軸を取って薄切り、たけのこはせん切りにする。

② 鍋に水300mlと鶏ガラスープの素、①を入れて煮る。

③ 塩を入れて調味し、片栗粉を同量の水でとき、加えてとろみをつける。

④ とき卵を少しずつ加えていく。火を止めて酢を加える。

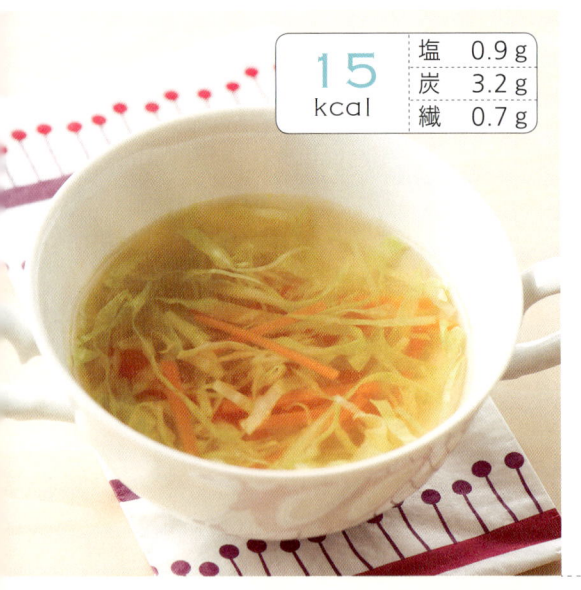

| 15 kcal | 塩 0.9 g
炭 3.2 g
繊 0.7 g |

加熱することで野菜をたっぷりとれます
キャベツとにんじんのスープ

[材料]

キャベツ…40 g
にんじん…30 g
顆粒コンソメ…小さじ2（4 g）
こしょう…少々

[作り方] ① キャベツとにんじんはせん切りにする。
② 鍋に水300mlを入れて野菜を煮て、柔らかくなったらコンソメを入れ、こしょうで調味する。

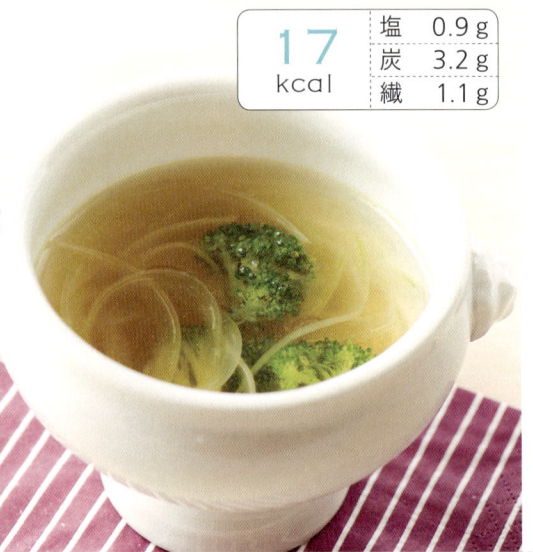

| 17 kcal | 塩 0.9 g
炭 3.2 g
繊 1.1 g |

ビタミンCの豊富なブロッコリーを具に
ブロッコリーと玉ねぎのスープ

[材料]

ブロッコリー…40 g
玉ねぎ…30 g
顆粒コンソメ…小さじ2（4 g）
こしょう…少々

[作り方] ① ブロッコリーは小房に分け、玉ねぎは薄切りにする。
② 鍋に水300mlを入れて野菜を煮て、柔らかくなったらコンソメを入れ、こしょうで調味する。

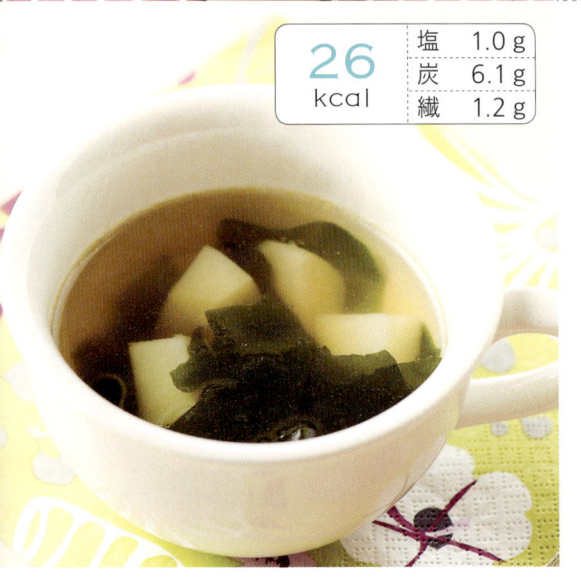

| 26 kcal | 塩 1.0 g
炭 6.1 g
繊 1.2 g |

主食が少なめのときに添えたいスープ
じゃがいもとわかめのスープ

[材料]

じゃがいも…中1/2個（50 g）
わかめ（水でもどす）…30 g
顆粒コンソメ…小さじ2（4 g）
こしょう…少々

[作り方] ① じゃがいもは皮をむき、1cm角に切る。わかめは一口大に切る。
② 鍋に水300mlを入れてじゃがいもを煮て、柔らかくなったらコンソメを入れ、こしょうで調味し、わかめを加えてサッと煮る。

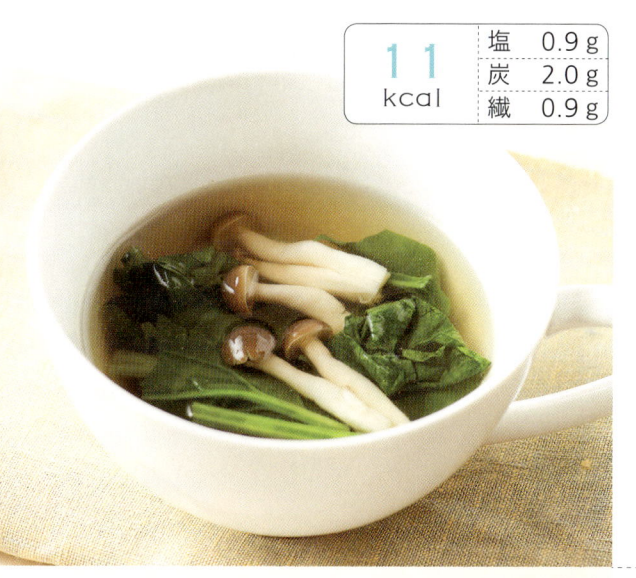

PART4　組み合わせ自由自在　汁物

| 11 kcal | 塩 0.9g
炭 2.0g
繊 0.9g |

しめじのうまみで味わいがアップ

ほうれん草としめじのスープ

[材料]

ほうれん草…40g
しめじ…20g
顆粒コンソメ…小さじ2（4g）
こしょう…少々

[作り方] ① ほうれん草は4〜5cm長さに切り、しめじは石づきを取ってほぐす。
② 鍋に水300mlを入れてほうれん草、しめじをサッと煮て、柔らかくなったらコンソメを入れ、こしょうで調味する。

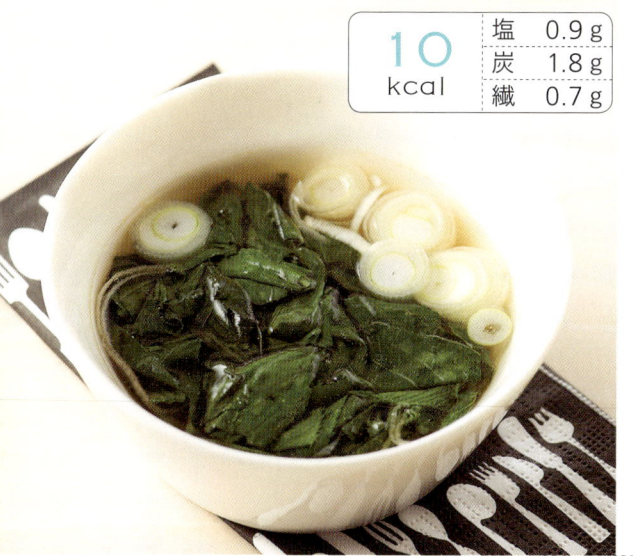

| 10 kcal | 塩 0.9g
炭 1.8g
繊 0.7g |

カロテン、カルシウムがたっぷり

モロヘイヤと長ねぎのスープ

[材料]

モロヘイヤ…20g
長ねぎ…10g
顆粒コンソメ…小さじ2（4g）
こしょう…少々

[作り方] ① モロヘイヤは3cm長さに切り、ねぎは小口切りにする。
② 鍋に水300mlを熱し、沸騰したらモロヘイヤを入れて煮て、火が通ったらコンソメを入れ、こしょうで調味する。ねぎを加えて火を止める。

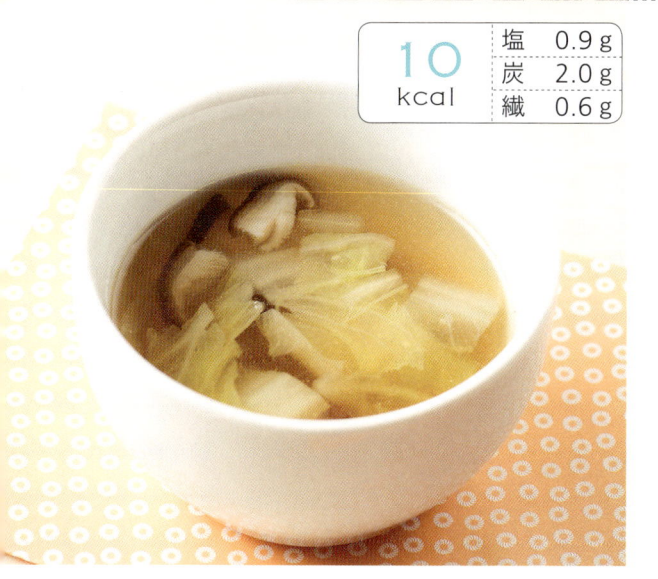

| 10 kcal | 塩 0.9g
炭 2.0g
繊 0.6g |

しいたけから出るよいだしと香りが◎

白菜としいたけのスープ

[材料]

白菜…50g
しいたけ…1個（15g）
顆粒コンソメ…小さじ2（4g）
こしょう…少々

[作り方] ① 白菜は繊維を断ち切るように1cm幅に切り、しいたけは軸を取り半分に切って薄切りにする。
② 鍋に水300mlを入れ、白菜、しいたけを煮て柔らかくなったらコンソメを入れ、こしょうで調味する。

常備菜

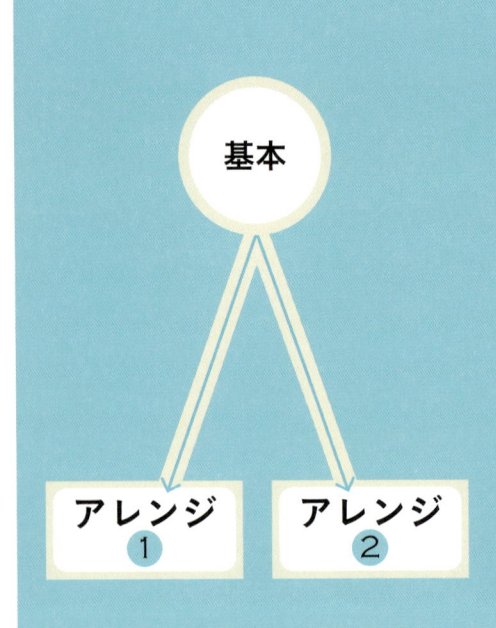

作りおきをしておくと便利な常備菜を紹介します。8種類の基本の常備菜と、その常備菜を使ったアレンジ2品です。常備菜は一度火を通しているので、短時間でコロッケやロールキャベツなどを作ることができます。また、おから、大豆、ごぼう、ひじきは繊維が多いので野菜が不足しがちなお弁当におすすめです。

冷蔵庫で3～4日、冷凍で3週間程度の保存が可能。小分けして薄く平らにして冷凍すると、使いやすくなります。

＊アレンジの材料は2人分です。

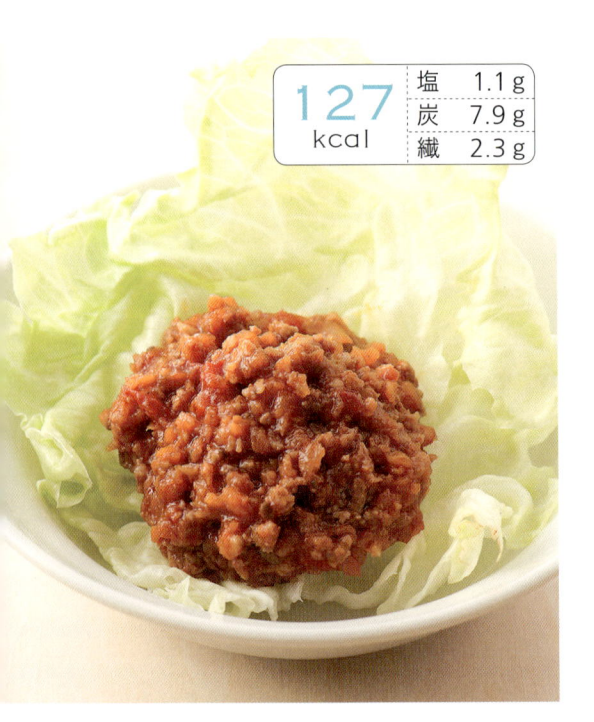

127 kcal　塩 1.1g　炭 7.9g　繊 2.3g

基本　常備菜1
ミートソース

[材料（出来上がり重量600ｇ　約5食分）]

合いびき肉…150ｇ
玉ねぎ…½個（100ｇ）
しいたけ…5個（75ｇ）
にんじん…50ｇ
セロリ…30ｇ
にんにく…1かけ（6ｇ）
塩…小さじ½（3ｇ）
こしょう…少々

A ┌ トマト缶…400ｇ
　├ 赤ワイン…大さじ2（30ｇ）
　├ 固形コンソメ…1個（5.3ｇ）
　└ ローリエ…1枚
オリーブ油…大さじ1（12ｇ）

[作り方]

① 野菜はすべてみじん切りにする。

② 鍋にオリーブ油とにんにくのみじん切りを合わせて火にかけ、香りが立ってきたら、その他の野菜を加え、塩、こしょうを振って炒める。

③ 野菜がしんなりしてきたら、ひき肉を加えて炒め、肉の色が半分くらい変わってきたら、Aを加える。ときどきかき混ぜながら、汁けがなくなるまで煮込む。

POINT
野菜をたっぷり使った低カロリーのソース。薄味でも複数の野菜を使っているのでうまみが凝縮されています。

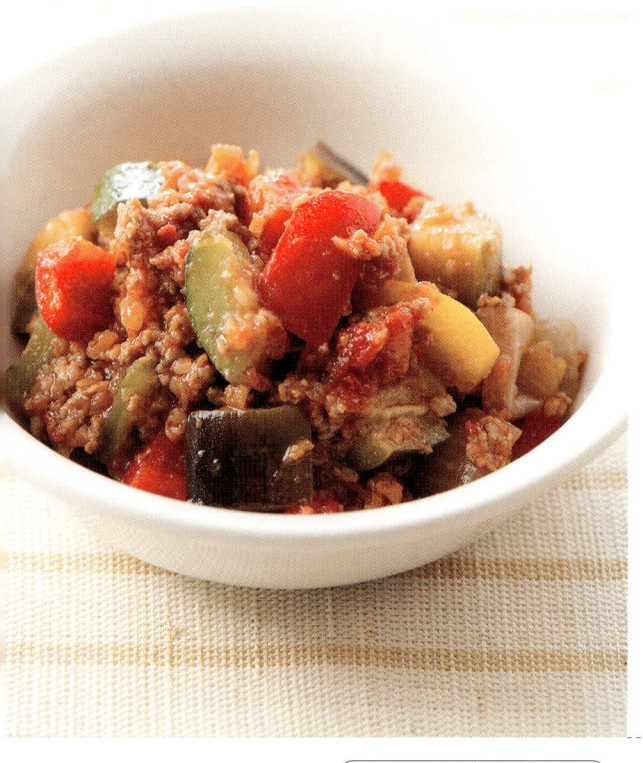

PART4 組み合わせ自由自在 常備菜

143 kcal 塩 1.2g / 炭 11.5g / 繊 3.0g

アレンジ① 夏野菜のラタトゥイユ風

[材料]
玉ねぎ…¼個（50g）
なす…中½個（40g）
パプリカ（黄・赤）…各40g
ズッキーニ…30g
オリーブ油…小さじ2（8g）
塩…少々
ミートソース…150g
水…50ml

[作り方]
① 野菜はすべて2cm角に切り、オリーブ油を熱した鍋に入れ、塩を振って炒める。
② 野菜に軽く火が回ったら、ミートソース、水を加えて、野菜がしんなりするまで炒める。

POINT
ビタミンたっぷりの一皿。パンを添えたり、ごはんにかけてラタトゥイユ丼にすると手軽な昼食メニューに。

---

85 kcal 塩 0.6g / 炭 5.8g / 繊 3.0g

アレンジ② 花野菜のミートソース焼き

[材料]
ブロッコリー、カリフラワー…各60g
ミートソース…80g
とけるチーズ…15g

[作り方]
① ブロッコリーとカリフラワーは、小房に分けて下ゆでし、耐熱容器に並べる。
② ミートソース、チーズをのせ、焼き色がつくまでオーブントースターで焼く。

POINT
花野菜のかわりににんじん、れんこんなどゆで野菜ならなんでもOK。ただし、かぼちゃやいも類は量を減らして。

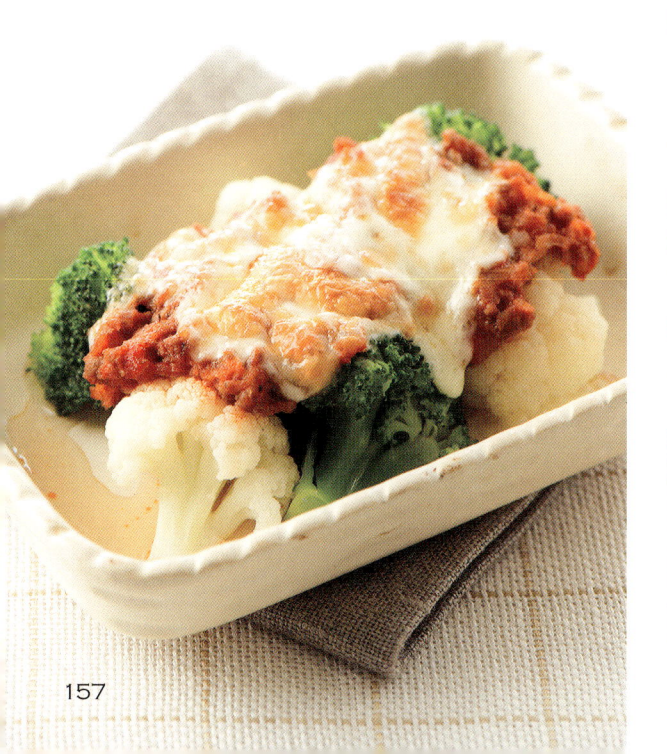

| 87 kcal | 塩 0.4 g / 炭 7.0 g / 繊 3.3 g |

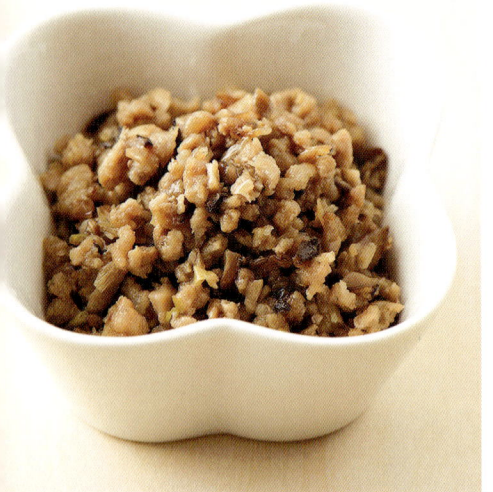

基本 常備菜2 肉そぼろ

[材料（出来上がり重量200 g　約8食分）]

豚ひき肉…150 g
長ねぎ…50 g
干ししいたけ（ぬるま湯でもどす）…3個（45 g）
しょうが、にんにく…各1かけ（6 g）
塩、こしょう…各少々
A［しょうゆ…小さじ2（12 g）
　酒…小さじ2（10 g）
　砂糖…小さじ2（6 g）］
ごま油…小さじ1（4 g）

[作り方] ① ねぎ、しいたけ、しょうが、にんにくは、みじん切りにする。② フライパンにごま油、しょうが、にんにく、ねぎを入れて炒め、香りが立ってきたら、豚肉、しいたけを加え、塩、こしょうを振ってさらに炒める。③ 具材にしっかりと火が通ったら、Aを加えて味をからめる。

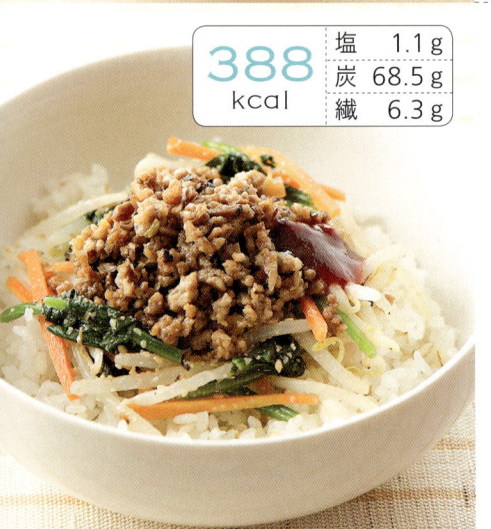

| 388 kcal | 塩 1.1 g / 炭 68.5 g / 繊 6.3 g |

アレンジ1 ビビンバ

[材料]

ごはん…300 g
もやし…100 g
にんじん…30 g
ほうれん草…100 g
A［塩、すり白ごま…各少々
　ごま油…小さじ1（4 g）］
肉そぼろ…60 g
コチュジャン…小さじ2（6 g）

[作り方] ① もやしはひげ根を取り、にんじんは3㎝長さのせん切り、ほうれん草も長さを合わせて切る。② 熱湯で野菜をゆで、冷水にとって水けをしぼり、Aであえる。③ ごはんを器に盛り、②の野菜、肉そぼろをのせ、コチュジャンを添える

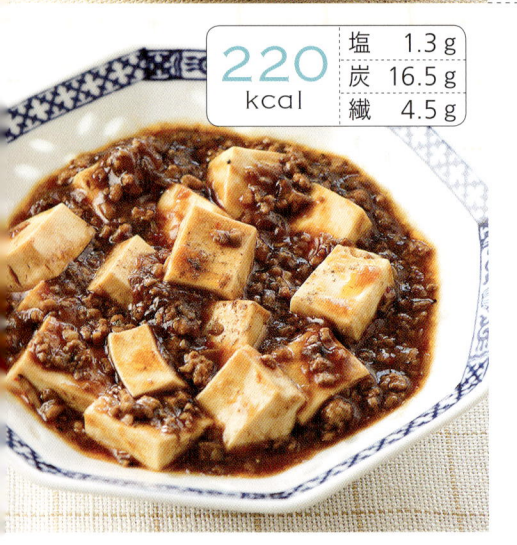

| 220 kcal | 塩 1.3 g / 炭 16.5 g / 繊 4.5 g |

アレンジ2 麻婆豆腐

[材料]

絹ごし豆腐…1丁（300 g）
肉そぼろ…80 g
豆板醤…小さじ½（3 g）
甜めん醤…大さじ1（18 g）
水…150ml
片栗粉…小さじ1（3 g）

[作り方] ① 豆腐は1.5㎝角に切り、熱湯で2分ほどゆでてざるに上げる。② フライパンに肉そぼろ、豆板醤を合わせて炒め、香りが立ってきたら甜めん醤と水を加える。③ ②が煮立ったら①の豆腐を加えて1分ほど煮て、片栗粉を同量の水でとき、回し入れてとろみをつける。

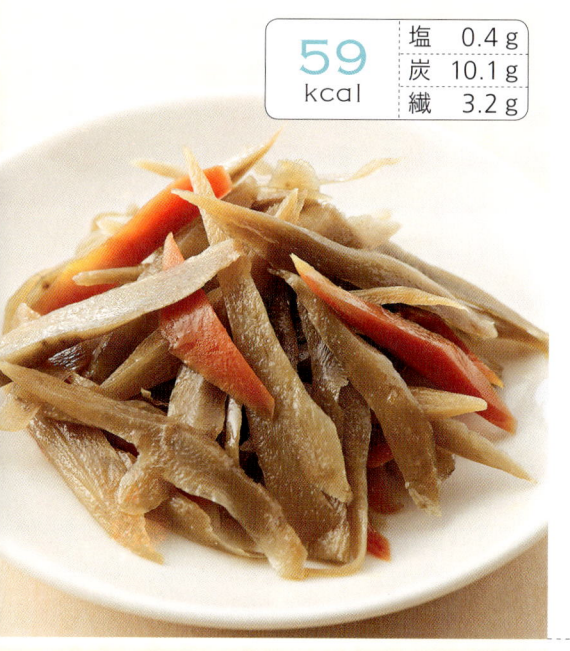

PART4 組み合わせ自由自在 [常備菜]

基本 常備菜3
ごぼうのきんぴら

59 kcal　塩 0.4g　炭 10.1g　繊 3.2g

[材料（出来上がり重量500g　約8食分）]

ごぼう…400g
にんじん…100g
ごま油…大さじ1

A［ しょうゆ…大さじ1強（21g）
　　みりん…大さじ1（18g）
　　だし…100ml ］

[作り方]
① ごぼうは皮をこそげてささがきにし、水にさらしてアク抜きする。にんじんは3〜4cm長さのささがきにする。
② フライパンにごま油を熱し、水けをきったごぼうとにんじんを炒める。
③ 全体が軽くしんなりしてきたらAを加えて、汁けがなくなるまで炒める。

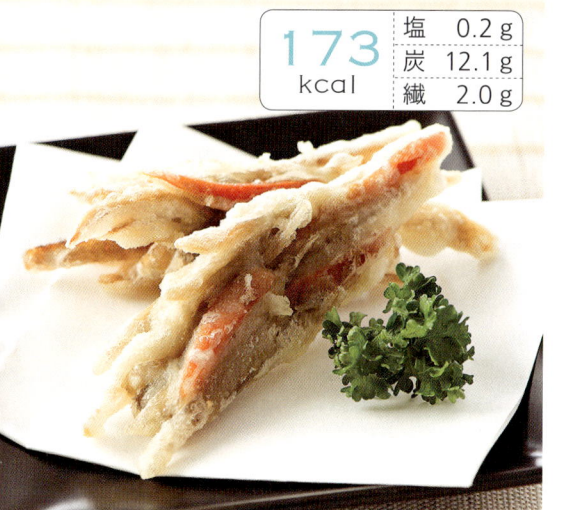

アレンジ 1
きんぴらかき揚げ

173 kcal　塩 0.2g　炭 12.1g　繊 2.0g

[材料]

きんぴらごぼう…100g
小麦粉…大さじ1（9g）
片栗粉…小さじ2（6g）
水…大さじ1½
揚げ油…適量
パセリ…少々

[作り方]
① ボウルに小麦粉、片栗粉、水を混ぜ合わせ衣を作る。
② きんぴらごぼうを加えて軽く混ぜ、4等分にする。
③ 180度の油で揚げ、油をしっかりきる。器に盛り、パセリを添える。

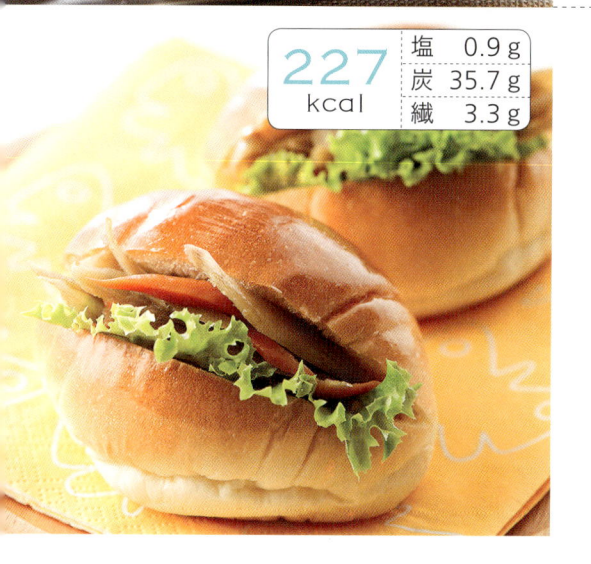

アレンジ 2
きんぴらサンド

227 kcal　塩 0.9g　炭 35.7g　繊 3.3g

[材料]

きんぴらごぼう…100g
ロールパン…30g×4個
フリルレタス…20g

[作り方] ロールパンに深く切り込みを入れ、食べやすい大きさにちぎったフリルレタス、きんぴらごぼうをサンドする。

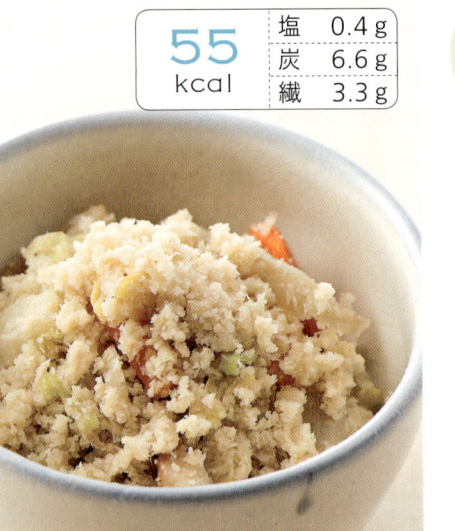

基本 常備菜4 おからのいり煮

55 kcal　塩 0.4g　炭 6.6g　繊 3.3g

[材料（出来上がり重量550g　約9食分）]

おから…200g
白菜…100g
ごぼう、にんじん、
長ねぎ…各50g
ちくわ…1本（30g）
塩…小さじ1/6（1g）
A ┌ だし…150ml
　├ 薄口しょうゆ…大さじ1（18g）
　└ みりん…大さじ1（18g）
サラダ油…大さじ1（12g）

[作り方] ❶ 白菜は1cm幅に切り、ごぼうはささがきにしてアク抜きする。にんじんはせん切り、ねぎは小口切り、ちくわは縦半分に切って3mm厚さに切る。❷ 鍋に油を熱して❶を入れ、塩を振って炒める。❸ 白菜がしんなりしてきたら、おからを加えて軽く炒め、Aを加えて汁けがなくなるまでかき混ぜながらいり煮にする。

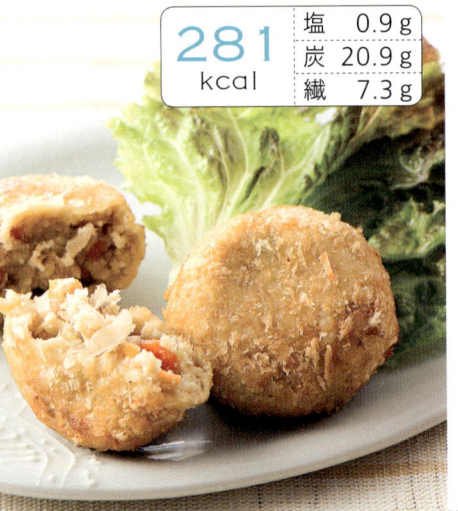

アレンジ1 おからコロッケ

281 kcal　塩 0.9g　炭 20.9g　繊 7.3g

[材料]

おからのいり煮…300g
卵…1個（50g）
小麦粉、水…各大さじ1
乾燥パン粉…大さじ2（12g）
揚げ油…適量
サニーレタス…30g

[作り方] ❶ おからのいり煮にとき卵を加えてよく混ぜ、4等分して成形する。❷ ❶に水どき小麦粉、指ですりつぶしてこまかくしたパン粉を順に薄くつけて、180度の油で揚げる。❸ 油をしっかりきって、食べやすい大きさにちぎったサニーレタスとともに器に盛る。

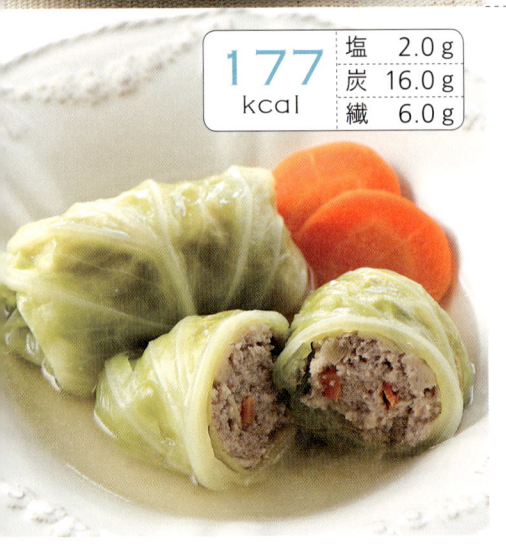

アレンジ2 おから入りロールキャベツ

177 kcal　塩 2.0g　炭 16.0g　繊 6.0g

[材料]

おからのいり煮…100g
鶏ひき肉…100g
キャベツ…320g（4枚）
にんじん…30g
A ┌ だし…300ml
　├ 薄口しょうゆ
　│ …小さじ2（12g）
　└ 塩…少々

[作り方] ❶ キャベツは下ゆでし、しんの太い部分はそぐ。❷ ひき肉とおからのいり煮を混ぜ合わせて4等分し、❶で包む。❸ ❷の巻き終わりを下にして鍋に並べ、Aとにんじんの輪切りを加えて落としぶたをして20～30分ほど煮る。

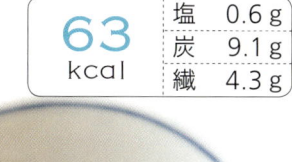

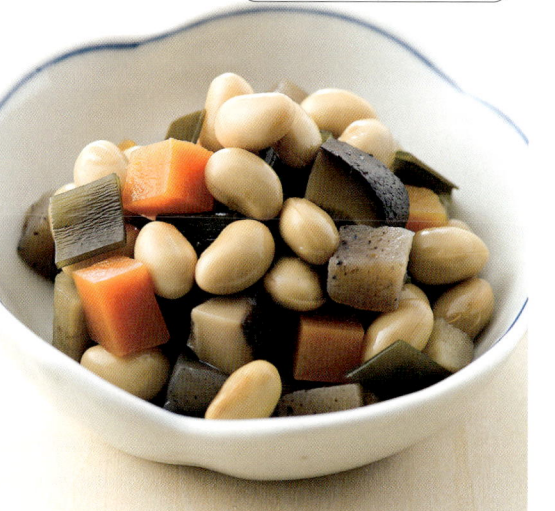

PART4　組み合わせ自由自在　常備菜

| 63 kcal | 塩 0.6 g / 炭 9.1 g / 繊 4.3 g |

基本　常備菜5
五目豆

[材料（出来上がり重量500 g　約8食分）]

大豆（水煮）缶…160 g
ごぼう、にんじん、
こんにゃく…各80 g
干ししいたけ（ぬるま湯で
もどす）…4個（60 g）
昆布…10㎝程度

A ┌ だし…300ml
　│ しょうゆ…大さじ1（18 g）
　│ 酒…大さじ1（15 g）
　│ 砂糖…大さじ1（9 g）
　└ 塩…少々

[作り方] ① ごぼう、にんじん、こんにゃく、しいたけは大豆の大きさにそろえて切り、ごぼうは水にさらし、こんにゃくは下ゆでしてアク抜きする。昆布はキッチンばさみで8㎜角に切る。
② 鍋に大豆と①、Aを合わせ、落としぶたをしてときどきかき混ぜながら汁けがなくなるまで煮る。

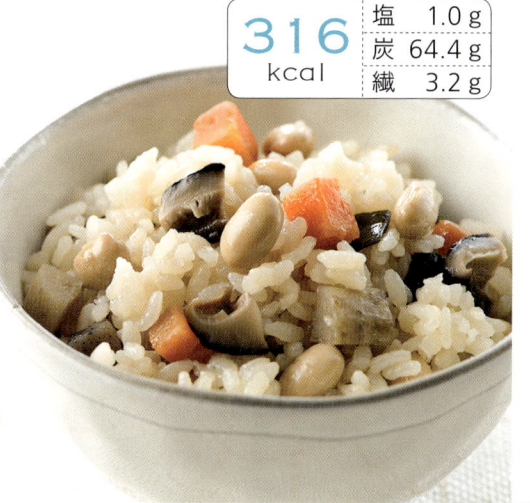

| 316 kcal | 塩 1.0 g / 炭 64.4 g / 繊 3.2 g |

アレンジ ①
五目豆の炊き込みごはん

[材料]

精白米…1合（150 g）　　酒…小さじ2（10 g）
五目豆…80 g　　　　　　薄口しょうゆ…小さじ1（6 g）
だし…200ml

[作り方] ① 米は洗ってざるに上げて水けをきってから釜に入れ、だしにひたす。
② ①に酒としょうゆを加えて軽くかき混ぜ、五目豆を上にのせて炊飯する。

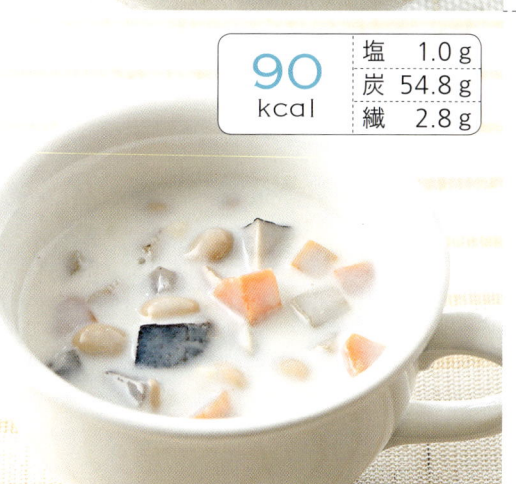

| 90 kcal | 塩 1.0 g / 炭 54.8 g / 繊 2.8 g |

アレンジ ②
五目豆のチャウダー風

[材料]

五目豆（冷たい状態）…100 g
片栗粉…小さじ2/3（2 g）
無調整豆乳…160ml
塩…少々

[作り方] ① 五目豆に片栗粉をまぶして、豆乳とともに鍋に合わせて火にかける。② スープが沸騰したら弱火にして、軽くとろみがつくまで煮て、塩で味をととのえる。

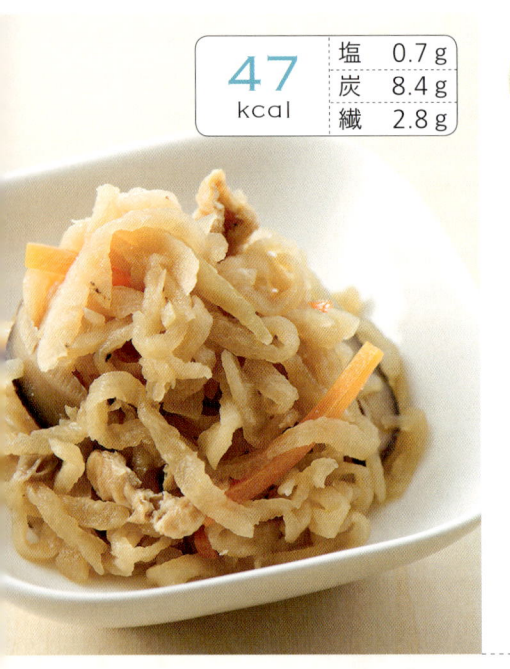

| 47 kcal | 塩 0.7g / 炭 8.4g / 繊 2.8g |

基本　常備菜6
切り干し大根の煮物

[材料（出来上がり重量600ｇ　約10食分）]

切り干し大根…60ｇ
油揚げ…1枚（30ｇ）
にんじん…100ｇ
干ししいたけ（ぬるま湯でもどす）…2個（30ｇ）

A ┌ だし…300ml
　├ しょうゆ…大さじ1½（27ｇ）
　├ みりん…大さじ1（18ｇ）
　└ 塩…少々

[作り方] ① 切り干し大根は、もみ洗いして水でもどし、水けをしぼる。
② 油揚げは、熱湯をかけて油抜きし、にんじんとともに3cm長さのせん切りにする。しいたけは薄切りにする。
③ 鍋に①、②、Aを合わせて火にかけ、かき混ぜながら汁けがなくなるまで煮る。

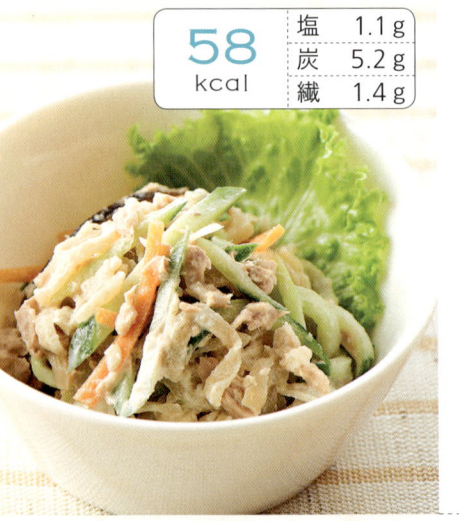

| 58 kcal | 塩 1.1g / 炭 5.2g / 繊 1.4g |

アレンジ ①
切り干し大根のサラダ

[材料]

切り干し大根の煮物…80ｇ
きゅうり…¼本（25ｇ）
ツナ缶（水煮）…20ｇ
フリルレタス…20ｇ
マヨネーズ（カロリーハーフタイプ）…大さじ1（15ｇ）

[作り方] きゅうりはせん切りにして、切り干し大根の煮物、ツナ、マヨネーズとともにあえ、ちぎったレタスとともに器に盛る。

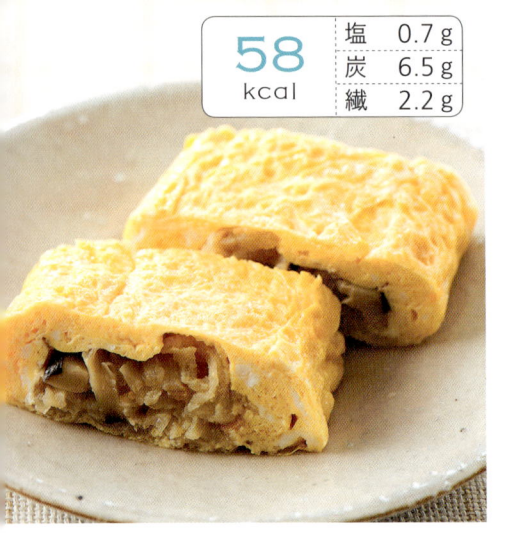

| 58 kcal | 塩 0.7g / 炭 6.5g / 繊 2.2g |

アレンジ ②
切り干し大根の卵焼き

[材料]

切り干し大根の煮物…60ｇ
卵…2個（100ｇ）

A ┌ だし…大さじ2
　├ 薄口しょうゆ…小さじ½（3ｇ）
　└ みりん…小さじ½（3ｇ）

塩…少々
サラダ油…小さじ2（8ｇ）

[作り方] ① 卵をときほぐしてAを加えて卵液を作る。② 角型のフライパンに油の半量を熱し、①の⅓量を流し入れ、切り干し大根の煮物をのせて包むように巻く。③ 油の残りをフライパンに入れてなじませ、残りの卵液の半分を流して、②をしんにして巻き込み、残りの卵液を流し込んで同じように焼く。

PART4 組み合わせ自由自在 常備菜

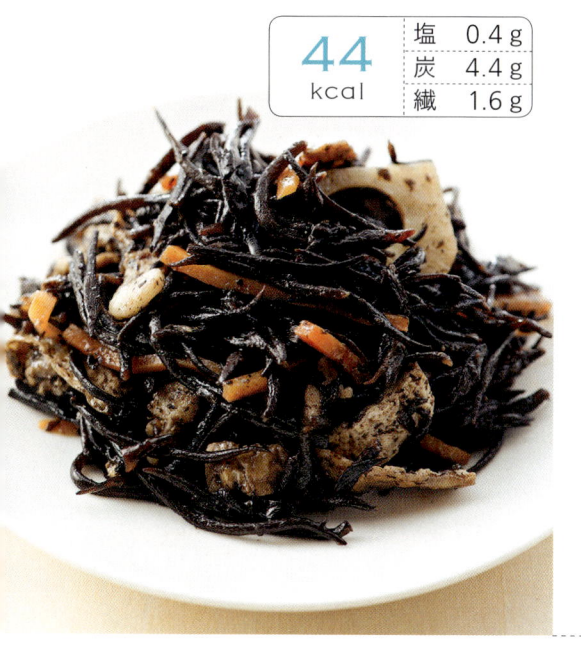

|44 kcal|塩 0.4g / 炭 4.4g / 繊 1.6g|

基本 常備菜7
ひじきのいり煮

[材料（出来上がり重量350g　約7食分）]
芽ひじき（乾燥）…20g
豚もも薄切り肉（脂身なし）…60g
にんじん…50g
れんこん…50g
A[だし…100ml
　しょうゆ…大さじ1弱(15g)
　みりん…小さじ2(12g)
サラダ油…大さじ1(12g)

[作り方] ① ひじきは水にもどして、軽くもみ洗いし、水けをきる。② にんじんはせん切り、豚肉は5mm幅に切り、れんこんは薄いいちょう切りにする。③ 鍋に油を熱し、①、②を炒める。肉の色が変わってきたら、Aを加えて汁けがなくなるまでいり煮にする。

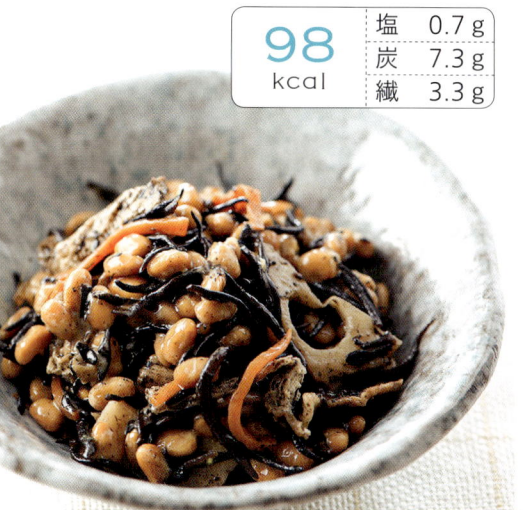

|98 kcal|塩 0.7g / 炭 7.3g / 繊 3.3g|

アレンジ①
ひじき納豆

[材料]
ひじきのいり煮…40g
納豆…1パック（40g）
納豆のたれ…½袋

[作り方] ひじきのいり煮、納豆、たれをよく混ぜ合わせる。

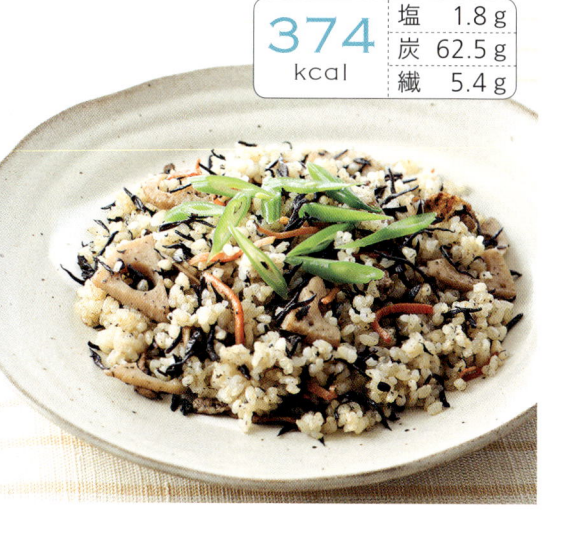

|374 kcal|塩 1.8g / 炭 62.5g / 繊 5.4g|

アレンジ②
ひじきチャーハン

[材料]
ひじきのいり煮…200g
玄米ごはん…300g
さやいんげん…1本(10g)
ごま油…小さじ2(8g)
塩…少々

[作り方] ① フライパンにごま油を熱し、ひじきのいり煮、玄米ごはんを入れて焼きつけるように炒める。② 全体がパラパラになり、火が通ったら塩で味をととのえる。③ 器に盛り、ゆでてせん切りにしたいんげんを散らす。

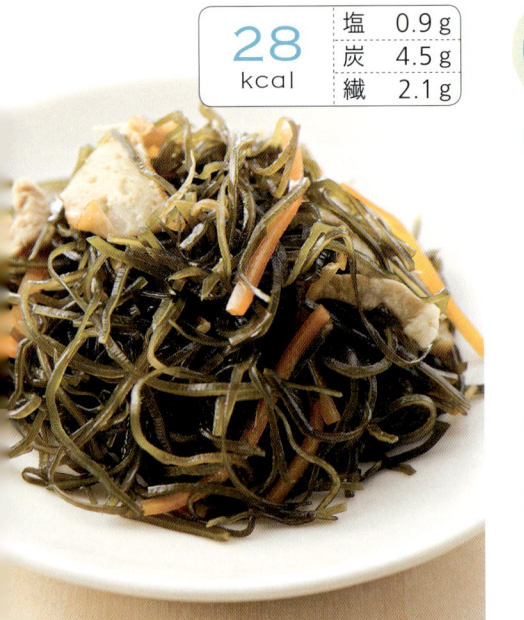

| 28 kcal | 塩 0.9 g / 炭 4.5 g / 繊 2.1 g |

基本　常備菜8

きざみ昆布の煮物

[材料（出来上がり重量300g　約7食分）]

きざみ昆布（乾燥）…35g
豚もも薄切り肉…40g
さつま揚げ…小1枚（40g）
にんじん…30g

A｜ だし…150ml
　｜ しょうゆ…大さじ1（18g）
　｜ みりん…大さじ2/3（12g）

[作り方] ① 昆布は、軽くもみ洗いして5分ほど水につけてもどす。
② 豚肉は5mm幅に切り、さつま揚げは薄切り、にんじんは3cm長さのせん切りにし、鍋に合わせる。
③ Aと昆布を加えて火にかけ、ときどきかき混ぜながら、煮汁がなくなるまで煮る。

| 119 kcal | 塩 0.6 g / 炭 9.7 g / 繊 2.0 g |

アレンジ ①

きざみ昆布シューマイ

[材料]

豚ひき肉…120g
きざみ昆布の煮物…60g
シューマイの皮…8枚（20g）
白菜…40g

[作り方] ① ひき肉ときざみ昆布の煮物を合わせてよくこね、8等分してシューマイの皮で包む。
② 蒸し器に太めのせん切りにした白菜を広げ、その上に①を並べて、蒸気の上がった蒸し器で12分ほど蒸す。

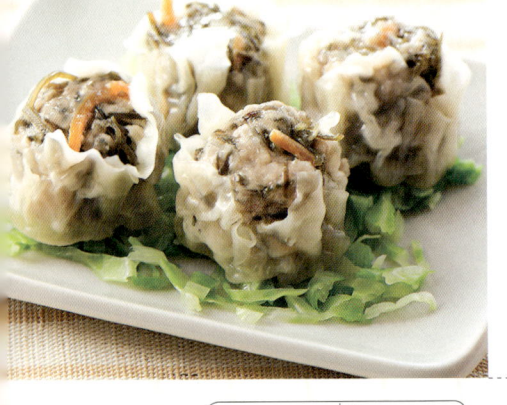

| 417 kcal | 塩 1.9 g / 炭 77.6 g / 繊 4.9 g |

アレンジ ②

きざみ昆布のそうめんチャンプルー

[材料]

きざみ昆布の煮物…100g　　青ねぎ（小口切り）…少々
そうめん（乾燥）…2束（100g）
ごま油…小さじ1 1/2（6g）
しょうゆ…小さじ2/3（4g）

[作り方] ① そうめんは、熱湯でゆで（パッケージの表示時間どおり）流水で洗って水けをきる。② フライパンにごま油を熱し、①ときざみ昆布の煮物を合わせて炒める。③ 全体がなじんだら、しょうゆを鍋肌から回し入れて香りをつけ、小口切りにした青ねぎを散らす。

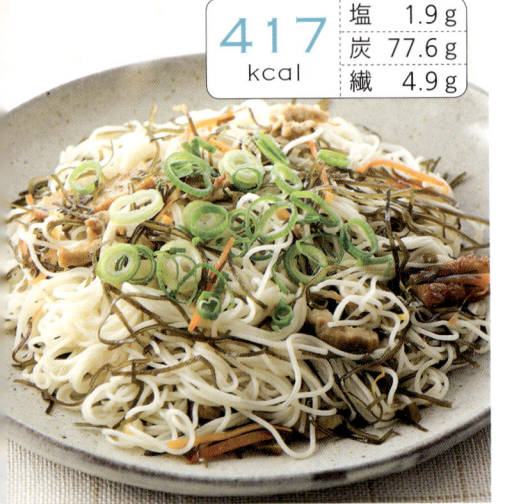

PART 5

ワンプレート 季節の献立

昼食にとりがちなサンドイッチや丼物、めん類は栄養の偏りが気になりますので、バランスよく食べるためのレシピを紹介します。後半の、旬の食材をおいしく食べる季節の献立もおすすめです。

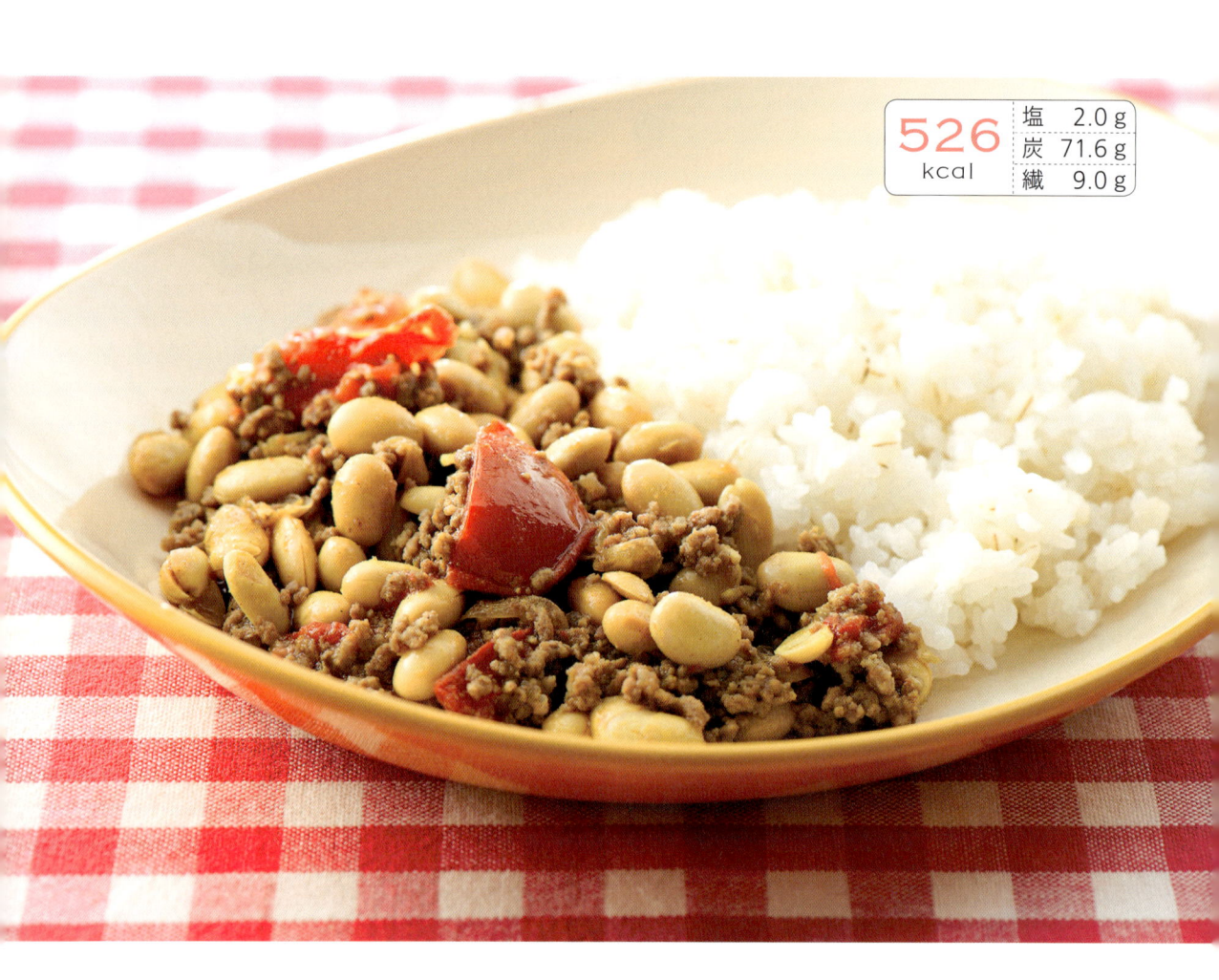

526 kcal	塩 2.0g / 炭 71.6g / 繊 9.0g

市販のルーは使わず、野菜のコクを生かして

大豆のトマトカレー

[材料]

大豆（水煮）缶…100g
合いびき肉…100g
トマト…1個（200g）
しょうが、にんにく…各½かけ（3g）
オリーブ油…小さじ1（4g）
カレー粉…大さじ1½（9g）
塩…小さじ⅔（4g）
こしょう…少々
麦ごはん…300g

[作り方]

① フライパンにオリーブ油を入れ、ひき肉を炒める。

② すりおろしたしょうが、にんにく、カレー粉を加えて軽く炒める。

③ ざく切りにしたトマト、大豆、塩を加え、ふたをして煮、トマトの水けがとんだら、塩少々（分量外）、こしょうで味をととのえる。

④ 麦ごはんとともに皿に盛る。

POINT

豆類を選ぶとき、ひよこ豆やレンズ豆は糖質が多いので注意して。

PART5 ワンプレート

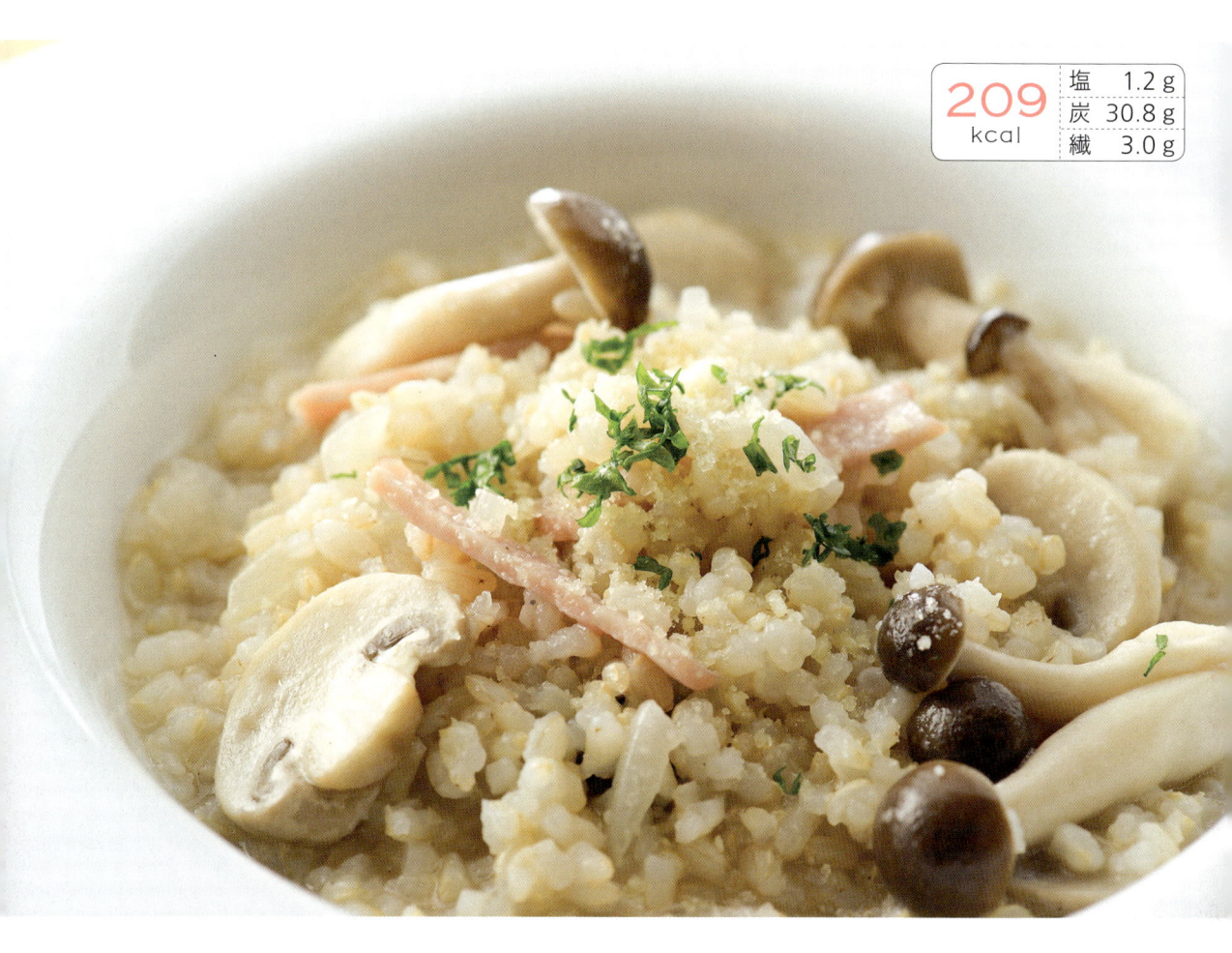

| 209 kcal | 塩 1.2g
炭 30.8g
繊 3.0g |

ごはんの量は半分でOK！ きのこでボリューム満点に

きのことチーズのリゾット

[材料]

玄米ごはん…150g
しめじ…60g
マッシュルーム…4個（40g）
玉ねぎ…¼個（50g）
ショルダーベーコン…20g
バター…10g
固形コンソメ…½個（2.6g）
湯…300ml
塩、こしょう…各少々
パルメザンチーズ…小さじ1（2g）
パセリ（みじん切り）…少々

[作り方]

❶ しめじは石づきを取って小房に分け、マッシュルームは薄切りにする。玉ねぎはみじん切り、ベーコンは5mm幅に切る。

❷ 鍋にバターを入れて火にかけ、❶を軽く炒め、固形コンソメ、湯を加える。煮立ったら玄米ごはんを加えて煮込む。

❸ 煮詰まってきたら、塩、こしょうで味をととのえて器に盛り、チーズとパセリを振る。

POINT

ベーコンのうまみと塩みを生かし、コンソメと塩は少量に。玄米は食物繊維が多く、かみごたえもあります。

| 438 kcal | 塩 1.5g / 炭 68.4g / 繊 3.8g |

低脂肪のもも肉を使い、ごぼうでかさ増し

柳川風牛丼

[材料]

雑穀ごはん…300g
牛もも薄切り肉（脂身なし）…150g
ごぼう…70g
万能ねぎ（小口切り）…少々
A ┌ だし…150ml
  │ しょうゆ…大さじ1（18g）
  │ みりん…小さじ2（12g）
  └ しょうが（すりおろし）…½かけ分（3g）

[作り方]

① ごぼうは細めのささがきにして水にさらし、アク抜きする。牛肉は食べやすい大きさに切る。
② 鍋にAを合わせ、ごぼうを加えて3～4分煮る。
③ 肉を加え、かき混ぜながら煮詰め、器に盛った雑穀ごはんの上に盛る。万能ねぎを散らす。

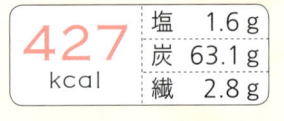

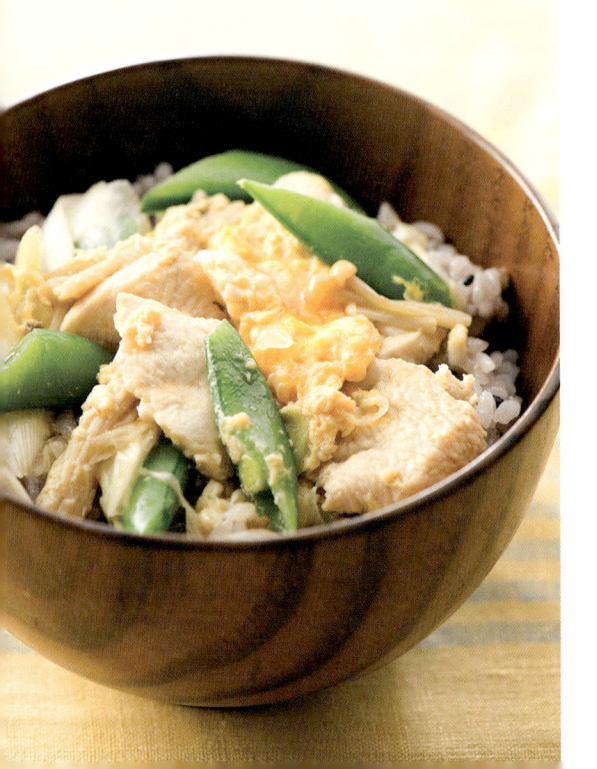

| 427 kcal | 塩 1.6g / 炭 63.1g / 繊 2.8g |

青みの野菜もしっかりと具に

えんどう入り親子丼

[材料]

雑穀ごはん…300g
卵…2個（100g）
鶏胸肉（皮なし）…80g
スナップえんどう…6本（30g）
えのきたけ…60g
長ねぎ…30g
A ┌ だし…200ml
  │ しょうゆ…大さじ1（18g）
  └ みりん…小さじ2（12g）

[作り方]

① 鶏肉は、そぎ切りにし、スナップえんどうはすじを取って斜め半分に切る。えのきは石づきを取って半分の長さに切り、ねぎは斜め薄切りにする。
② 小さめのフライパンにAを合わせて火にかけ、①を加えて煮る。
③ 材料に火が通ったら、とき卵を流し入れる。好みのかたさに仕上げて、雑穀ごはんの上に盛る。

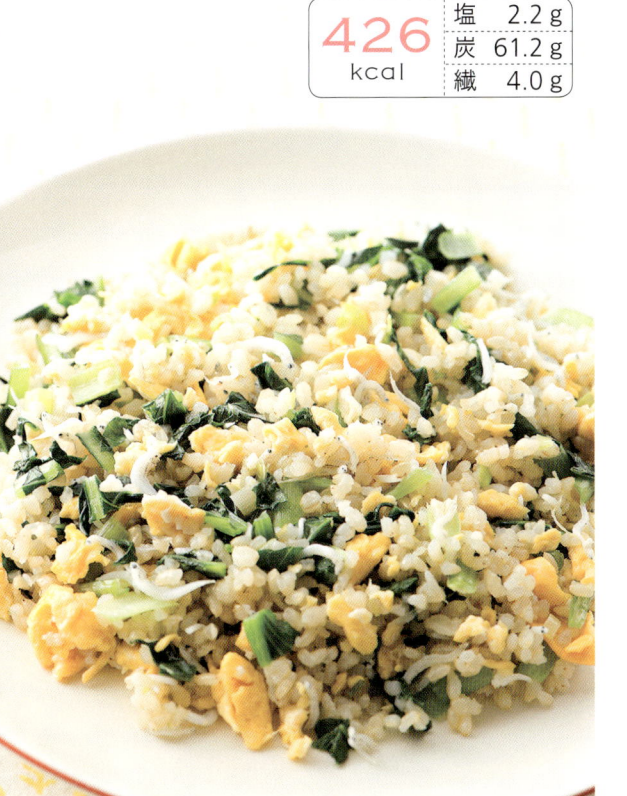

しらすの塩みとごま油の風味で減塩
小松菜としらすのチャーハン

| 426 kcal | 塩 2.2 g
炭 61.2 g
繊 4.0 g |

[材料]
麦ごはん…300 g
小松菜…100 g
長ねぎ…40 g
卵…2個(100 g)
しらす干し…大さじ4(30 g)
ごま油…大さじ1(12 g)
塩、こしょう…各少々
しょうゆ…小さじ1(6 g)

[作り方]
① 小松菜はこまかく切り、ねぎはみじん切りにする。

② フライパンにごま油大さじ½を熱し、とき卵を入れていり卵を作り、一度とり出す。

③ 残りのごま油をフライパン入れ、小松菜、ねぎを加えて炒める。しんなりしてきたら麦ごはんとしらす、②を加えて炒め、塩、こしょうを振り、最後に鍋肌からしょうゆを回し入れる。

酢飯にせず、かぼすとごまをきかせて
漬けまぐろ丼

| 354 kcal | 塩 0.9 g
炭 61.6 g
繊 3.4 g |

[材料]
麦ごはん…300 g　　　スプラウト…30 g
まぐろ赤身(刺し身用)…120 g　　みょうが…1本(10 g)
しょうゆ…小さじ2(12 g)　　きざみのり…少々
みりん…小さじ1(6 g)
いり白ごま…小さじ1(3 g)
かぼすのしぼり汁
(またはすだち)…大さじ1(15 g)

[作り方]
① まぐろは一口大に切り、しょうゆとみりんに10～15分ほどつけ込む。

② 温かい麦ごはんにかぼすのしぼり汁とごまを混ぜ合わせ、小どんぶりに盛る。

③ ②にスプラウト、みょうがの薄切りをのせ、①を盛り、のりを散らす。

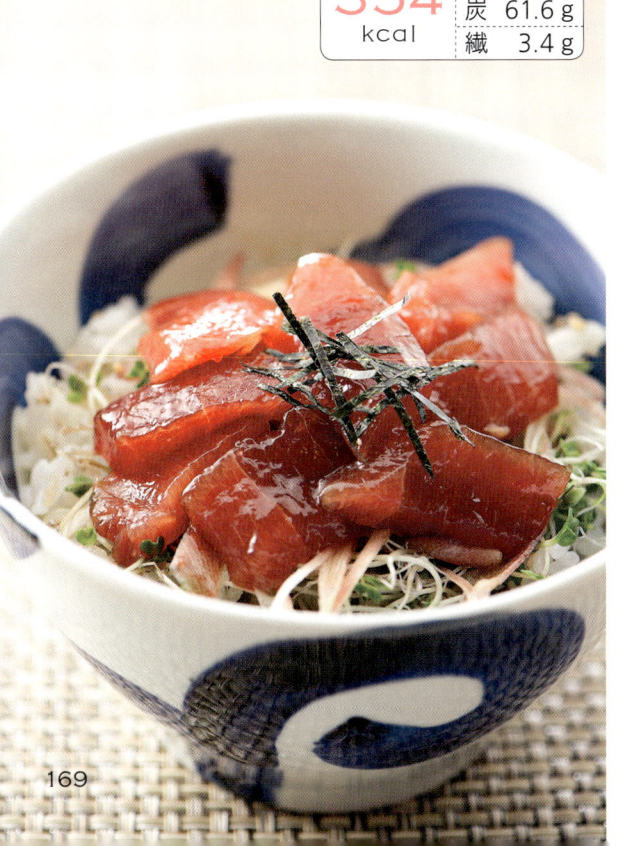

431 kcal | 塩 2.3 g | 炭 51.2 g | 繊 4.2 g

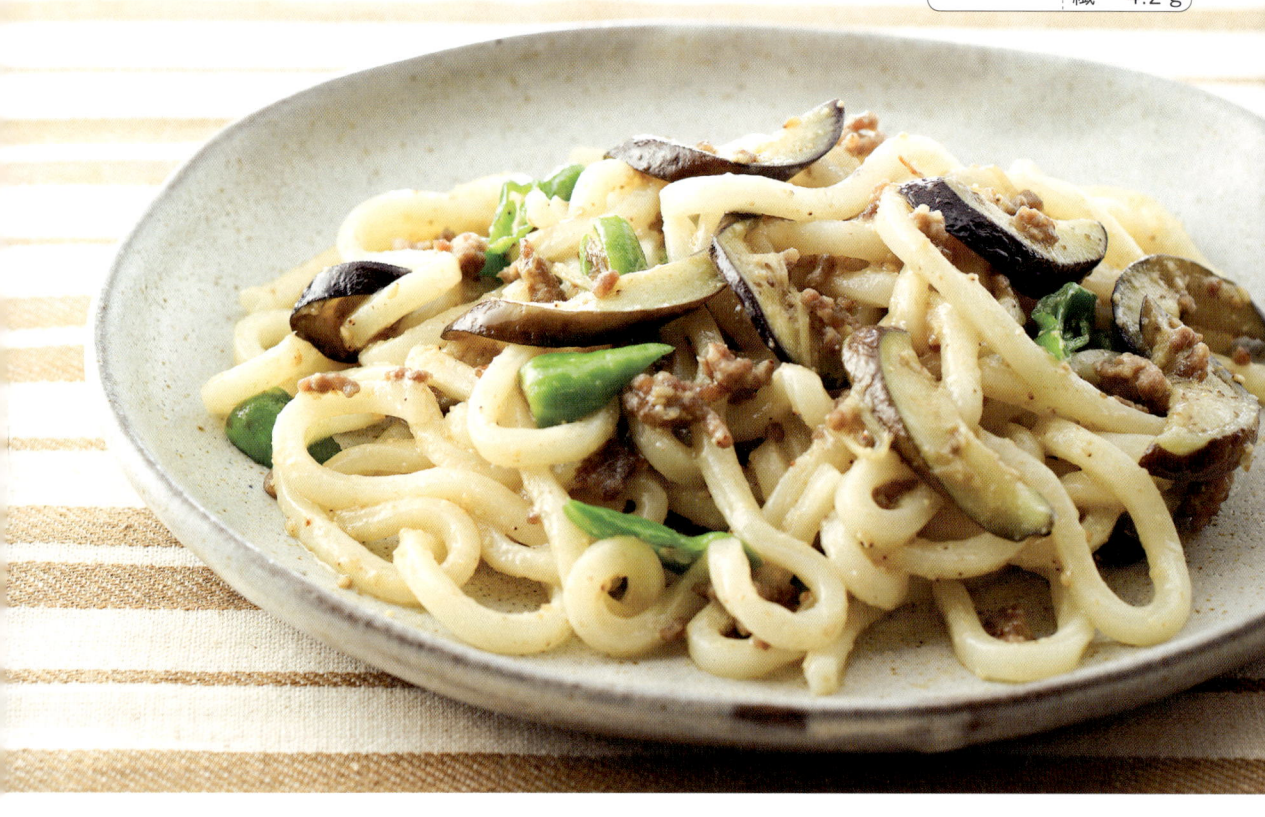

なすは炒める前に蒸し煮して、油の吸いすぎを防止

みそ焼きうどん

[材料]

冷凍うどん…2玉（400 g）
豚ひき肉…120 g
なす…中2個（160 g）
ししとうがらし…6本（18 g）
しょうが（せん切り）…1かけ分（5 g）
だし…大さじ2
塩…少々
しょうゆ…小さじ1（6 g）
すり白ごま…小さじ1（3 g）
A ┌ みそ…小さじ2（12 g）
　│ みりん…小さじ1（6 g）
　└ だし…大さじ1
ごま油…小さじ2（8 g）

[作り方]

❶ なすは、5mm厚さの半月切りにし、ししとうはへたを切り落として斜め半分に切る。

❷ フライパンになすとだしを合わせ、塩を振ってふたをし、蒸し煮にする。なすがしんなりしたら、ごま油とひき肉、ししとう、しょうがを加えて炒め、肉の色が変わってきたら下ゆで（もしくは電子レンジで解凍）したうどんも加えて炒める。

❸ Aを加えてからめ、汁けがなくなったら、鍋肌からしょうゆを回し入れ、ごまを散らす。

PART5　ワンプレート

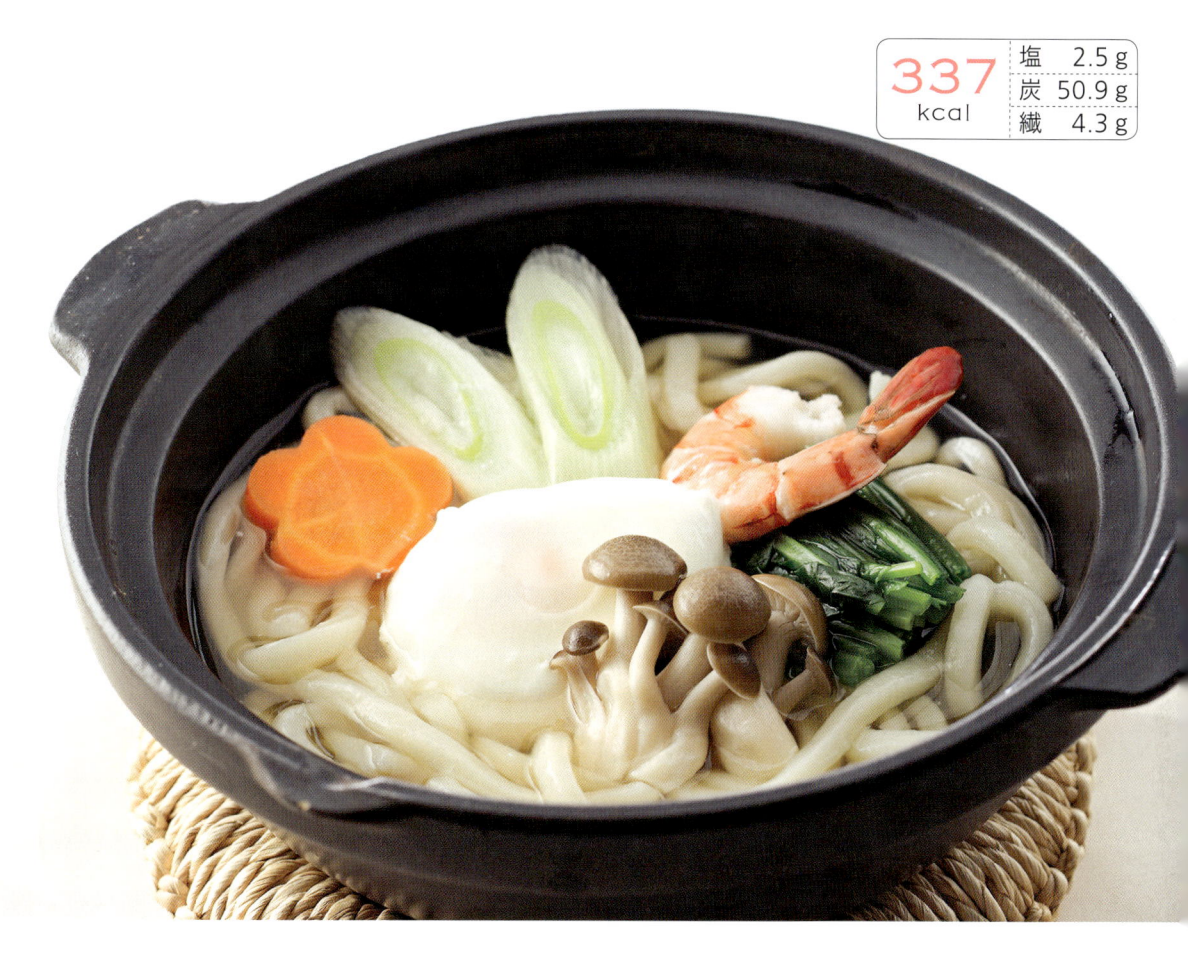

337 kcal ｜ 塩 2.5g ｜ 炭 50.9g ｜ 繊 4.3g

タンパク質と野菜を加えてバランスよく

煮込みうどん

[材料]

冷凍うどん（解凍する）…2玉（400g）
卵…2個（100g）
えび（殻つき）…2尾（30g）
しめじ…40g
長ねぎ…30g
にんじん…20g
ほうれん草…100g
A ┌ だし…400ml
　├ 薄口しょうゆ…小さじ2（12g）
　├ みりん…小さじ1½（9g）
　└ 塩…少々

[作り方]

① しめじは石づきを取って小房に分け、ねぎは斜め切りにし、にんじんは花形で型抜きする。

② 鍋にAを合わせて火にかけ、沸騰したらうどんと①を加えて煮込む。途中で卵と、殻と背わたを取ったえびを加える。

③ 器に盛り、下ゆでして食べやすい長さに切ったほうれん草を加える。

POINT

うどんは糖質だけに偏りがち。卵やえびなどのタンパク質がとれる食材と野菜を組み合わせましょう。

378 kcal | 塩 1.4g | 炭 59.4g | 繊 4.4g

えび、ベーコンのうまみと塩みを生かして薄味に
アスパラガスとえびのトマトソースパスタ

[材料]

スパゲッティ…140g
えび（殻つき）…6尾（90g）
┌ 白ワイン…小さじ2
└ 塩…少々
グリーンアスパラガス…4本（80g）
にんにく…½かけ（3g）
玉ねぎ…¼個（50g）
ショルダーベーコン…15g
トマト（水煮）缶…½缶（200g）
塩、こしょう…各少々
オリーブ油…小さじ1（4g）

POINT
野菜はブロッコリー、ピーマンなどかみごたえのあるものにかえても。

[作り方]

❶ にんにく、玉ねぎ、ベーコンはみじん切り、アスパラは下のかたい部分の皮をピーラーでむき、乱切りにする。えびは殻と背わたを取り、塩、白ワインをもみ込む。

❷ 2ℓの熱湯を沸かし、塩小さじ2（分量外）を入れ、スパゲティをパッケージの表示時間でゆでる。ゆで時間残り1分でアスパラも加える。

❸ フライパンにオリーブ油とにんにくを合わせて火にかけ、香りが立ってきたら玉ねぎとベーコンを加えて炒める。玉ねぎが透き通ってきたら、えびとトマトを加えて水けをとばす。

❹ ゆで上がったスパゲティとアスパラを加え、塩、こしょうで味をととのえる。

PART5 ワンプレート

310 kcal　塩 2.0g　炭 37.8g　繊 3.2g

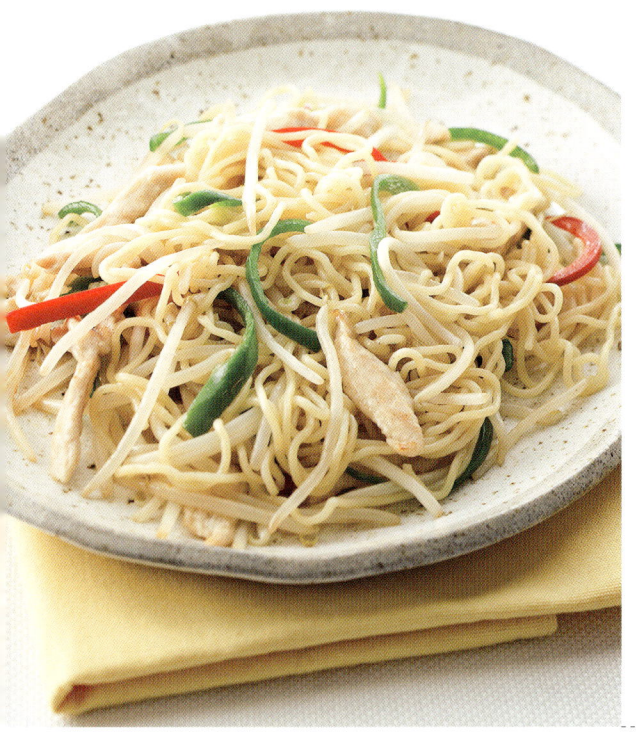

めんは半玉にし、もやしでかさ増し
チンジャオロース風焼きそば

[材料]

中華蒸しめん…1玉（160g）
鶏胸肉（皮なし）…120g
　塩…少々
　酒…小さじ1
もやし…160g
ピーマン…1個（30g）
パプリカ（赤）…1/5個（30g）
片栗粉…小さじ1（3g）
塩、こしょう…各少々
A　オイスターソース…小さじ2（12g）
　しょうゆ…小さじ1（6g）
　酒…小さじ2（10g）
ごま油…小さじ2（8g）

[作り方]

❶ 鶏肉は細切りにして、塩、酒をもみ込む。もやしはひげ根を取り、ピーマンとパプリカはせん切りにする。

❷ ❶の肉に片栗粉を振り、ごま油を熱したフライパンで焼く。肉の色が変わってきたら、もやしとピーマンを加え、塩、こしょうを振って炒める。

❸ 中華めんをよくもみほぐしてざるに入れ、熱湯をかけてから、❷に加えて炒め、Aの合わせ調味料をからめる。

342 kcal　塩 1.4g　炭 55.2g　繊 3.3g

しょうゆは最後に入れて風味づけ
長ねぎとじゃこの和風パスタ

[材料]

スパゲッティ…140g
ちりめんじゃこ…20g
長ねぎ…1本（100g）
にんにく…1/2かけ（3g）
赤とうがらし…1本
しょうゆ…小さじ1（6g）
ごま油…小さじ2（8g）

[作り方]

❶ ねぎは斜め薄切りにし、にんにくはみじん切り、とうがらしは種を取り除いて2〜3等分にする。

❷ 鍋に2ℓの熱湯を沸かし、塩小さじ2（分量外）を入れ、スパゲティをパッケージの表示時間でゆでる。

❸ フライパンにごま油とにんにく、とうがらしを合わせて火にかけ、香りが立ってきたらねぎとじゃこを加えて炒める。

❹ ゆで上がったスパゲティを❸に加え、しょうゆを鍋肌から回し入れて全体をからめる。

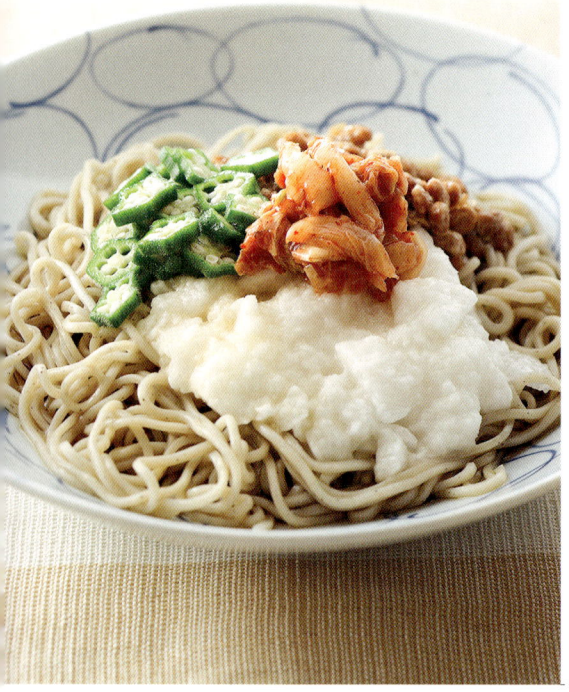

| 292 kcal | 塩 2.8 g / 炭 52.1 g / 繊 5.8 g |

長いもはおろさずたたき、食感を残して

ネバネバぶっかけそば

[材料]
そば(ゆで)…2玉(320g)
長いも…100g
オクラ…4本(40g)
塩…少々
白菜キムチ…40g
納豆…1パック(40g)
A ┌ めんつゆ(3倍濃縮)…大さじ3(45g)
　└ 冷水…180ml

[作り方]

❶ 長いもは皮をむいて1㎝幅の輪切りにし、ポリ袋に入れる。めん棒などでたたいてあらめに砕く。オクラは塩で表面をこすり、軽く熱湯に通してから冷水にとり、小口切りにする。白菜キムチはきざむ。

❷ そばは、ゆがいて冷水で締め、水けをきって器に盛る。

❸ 納豆と❶の具材を盛り、Aをかける。

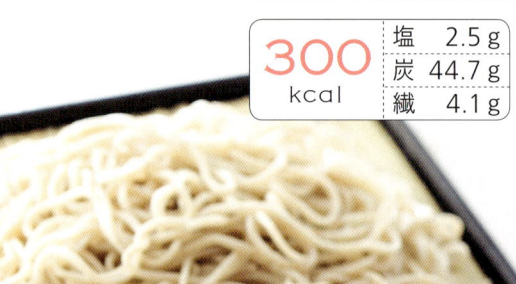

| 300 kcal | 塩 2.5 g / 炭 44.7 g / 繊 4.1 g |

薬味だけではなく、つけ汁に具も

肉つけそば

[材料]
そば(ゆで)…2玉(320g)
豚もも薄切り肉…120g
長ねぎ…60g
にんじん…40g
しいたけ…2個(30g)
A ┌ めんつゆ(3倍濃縮)…大さじ3(45g)
　└ 水…200ml

[作り方]

❶ 豚肉は一口大に切り、ねぎ、にんじんは4㎝長さのせん切り、しいたけは薄切りにする。

❷ Aを小鍋に合わせ、❶を煮る。

❸ そばは、軽くゆがいて冷水で締め、水けをきって器に盛り、❷を添える。

PART5 ワンプレート

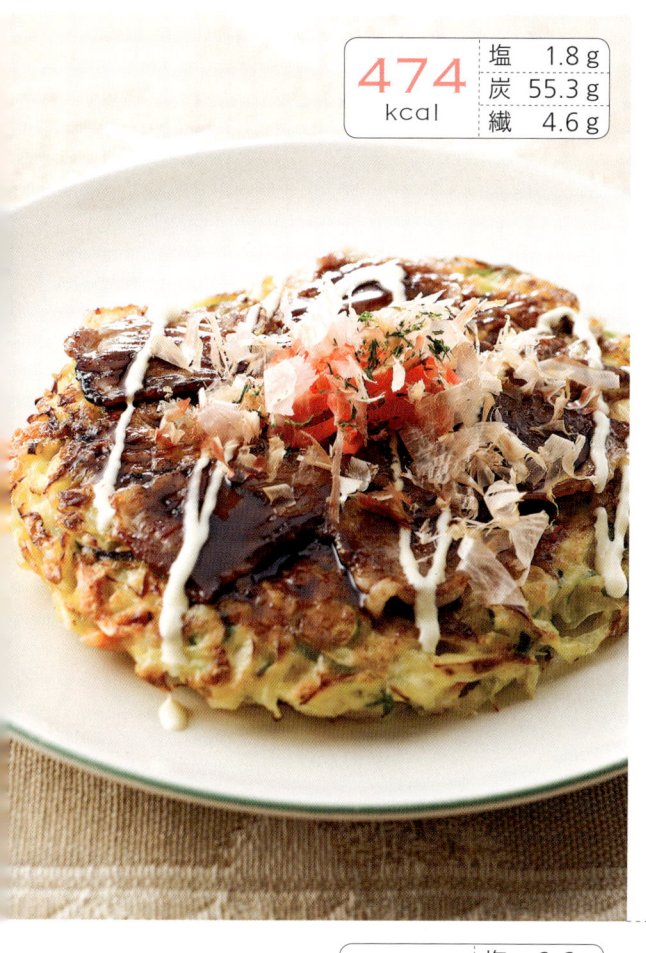

474 kcal　塩 1.8g　炭 55.3g　繊 4.6g

だし入りの生地だからソースは少量に
お好み焼き

[材料]

豚ロース薄切り肉（脂身なし）…80g
キャベツ…150g
長ねぎ…80g
A ┌ 長いも（すりおろし）…100g
　├ 卵…2個（100g）
　├ だし…80ml
　├ 塩…少々
　└ 小麦粉…100g
B ┌ 中濃ソース…大さじ1
　├ マヨネーズ（カロリーハーフタイプ）…小さじ2
　├ 削り節…2g
　├ 紅しょうが…10g
　└ 青のり…少々
サラダ油…小さじ2（8g）

[作り方]

❶ キャベツはあらみじん、ねぎは小口切りにする。豚肉は長さを半分程度に切る。❷ ボウルにAの小麦粉以外をよく混ぜ合わせ、しっかりと混ざったら小麦粉を加えて軽く混ぜる。きざんだキャベツとねぎも加えて混ぜる。❸ フライパンに油をなじませ、❷の半量を流し入れ、丸く形を整えて肉の半量を上にのせる。❹ ふたをして5〜6分弱火でじっくりと焼き、ひっくり返してさらに3〜4分焼き皿に盛り、Bをトッピングする。

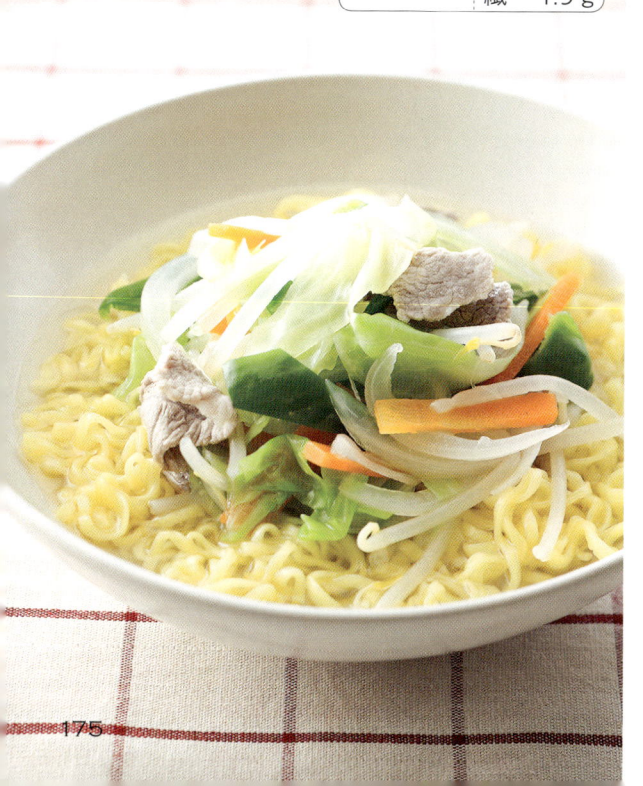

---

324 kcal　塩 2.6g　炭 59.9g　繊 1.9g

スープの塩分は控えめ。飲み干してもOK
野菜ラーメン

[材料]

中華即席乾めん（ノンフライ）…140g（70g×2）
豚もも薄切り肉…80g
キャベツ…60g
もやし…100g
ピーマン…1個（30g）
にんじん…20g
A ┌ 水…360ml
　├ 鶏ガラスープの素…小さじ1（2g）
　└ 塩、こしょう…各少々

[作り方]

❶ 豚肉、キャベツは食べやすい大きさに切り、もやしはひげ根を取る。ピーマンは乱切り、にんじんはせん切りにする。❷ 鍋にAを合わせて火にかけ、沸騰したら❶を加えて煮る。❸ 中華めんをパッケージの表示時間で別ゆでし、水けをしっかりきって器に入れ、❷の野菜とスープを盛る。

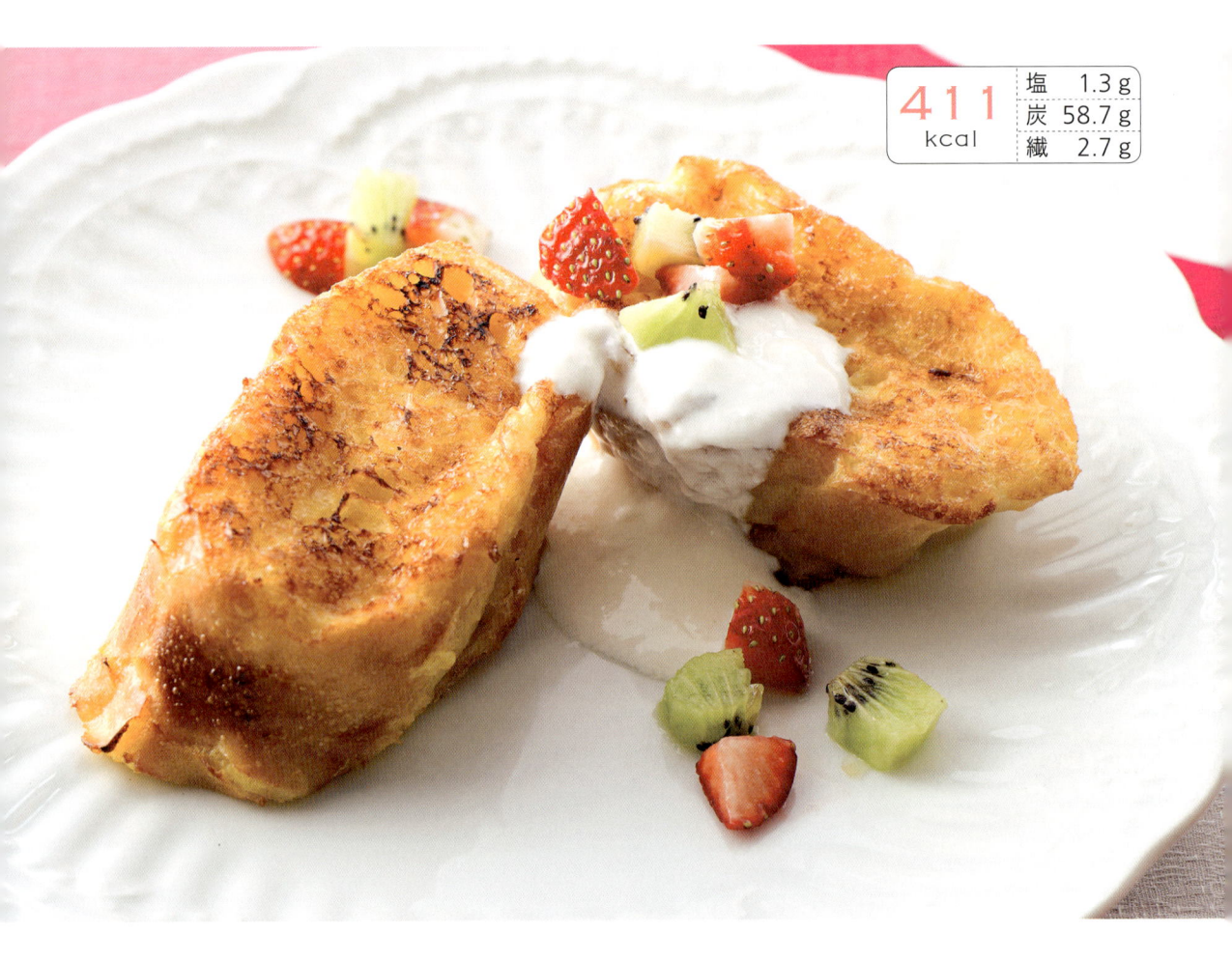

| 411 kcal | 塩 1.3 g
炭 58.7 g
繊 2.7 g |

厚みのあるフランスパンでボリューム感を出します

フレンチトースト　フルーツヨーグルトソース

[材料]

フランスパン…120 g
卵…2個（100 g）
無調整豆乳…200ml
オリゴ糖…大さじ2（30 g）
バター…10 g

[ヨーグルトソース]

プレーンヨーグルト…60 g
オリゴ糖…小さじ2（10 g）
いちご…4個（40 g）
キウイ…1/2個（50 g）

[作り方]

❶ バットに卵、豆乳、オリゴ糖大さじ2をよく混ぜ合わせ、4等分にスライスしたフランスパンをひたす。ときどき上下を返しながら、卵液をすべて吸い込むまでひたす。

❷ フライパンにバターをとかし、❶をじっくりと焼き、両面に焼き色がついたら、皿にとり出す。

❸ ヨーグルトとオリゴ糖小さじ2を混ぜ合わせて❷にかけ、食べやすい大きさに切ったいちごとキウイを散らす。

POINT

普通の牛乳より低脂肪の無調整豆乳を使います。甘みは低糖質のオリゴ糖で。

PART5 ワンプレート

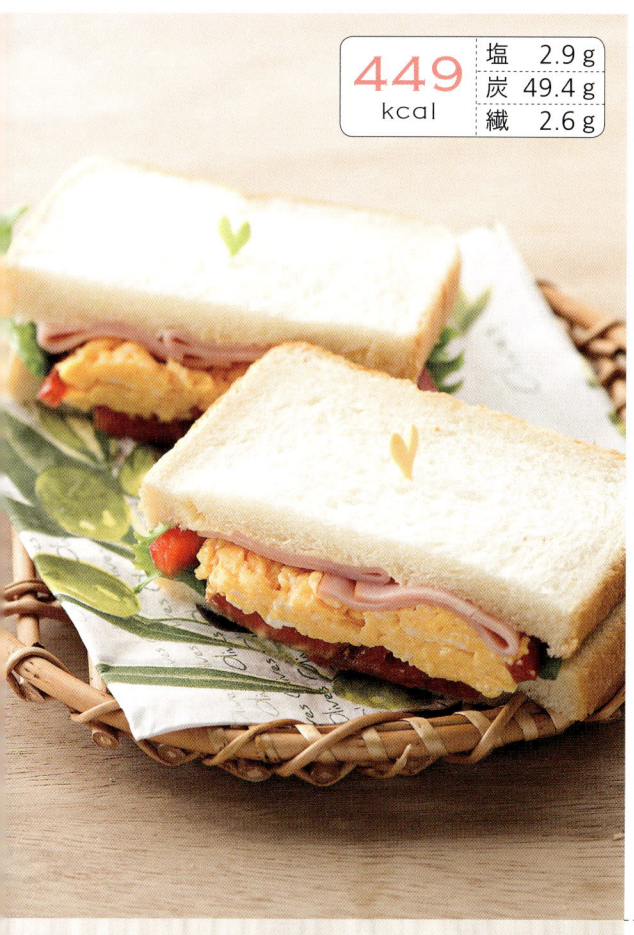

449 kcal　塩 2.9g　炭 49.4g　繊 2.6g

からしをきかせてマヨネーズは控えめに

ハムと卵と野菜のサンドイッチ

[材料]
食パン（8枚切り）…4枚（200g）
ロースハム…4枚（80g）
マヨネーズ（カロリーハーフタイプ）…大さじ1（12g）
ねりがらし…少々
レタス…30g
トマト（輪切り）…2枚（30g）
Ⓐ ┌ 卵…2個（100g）
　├ 牛乳…小さじ2（10g）
　└ 塩、こしょう…各少々
サラダ油…小さじ1

[作り方]
❶ Ⓐの材料をよく混ぜ合わせ、油を熱したフライパンでスクランブルエッグを作り、皿に移して冷ます。

❷ マヨネーズとからしを混ぜ合わせてパンに塗り、食べやすい大きさにちぎったレタス、トマト、ハム、❶をサンドする。

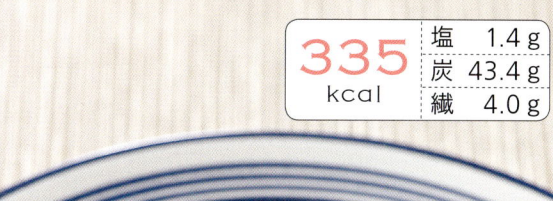

335 kcal　塩 1.4g　炭 43.4g　繊 4.0g

市販のポテトサラダを使って手軽に

ポテトサラダのチーズトースト

[材料]
ライ麦食パン（6枚切り）…2枚（120g）
ポテトサラダ（市販品）…120g
ゆで卵（輪切り）…1個分
ブロッコリー（ゆで）…30g
とけるチーズ…20g

[作り方]
❶ パンにポテトサラダ、ゆで卵、小房に分けたブロッコリー、チーズをのせる。

❷ オーブントースターに入れ、チーズがとけて焼き色がつくまで焼く。

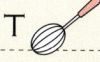

POINT
手軽に作れるので朝食・昼食に。牛乳を添えると栄養バランスがよくなります。

季節の献立

旬の食材はおいしく栄養価も高いので、ぜひメニューに取り入れたいもの。それぞれの季節に合った献立を紹介します。

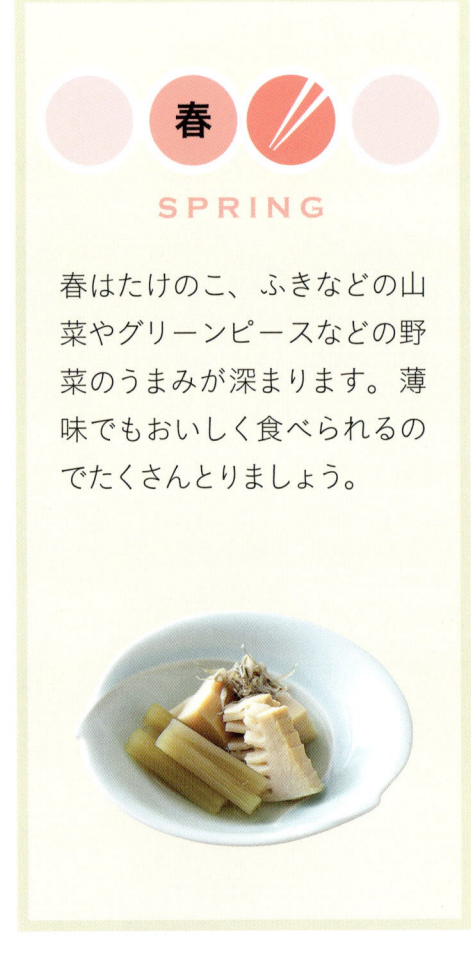

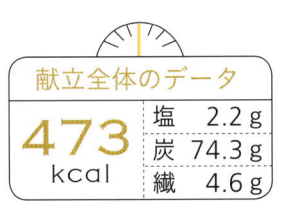

豆のうまみを生かして塩分は控えて
青豆ごはん

[材料] 米…1合(150g)
グリーンピース(生)…30g
塩…少々　酒…小さじ1(5g)

[作り方] ① 米はといでざるに上げておく。グリーンピースはさやからはずし、沸騰した湯に塩を入れてゆで、水けをきる。
② 釜に米を入れ、酒を加え、目盛りまで水を入れて炊く。
③ 炊き上がったらグリーンピースを加えて蒸らす。

旬の山菜は薄味でも豊かな味わい
たけのことふきのじゃこ煮

[材料] ゆでたけのこ…80g
ゆでふき…40g
ちりめんじゃこ…大さじ1(5g)
A ┌ だし…¾カップ
　├ 薄口しょうゆ…小さじ½(3g)
　└ みりん…小さじ2(12g)

[作り方] ① たけのこは食べやすい大きさに切る。ふきは4～5cm長さに切る。
② 鍋にAを煮立て、①を煮る。
③ じゃこを加え、ひと煮立ちさせる。

いろいろな野菜の風味を詰め込んで
彩り野菜の沢煮わん

[材料] しいたけ、にんじん、ねぎ、ごぼう…各20g
さやえんどう…4枚(8g)
だし…1カップ
薄口しょうゆ…小さじ½(3g)
塩…少々

[作り方] ① しいたけは石づきを取り、さやえんどうはすじを取る。野菜はすべてせん切りにする。
② 鍋にだしを煮立て、①が柔らかくなるまで煮る。
③ しょうゆと塩を加えて調味する。

春 SPRING

春はたけのこ、ふきなどの山菜やグリーンピースなどの野菜のうまみが深まります。薄味でもおいしく食べられるのでたくさんとりましょう。

献立全体のデータ
473 kcal
塩　2.2g
炭　74.3g
繊　4.6g

PART5 季節の献立

33 kcal	塩 0.5 g / 炭 4.9 g / 繊 1.1 g
125 kcal	塩 0.7 g / 炭 2.3 g / 繊 0.0 g
10 kcal	塩 0.1 g / 炭 2.4 g / 繊 0.5 g
286 kcal	塩 0.3 g / 炭 60.3 g / 繊 1.5 g
19 kcal	塩 0.6 g / 炭 4.4 g / 繊 1.5 g

菊花かぶの甘酢漬け

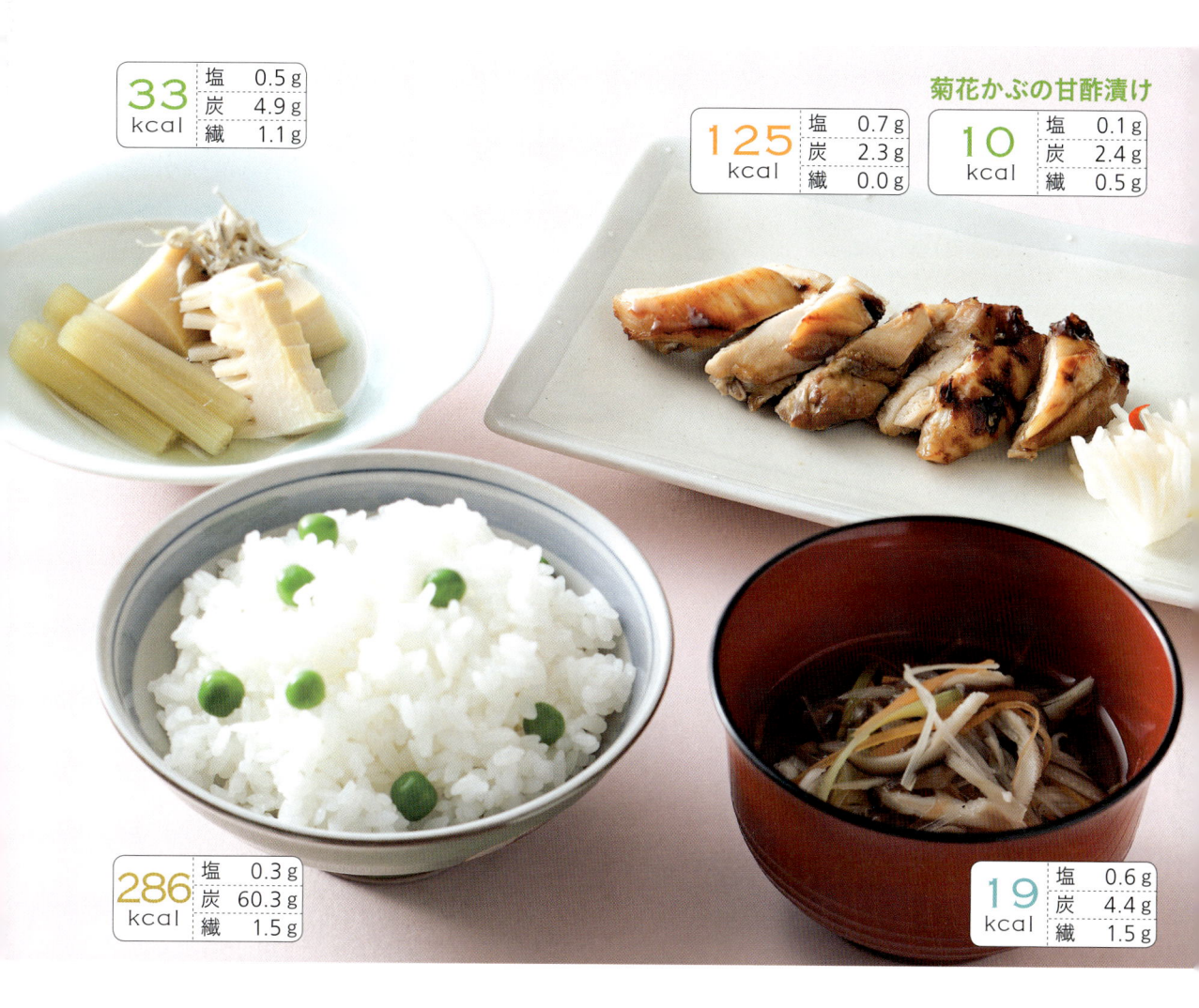

鶏もも肉の皮を除いてカロリーダウン
鶏の照り焼き

[材料] 鶏もも肉（皮なし）…160 g
A ┌ しょうゆ…小さじ 2/3（4 g）
　└ みりん…小さじ 1/2（3 g）
サラダ油…小さじ 1（4 g）

[作り方] ❶ 鶏肉はAにつけて下味をつける。
❷ フライパンに油を熱し、汁けをきった肉を入れて焼く。
❸ 肉に火が通ったら、Aを加えて煮詰め肉にからめる。食べやすく切って、器に盛る。

甘ずっぱい味がアクセントに
菊花かぶの甘酢漬け

[材料] かぶ…中 1/2 個
A ┌ だし…大さじ 1/2
　│ 酢…大さじ 1/2
　│ 砂糖…小さじ 1/2
　│ 赤とうがらし（小口切り）…少々
　└ 昆布（せん切り）…少々

[作り方] ❶ かぶは茎を除いて皮をむき、へたを下にしておき、5 mm残して格子状の切り目を入れる。
❷ Aを混ぜ合わせ、❶を15〜20分つけて味をなじませ、鶏の照り焼きに添える。

丸ごと焼いて香ばしさを出します
なすのずんだあえ

[材料] なす…2個（140g）
枝豆（ゆでてさやと薄皮を除いたもの）…60g
A ┌ だし…小さじ2
　├ 砂糖…少々
　└ 塩…少々

[作り方] ❶ なすはグリルで焼き、冷水にひたす。皮をむき、軽く水けをしぼり、食べやすい大きさに切る。❷ 枝豆はすり鉢ですりつぶし、Aを加える。❸ ❶を❷であえて器に盛る。

> **POINT** なすは油をよく吸収するので、グリルで焼きます。なすのかわりにゆでたほうれん草や小松菜、塩もみしたきゅうりなどをずんだあえにしても。

ローカロリーの寒天をデザートに
杏仁豆腐

[材料] 粉寒天…1g
水…150ml
糖質オフ甘味料（ラカント）…大さじ2（26g）
牛乳…50ml
アーモンドエッセンス…数滴
クコの実…6個
オリゴ糖（液状）…大さじ1

[作り方] ❶ 鍋に水、寒天を入れて火にかけ、しっかり沸騰させて煮とかす。
❷ 甘味料を加えてとかし、牛乳、アーモンドエッセンスを加え混ぜる。
❸ 器に注ぎ、冷蔵庫で冷やし固める。クコの実を飾り、オリゴ糖をかける。

> **POINT** 寒天は低カロリーで食物繊維が豊富。砂糖は使わず、ノンカロリーの甘味料を使います。煮詰める手間のないオリゴ糖をシロップがわりに。

夏 SUMMER

冷たいめんは夏にぴったり。そうめんにえのきだけを合わせると、ボリューム感や噛みごたえが出ます。つけ汁にトマトを入れると、うまみが出て減塩効果も。夏野菜の枝豆をあえ物の衣にするのもおすすめ。

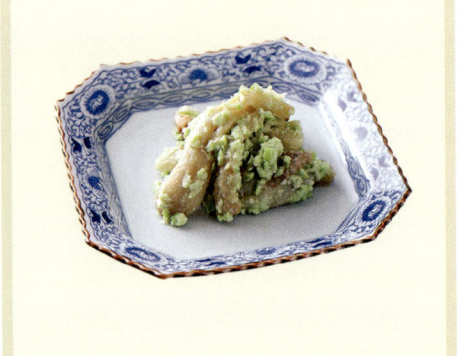

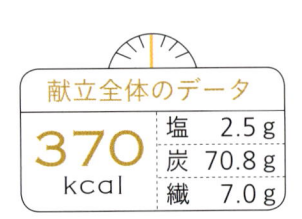

献立全体のデータ
370 kcal
塩 2.5g
炭 70.8g
繊 7.0g

PART5 季節の献立

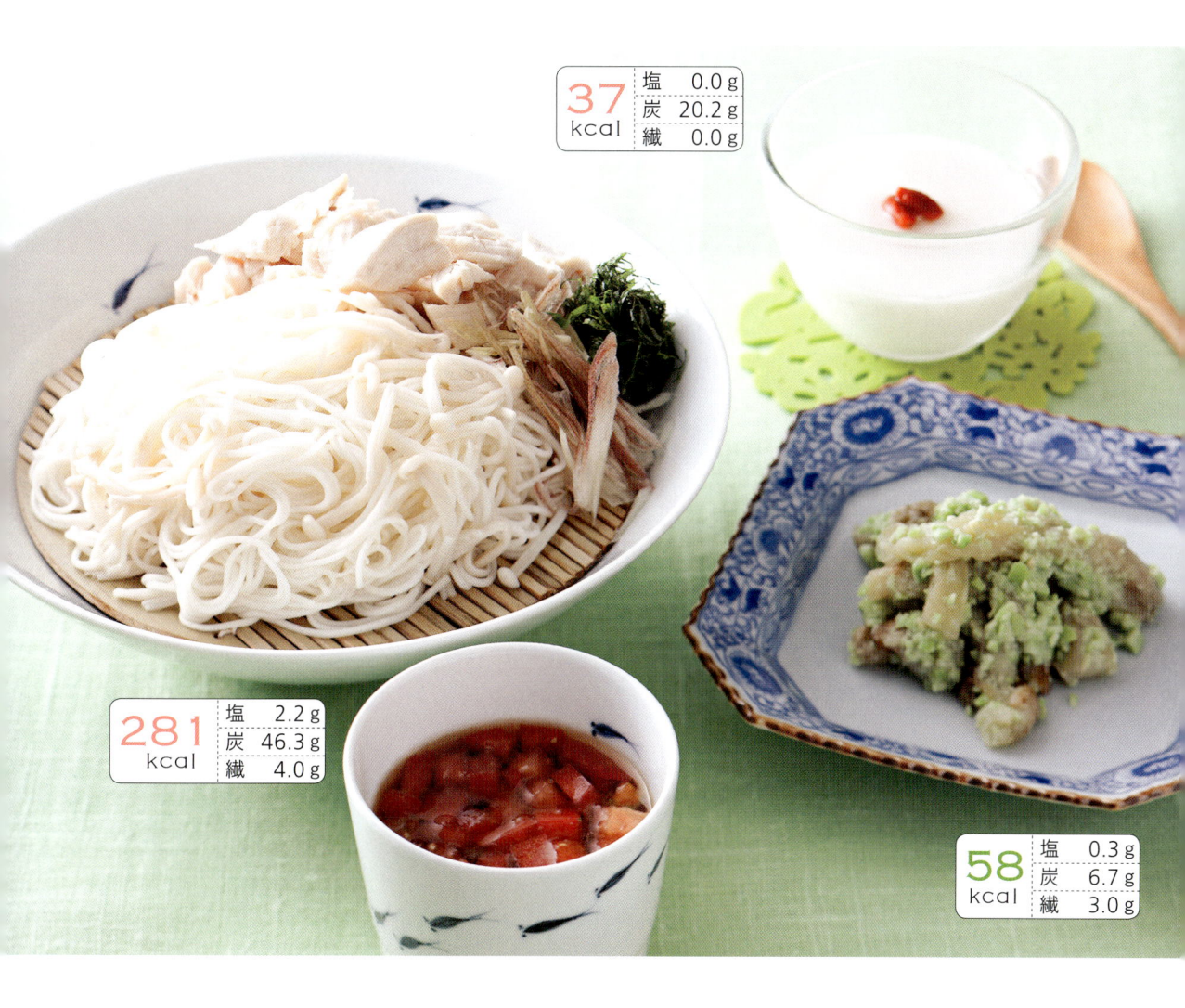

| 37 kcal | 塩 0.0 g
炭 20.2 g
繊 0.0 g |

| 281 kcal | 塩 2.2 g
炭 46.3 g
繊 4.0 g |

| 58 kcal | 塩 0.3 g
炭 6.7 g
繊 3.0 g |

鶏肉でタンパク質もしっかり摂って
ゆで鶏そうめん

[材料]

そうめん（乾物）…1束（100 g）
鶏ささ身（または皮なしの鶏胸肉）…3本（120 g）
┌ 酒、塩…各少々
│ しょうが…1かけ
└ ねぎの青い部分…少々
えのきたけ…100 g
トマト…大½個（100 g）
みょうが…2個
青じそ…4枚
めんつゆ（3倍濃縮）…大さじ2½（37.5 g）
水…大さじ5

[作り方]

❶ ささ身に酒、塩を振り、10分ほどおく。鍋に湯を沸かし、薄切りにしたしょうが、ねぎを入れ、ささ身をゆで、あら熱がとれたら食べやすい大きさに裂く。
❷ えのきは根元を切り落とし、半分の長さに切る。そうめんとえのきはたっぷりの熱湯でゆでて冷水にとり、水けをきる。
❸ トマトは1cm角に切り、めんつゆ、水と合わせてつけ汁にする。みょうがは縦に薄切り、青じそはせん切りにして薬味にする。

秋 AUTUMN

食物繊維が豊富でうまみのあるきのこ類を使ってボリューム感を出しましょう。旬の魚は焼いてレモンやすだちで香りを添えると、さっぱりして塩分を抑えられます。

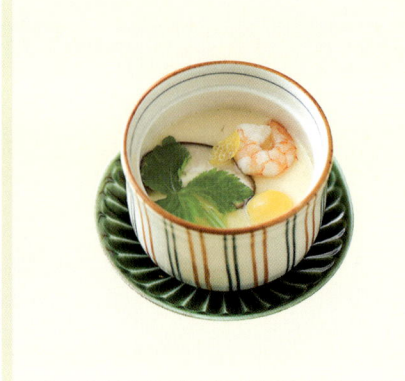

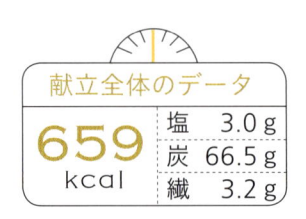

きのこでかさを増やし、かみごたえを出して
きのこごはん

[材料]
- 米…1合(150g)
- しめじ…40g
- にんじん…10g
- 油揚げ…½枚(10g)
- だし…適量
- A ┌ 薄口しょうゆ…小さじ2(12g)
  └ みりん…小さじ1(6g)

[作り方]
1. 米はといでざるに上げておく。しめじは石づきを取り、ほぐす。にんじんは3cm長さのせん切りにする。油揚げは熱湯をかけて油抜きし、縦に半分に切ってから細切りにする。
2. 釜に米を入れ、Aを加えてだしを目盛りまで加える。1の具材を上にのせて炊く。
3. 炊き上がったら全体をかき混ぜ、茶わんに盛る。

少量ずついろいろな具を入れて
茶わん蒸し

[材料]
- 卵…1個(50g)
- ┌ だし…½カップ
  └ 薄口しょうゆ…小さじ1(6g)
- 鶏ささ身…30g
- むきえび…2尾(20g)
- しいたけ…½個(8g)
- むきぎんなん…2個
- ゆず皮…少々
- 三つ葉…少々

[作り方]
1. ささ身はすじを除いてそぎ切りにし、しいたけは軸を取って薄切りにする。ボウルに卵を割り入れ、泡立てないようにときほぐし、だし、しょうゆを加え混ぜ、茶こしでこす。
2. 耐熱の茶わんにささ身、えび、しいたけ、ぎんなんを入れて、卵液を注ぐ。鍋に2cmほど水を入れて茶わんを並べ、ふきんをつけた鍋ぶたをして強火にかける(茶わんはふたをしない)。沸騰したら強火のまま1〜2分加熱して火を止め、10〜15分蒸らす。仕上げにゆず皮と三つ葉をのせる。

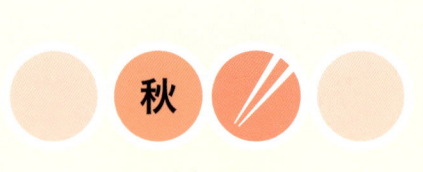

献立全体のデータ
659 kcal
塩 3.0g
炭 66.5g
繊 3.2g

POINT 1人分の卵の量は½個ですが、具の種類を多くすることでボリュームが出ます。三つ葉やゆずの香りで薄味でも豊かな味わいになります。

PART5　季節の献立

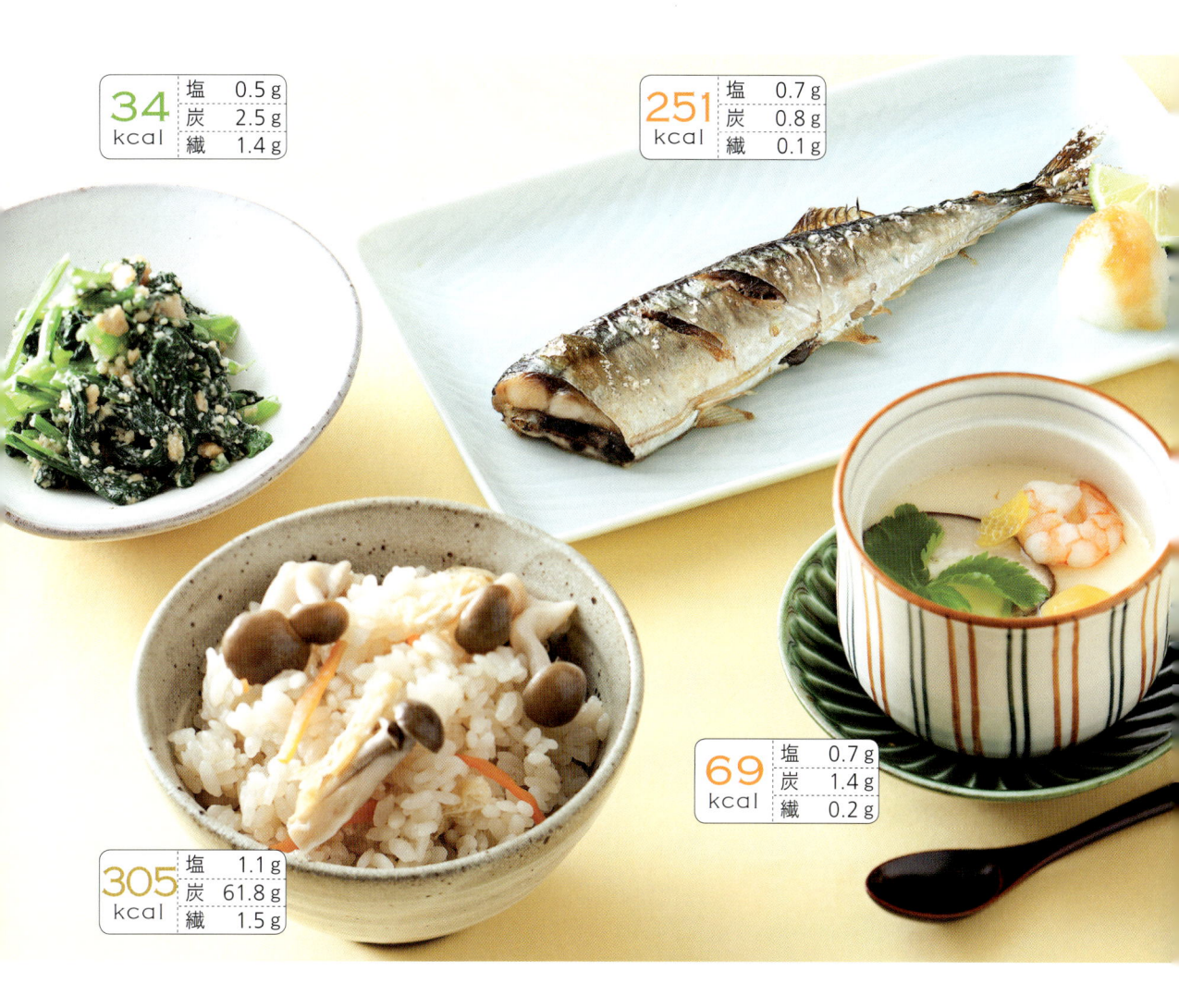

34 kcal	塩 0.5 g / 炭 2.5 g / 繊 1.4 g
251 kcal	塩 0.7 g / 炭 0.8 g / 繊 0.1 g
69 kcal	塩 0.7 g / 炭 1.4 g / 繊 0.2 g
305 kcal	塩 1.1 g / 炭 61.8 g / 繊 1.5 g

大きめのさんまは半分に。すだちの酸味で減塩
さんまの塩焼き

[材料]　さんま…小2尾（正味1人80 g）
　　　　　塩…少々
　　　　　大根おろし…20 g
　　　　　すだち…½個
　　　　　しょうゆ…少々

[作り方]　❶ さんまは頭と内臓を取り除き、きれいに洗って塩を振ってグリルで焼く。
❷ 大根おろしは水けをきる。
❸ 器に❶を盛り❷を添えてしょうゆをたらし、半分に切ったすだちも添える。

ピーナッツの風味と香りで満足感を出す
小松菜のピーナッツあえ

[材料]　小松菜…120 g
　　　　　ピーナッツ…小さじ2（8 g）
　　　　A ┌ だし…小さじ2
　　　　　└ 薄口しょうゆ…小さじ1（6 g）

[作り方]　❶ 小松菜はゆでて冷水にひたし、水けをしぼり、食べやすい長さに切る。
❷ ピーナッツはすり鉢で粗くすりつぶし、Aを混ぜてあえ衣を作り、❶をあえる。

POINT　ピーナッツバターは使わず、砂糖不使用のピーナッツや粉末のものを使い、香りを生かして塩分は控えめに。

削り節を加えてしょうゆは少なめに
かぼちゃのおかか煮

[材料] かぼちゃ（皮つき）…120g
　　　 だし…1カップ
　　　 薄口しょうゆ…小さじ1（6g）
　　　 削り節…少々

[作り方] ① かぼちゃは種を取り除き、一口大に切る。
② 鍋にだしとしょうゆを入れ、①を加えて煮る。沸騰してきたら弱火にする。
③ 煮汁が少なくなり、柔らかくなったら削り節を加える。

POINT ごはんの量を少なくするかわりに、糖質の多いかぼちゃのおかずに。削り節はうまみ成分のイノシン酸が豊富なのでコクが出ます。里いもでもOK。

冬 WINTER

寒い季節に人気の鍋物には野菜やきのこ類をたくさん入れましょう。ごはんは最後に入れて雑炊にすると量が増えるので少なめに。

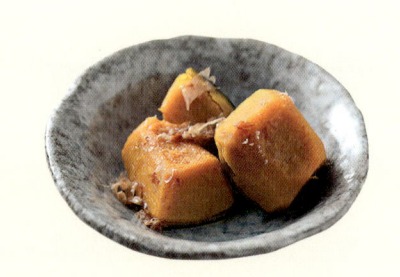

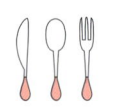

MEMO
鍋物のスープは薄味のものがベスト

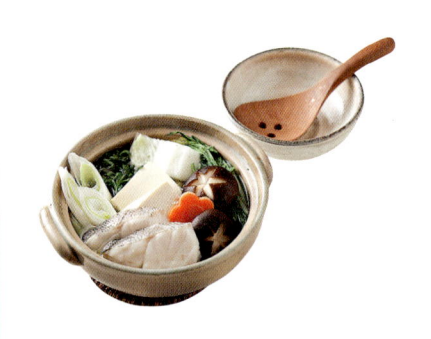

　寄せ鍋や水炊きは野菜をたくさんとることができ、いろいろな具材のうまみを生かすと煮汁が薄味でもおいしく食べられます。しゃぶしゃぶは肉の部位を赤身にし、野菜をたっぷりと。つけだれは、しょうがやねぎなどの香りの強い薬味やかんきつ系の酸味を利用して減塩しましょう。鍋物のなかでも、砂糖をたっぷり使うすき焼きや、チゲ鍋のように塩分量の高いものは注意が必要です。

PART5 季節の献立

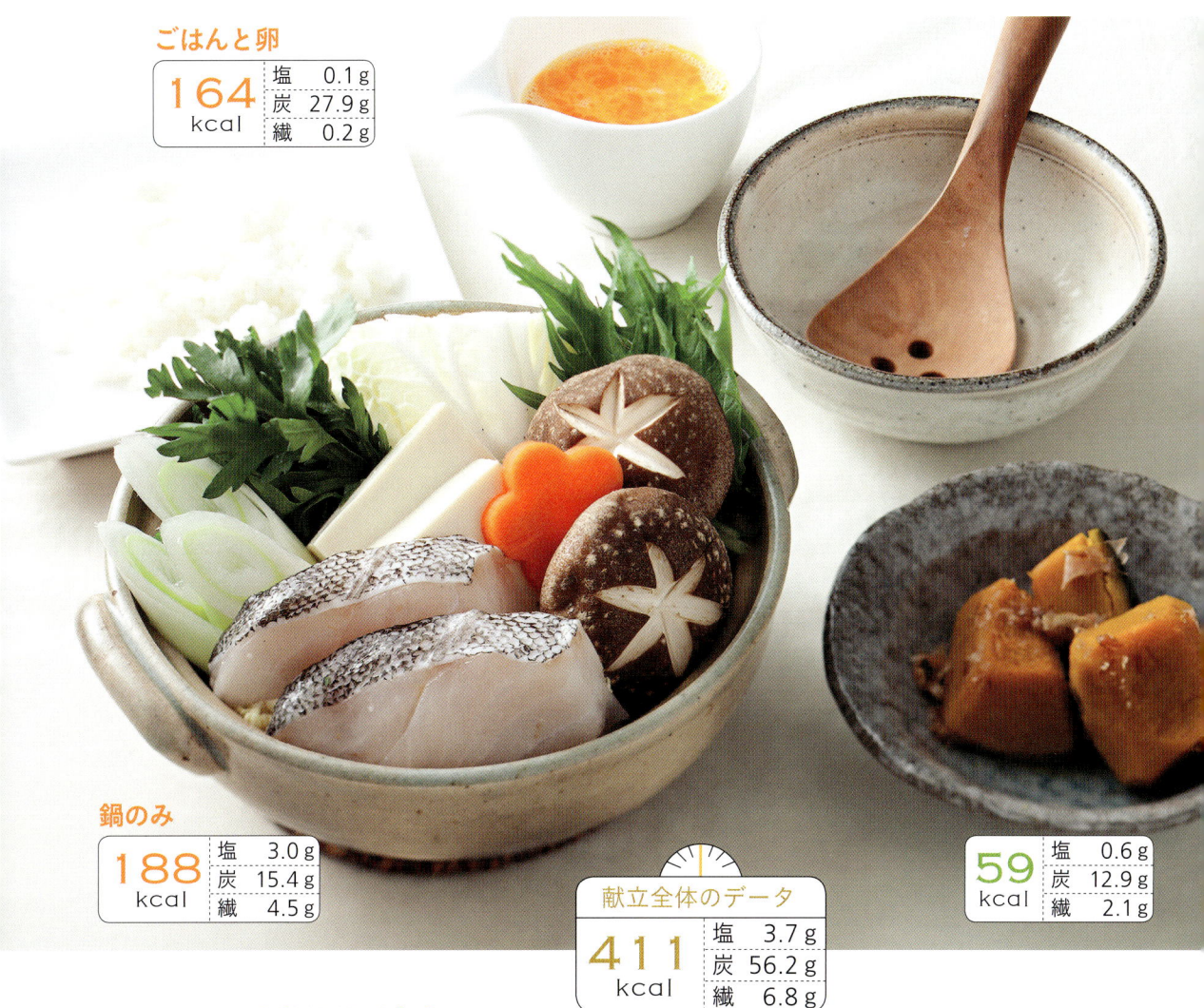

ごはんと卵
164 kcal
塩 0.1g
炭 27.9g
繊 0.2g

鍋のみ
188 kcal
塩 3.0g
炭 15.4g
繊 4.5g

献立全体のデータ
411 kcal
塩 3.7g
炭 56.2g
繊 6.8g

59 kcal
塩 0.6g
炭 12.9g
繊 2.1g

具だくさんで食物繊維が豊富
たらちり鍋

[材料]
- たらの切り身…2切れ（180g）
- 絹ごし豆腐…2/3丁（200g）
- にんじん…10g
- 春菊…3株（60g）
- 白菜…120g
- 水菜…60g
- しいたけ…4個（60g）
- 長ねぎ…30g
- ポン酢じょうゆ…大さじ4

[しめの雑炊]
- ごはん…150g
- とき卵…1個分

[作り方]
❶ 豆腐は食べやすい大きさに切る。にんじんは花形に抜く。白菜は一口大に切り、春菊、水菜は3〜4cm長さに切る。しいたけは軸を取って、飾り切りにし、ねぎは1cm幅の斜め切りにする。
❷ 鍋に材料を並べ、ひたるくらいの水を注いで煮、ポン酢じょうゆでいただく。最後はごはんを入れて雑炊にし、とき卵を回し入れる。

POINT　たらを鍋に入れるとき、小さく切ると満足感に欠けるうえに、火が通りすぎてかたくなるので大きめに切りましょう。

COLUMN

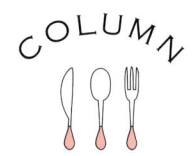

満足感のあるお弁当にするコツ

　天気のいい日に戸外で食べるお弁当は格別。また仕事場や外出先に持参すれば、分量も把握しやすいため糖尿病の方の食事にはぴったりです。好みのお弁当箱を準備して、色合いや盛りつけ、アレンジにこだわるのも楽しみのひとつです。

　注意したいのは、ごはんを押し込むように詰め込まず、きちんと計量して入れること。普段の食事と同じように栄養バランスにも注意してください。温野菜は生よりかさが減るため、お弁当に入れるにはよいですが、柔らかくなりすぎないように固ゆでにし、よく水けをきること。かみごたえのある状態をキープしておくと満腹感を感じやすくなります。また加熱調理した料理は冷めてから汁けをよくきって詰めるように。冷めると塩分を感じやすいので、味つけは薄味を心がけましょう。

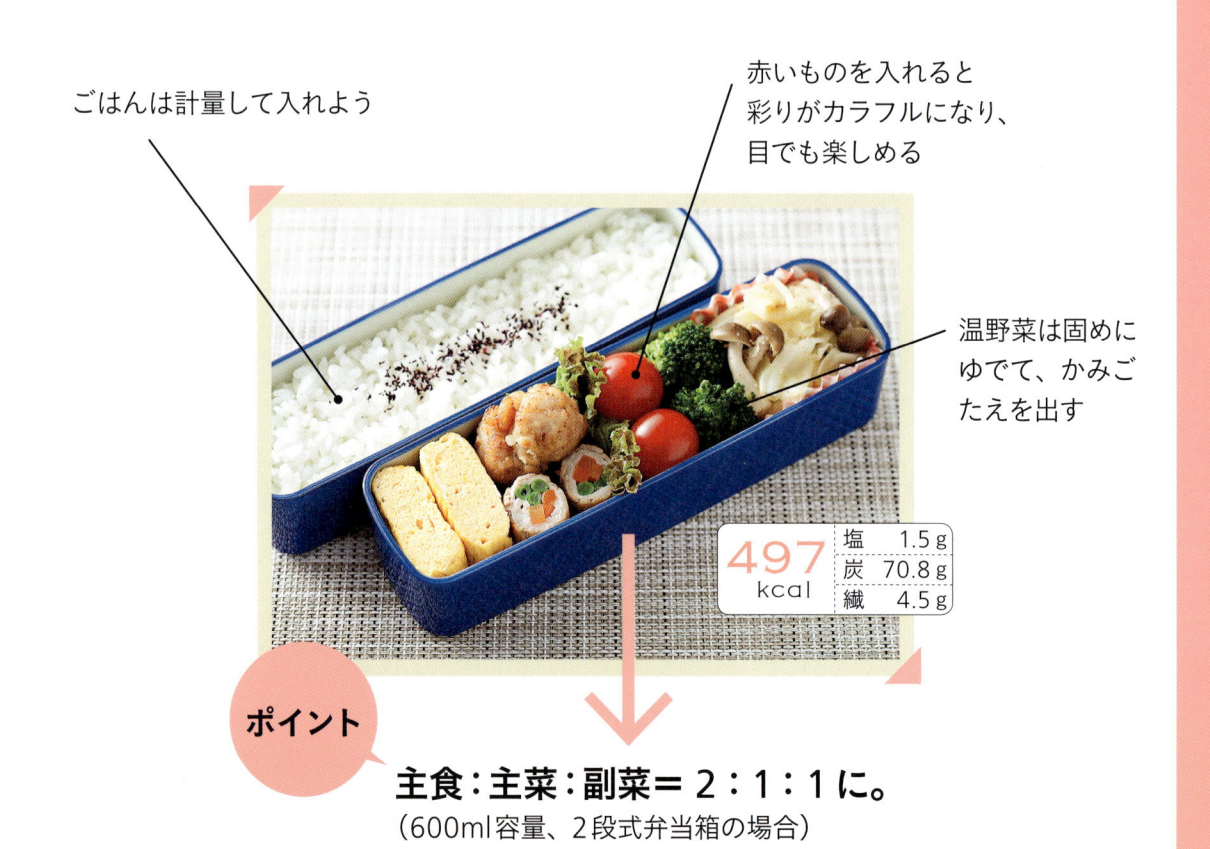

ごはんは計量して入れよう

赤いものを入れると彩りがカラフルになり、目でも楽しめる

温野菜は固めにゆでて、かみごたえを出す

497 kcal
塩　1.5g
炭　70.8g
繊　4.5g

ポイント

主食：主菜：副菜＝2：1：1に。
（600ml容量、2段式弁当箱の場合）

お弁当の作り方 （2人分）

野菜のポークロール

[材料] 豚ロース薄切り肉（脂身なし）
　　　　…20g×2枚
　　　　にんじん…小1/3本（30g）
　　　　さやいんげん…3本（30g）
　　　　塩、こしょう…各少々
　　　　片栗粉…小さじ1/2（1.5g）
　　　　しょうゆ…小さじ2/3（4g）
　　　　みりん…小さじ2/3（4g）
　　　　サラダ油…小さじ1/2（2g）

[作り方] ① にんじんは肉の幅に合わせて拍子木切りにし、いんげんは半分に切って、一緒に下ゆでする。② 豚肉を広げ、軽く塩、こしょうを振り、①を巻く。③ ②の表面に片栗粉を軽く振り、転がしながら油をなじませたフライパンで焼く。肉に火が通ったら、しょうゆとみりんを加えて味をからめる。

キャベツとしめじのおひたし

[材料] キャベツ…100g
　　　　しめじ…20g
　　　　ポン酢じょうゆ…小さじ2（10g）
　　　　削り節…少々

[作り方] ① キャベツは食べやすい大きさに切り、しめじは石づきを取って小房に分ける。② ①をゆで、冷水にとって冷ましてから、しっかりと水けをしぼる。③ ②をポン酢じょうゆと削り節であえる。

生野菜

[材料] サニーレタス…10g
　　　　ミニトマト…4個（40g）

[作り方] ① サニーレタスは、流水で洗い、水けをしっかりとふきとる。② ミニトマトは、へたを取り除いて水洗いし、水けをしっかりとふきとる。

ゆかりごはん

[材料] ごはん…300g　ゆかり…0.6g
[作り方] ごはんを弁当箱に詰め、軽くゆかりを振る。

卵焼き

[材料] 卵…2個（100g）
　　　　A ┌ だし…大さじ1
　　　　　├ 塩…少々
　　　　　├ 薄口しょうゆ…小さじ1/3（2g）
　　　　　└ 砂糖…小さじ1/2（1.5g）
　　　　サラダ油…小さじ1（4g）

[作り方] ① 卵を割りほぐし、Aを合わせてよくかき混ぜる。② 角型のフライパンに油を熱し、余分な油はキッチンペーパーでふきとり、①の1/3量を流し入れる。軽く全体をかき混ぜ、片方の端に巻きながら寄せる。③ 残りの卵液の半分を流し入れ、同じように焼き、もう一度繰り返す。

鶏の塩麹揚げ

[材料] 鶏もも肉（皮なし）…40g
　　　　塩麹…2g
　　　　おろししょうが…少々
　　　　片栗粉…小さじ1強（4g）
　　　　揚げ油…適量

[作り方] ① 鶏肉は2等分に切り分け、隠し包丁を入れる。塩麹、おろししょうがをもみ込んで1～2時間冷蔵庫でねかせる。② 揚げる30分前に冷蔵庫から出し、片栗粉をまぶし、180度の油で揚げる。

ゆでブロッコリー

[材料] ブロッコリー…15g×4房

[作り方] ① 熱湯でブロッコリーをゆでる。② ゆで上がったら、取り出して、しっかりと冷ます。

COLUMN

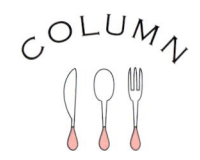

がっつり食べたいときのひと工夫

がっつり食べたいときは、食材の選び方や調理の仕方をひと工夫しましょう。
カロリーを抑えてボリュームをアップさせるテクニックを紹介します。

野菜やきのこでボリュームを出す

低カロリーの野菜やきのこをプラスしてボリューム感を出しましょう。薄切り肉で野菜やきのこを巻いたり、れんこんなどの歯ごたえのある野菜をひき肉に混ぜ込んだり、葉野菜と肉を重ねてボリュームを出すのも一案。

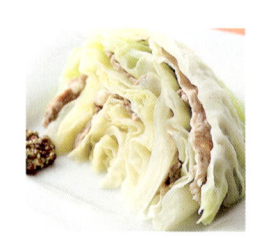

肉だけをドーンと食べたいときは、低カロリーの部位を選ぶ

肉は部位によってカロリーに差があります。たとえば鶏肉を食べたいときは、もも肉ではなくささ身を選ぶと、低カロリーなのでがっつり食べられます。豚肉はヒレ、もも、ロース、ばらの順にカロリーが上がるので、ヒレやももを選びましょう。

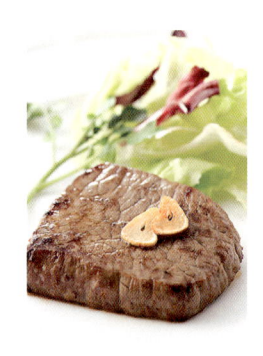

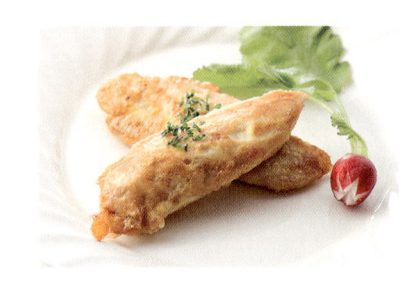

揚げ物の衣はなるべく薄くする

揚げ物は衣が厚くなるほど表面積が大きくなり、油に触れる部分が増えて高カロリーになります。フライは卵を使わず水でといた小麦粉をつけ、パン粉は手ですりつぶし、こまかくしてつけると、吸収する油の量を抑えられます。

フッ素樹脂加工のフライパンを使う

フッ素樹脂加工のフライパンは、鉄製などに比べて油の使用量が少なくてすみます。炒めたり、焼いたりするときに使いましょう。

ドレッシングはノンオイル、マヨネーズはカロリーオフに

生野菜やゆで野菜のサラダはたっぷりとりたいですが、ドレッシングやマヨネーズは油が含まれています。ノンオイルタイプかカロリーをオフのタイプにしましょう。

PART 6

デザート&ジュース 市販品の活用

甘いものが好きな方が我慢しすぎてストレスをためすぎないように、おすすめのデザートです。後半には、コンビニやスーパーで買い物をするときに便利な選び方やカロリー表を掲載しました。

デザート＆ジュース

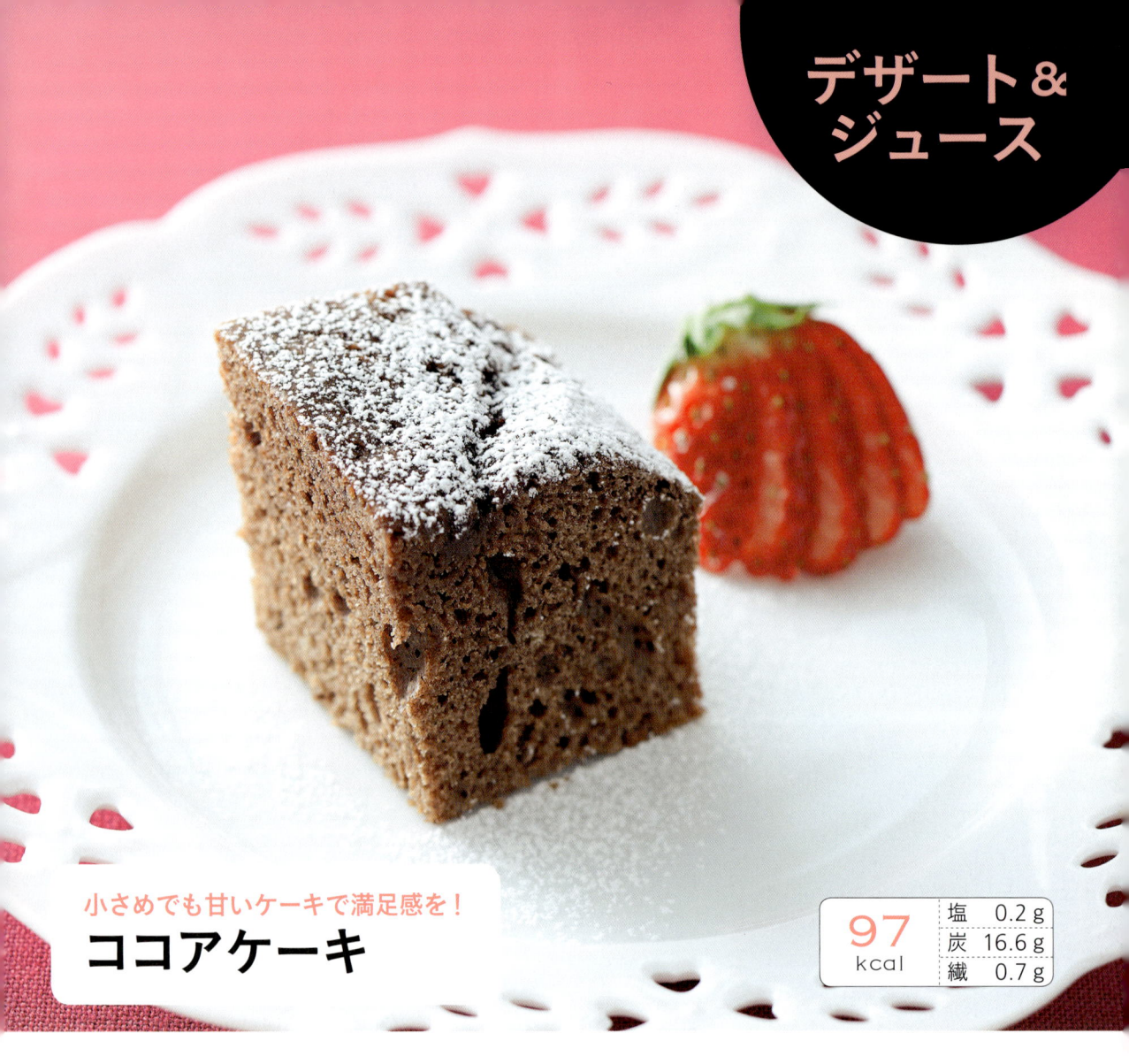

小さめでも甘いケーキで満足感を！
ココアケーキ

97 kcal　塩 0.2g　炭 16.6g　繊 0.7g

[材料（15×15cmの焼き型…9個分）]

- ホットケーキミックス…150g
- 純ココア…9g
- とかしバター…15g
- 糖質オフ甘味料（ラカント）…大さじ2（26g）
- 卵…2個（100g）
- 牛乳…大さじ2
- いちご…9個

[作り方]

① ボウルに卵、甘味料、牛乳、とかしバターを混ぜ合わせ、ホットケーキミックスとココアを入れてさっくりと混ぜる。

② 正方形の型に流し入れ、予熱した180度のオーブンで20分ほど焼く。

③ 焼き上がってあら熱がとれたら、切って器に盛り、好みで粉糖をかける。薄切りにしたいちごを添える。

POINT

砂糖と同じ甘さでノンカロリー甘味料を使えば、カロリーと糖質を抑えられます。分量を決めて食べましょう。

PART6　デザート＆ジュース

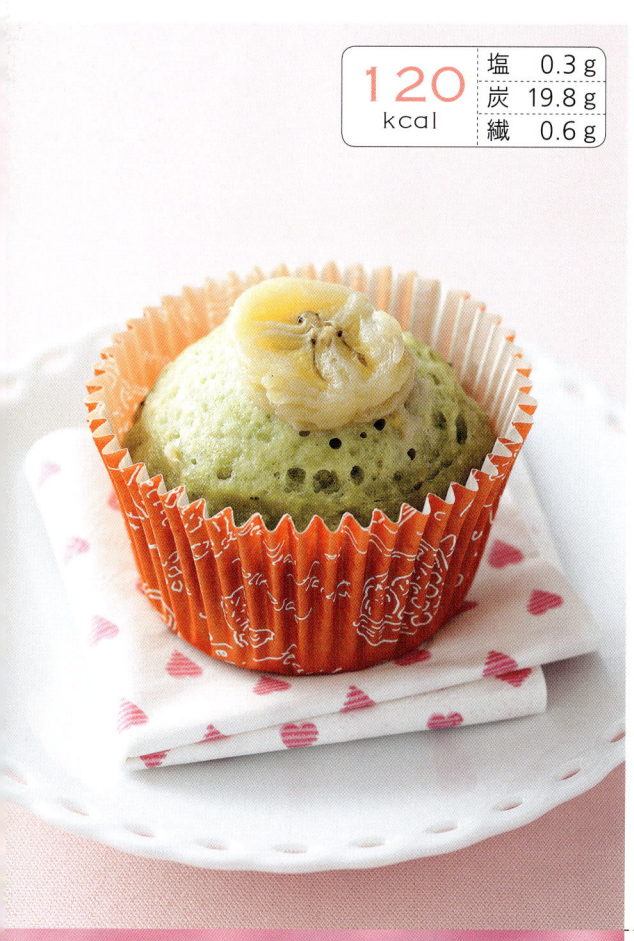

120 kcal　塩 0.3g　炭 19.8g　繊 0.6g

バナナの甘さがアクセント

抹茶とバナナの蒸しパン

[材料（ペーパーカップ8個分）]
ホットケーキミックス…200g
抹茶…小さじ1
A ┌ 卵…1個（50g）
　├ 水…150ml
　└ サラダ油…大さじ1（12g）
バナナ（輪切り）…5g×8枚分

[作り方]
① 蒸し器にお湯を張り、強火にしておく。
② Aをボウルで混ぜ、ホットケーキミックスと抹茶を加え混ぜる。
③ カップに②を流し入れ、バナナをのせ、強火で10分蒸す。竹串でさし、生地がついてこなかったら完成。

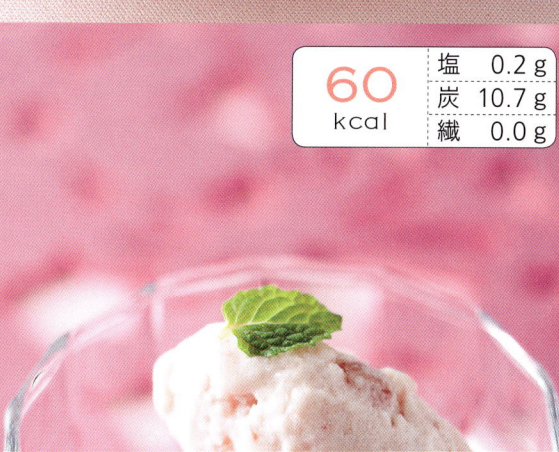

---

60 kcal　塩 0.2g　炭 10.7g　繊 0.0g

ヨーグルトを冷凍すれば出来上がり

フローズンヨーグルト

[材料]
加糖いちごヨーグルト（市販）…1個（180g）
ミント…適量

[作り方]
① ヨーグルトを冷凍庫で凍らせる。
② 冷凍庫からとり出し、全体をかき混ぜ再び凍らせるという工程を2、3度繰り返す。
③ 器に盛り、ミントを飾る。

> **POINT**
> アイスクリームよりも低脂肪で糖分も控えめ。凍らせるときに、2〜3回かき混ぜて空気を含ませるとふんわりします。

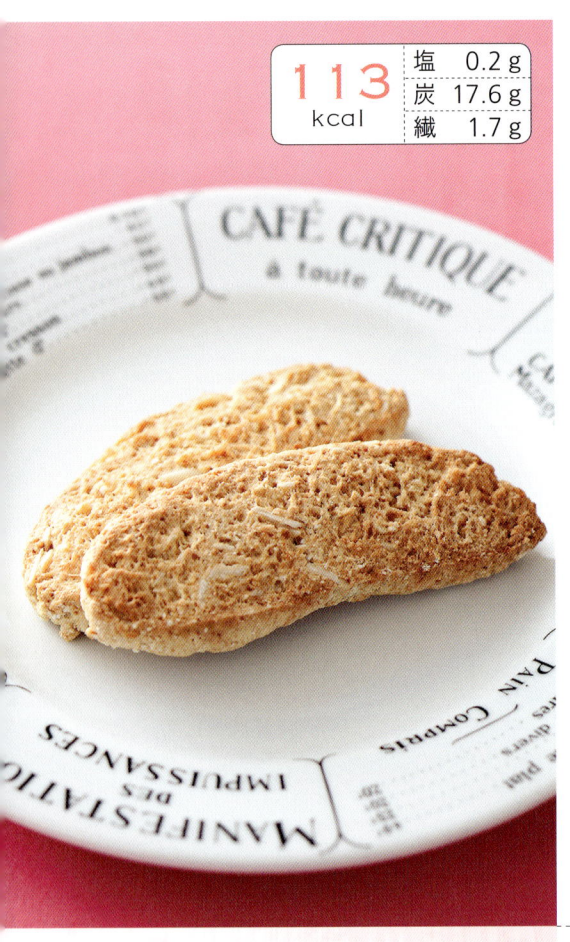

おからで食物繊維もボリュームもアップ

ビスコッティ

113 kcal　塩 0.2 g　炭 17.6 g　繊 1.7 g

[材料（14本分）]

おから…40 g
A ┌ ホットケーキミックス…150 g
　│ 卵…1個（50 g）
　│ 糖質オフ甘味料（ラカント）…大さじ1（13 g）
　└ 牛乳…小さじ2
スライスアーモンド…15 g

[作り方]

① おからはフライパンでからいりし、水分をとばす。器に移して冷ます。

② Aとおからを混ぜ、生地がまとまったらスライスアーモンドを入れ混ぜる。

③ 天板にオーブンシートを敷き、厚さ1cmの長方形にのばす。

④ 予熱した200度のオーブンで8分ほど焼く。表面がかたくなったらとり出して、横半分に切り、2〜3cm幅に切る。

⑤ 再度天板に並べて180度で10分ほど焼く。

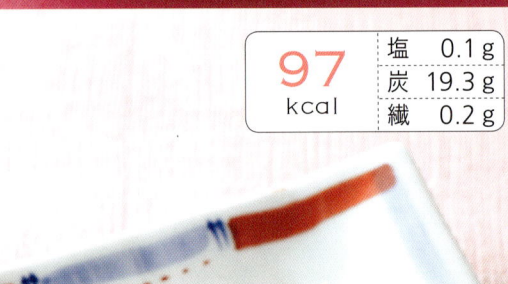

甘じょっぱい低カロリーのおだんご

豆腐白玉のみたらし

97 kcal　塩 0.1 g　炭 19.3 g　繊 0.2 g

[材料（白玉16個分）]

絹ごし豆腐…100 g
白玉粉…80 g

[たれ]

オリゴ糖…大さじ1（15 g）
しょうゆ…小さじ½（3 g）

[作り方]

① ボウルに白玉粉を入れ、豆腐を加えて混ぜる。耳たぶくらいのかたさになるまでねり、丸めて16等分する。

② 沸騰した湯で2〜3分ゆでる。ゆでて浮き上がってきたらさらに1分ほどゆで、冷水にとる。

③ 水けをふきとり、串にさす。

④ たれを混ぜ合わせ、だんごにかける。

PART6 デザート&ジュース

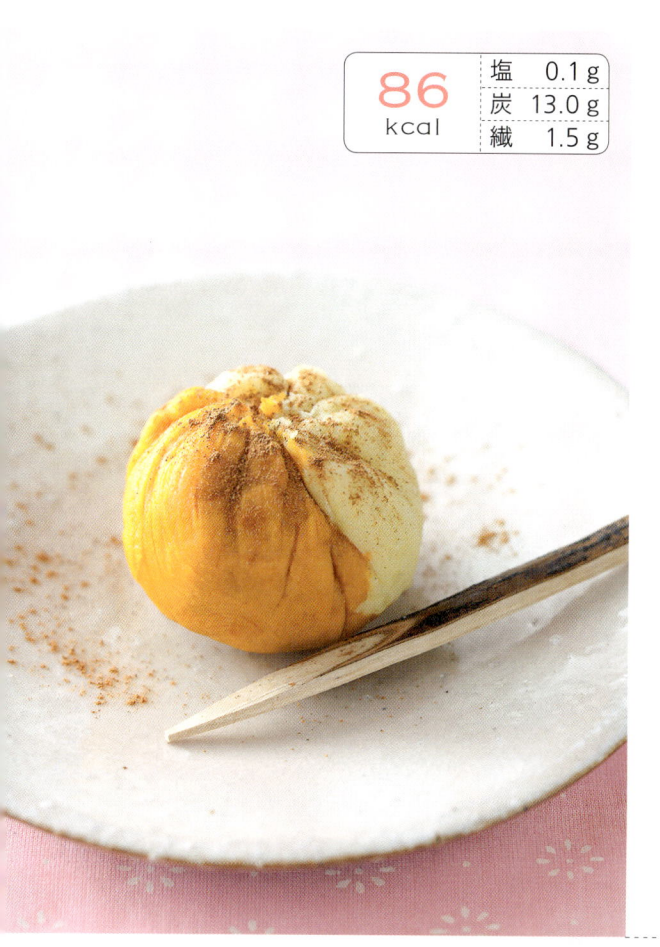

86 kcal | 塩 0.1g | 炭 13.0g | 繊 1.5g

野菜の自然の甘みを楽しんで
かぼちゃとさつまいもの茶巾

[材料（2個分）]
かぼちゃ…50g
さつまいも…50g
バター…小さじ2（8g）

[作り方]
① かぼちゃとさつまいもは皮をむき、蒸し器で蒸す。
② 火が通ったら蒸し器からはずし、あら熱がとれたらつぶしてバターを半量ずつ加え混ぜ、なめらかになるまでこす。
③ ラップに②をのせ、くるんでしぼる。
④ 器にのせ、好みでシナモンを振る。

POINT
蒸し器でゆっくり加熱すると、でんぷんの酵素が働いて甘みが増します。

53 kcal | 塩 0.0g | 炭 14.6g | 繊 2.8g

さらしあんを使って上品な甘さに
水ようかん

[材料（6個分）]
さらしあん（粉末）…60g
水…200ml
A ┌ 粉寒天…2g
　└ 水…100ml
粉末黒糖…大さじ2
糖質オフ甘味料（ラカント）…大さじ2（26g）

[作り方]
① 鍋にさらしあんと水を入れてねり、水分をとばす。
② 別の鍋でAを煮とかす。とけたら、黒糖、甘味料、①を加えて混ぜる。
③ 冷水で鍋底を冷やしながら混ぜる。器に注ぎ、冷蔵庫で冷やし固める。

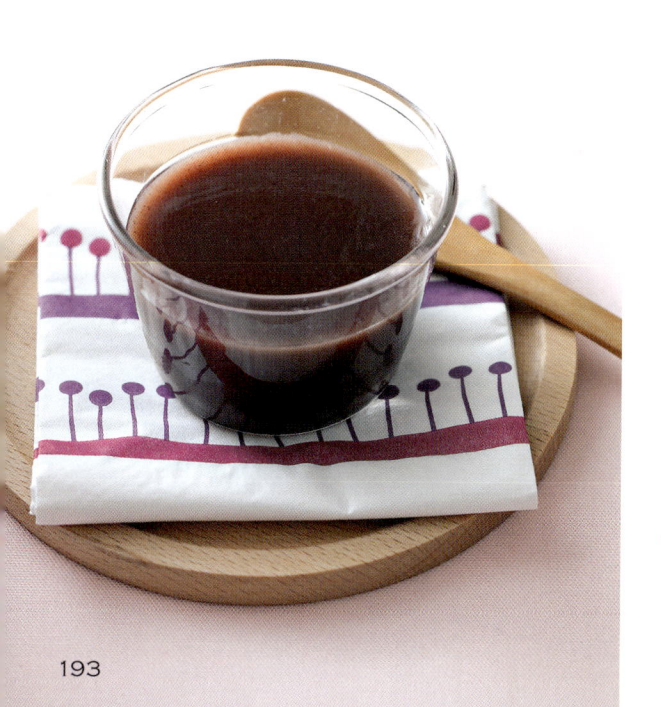

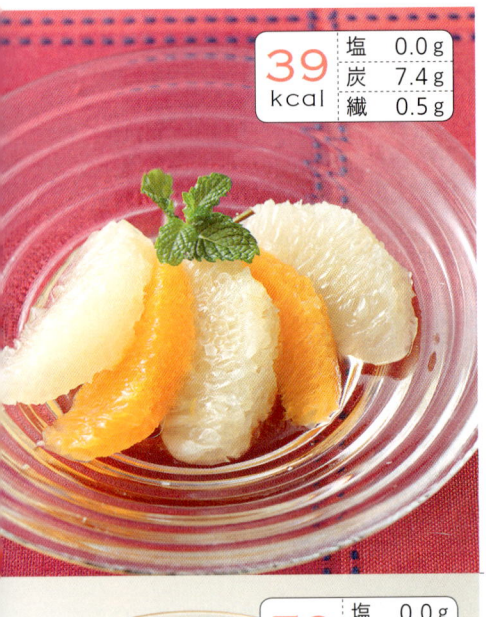

かんきつ類の甘みを生かし、さっぱりと

オレンジとグレープフルーツの白ワイン漬け

39 kcal　塩 0.0g　炭 7.4g　繊 0.5g

[材料]

オレンジ（皮と薄皮をむいたもの）…40g
グレープフルーツ（皮と薄皮をむいたもの）…100g
白ワイン…大さじ4（60g）
オリゴ糖…小さじ2
ミントの葉…適量

[作り方]

① 鍋にワインとオリゴ糖を入れて熱し、オレンジとグレープフルーツにかけてそのまま冷蔵庫で冷やす。
② 器に盛り、ミントを飾る。

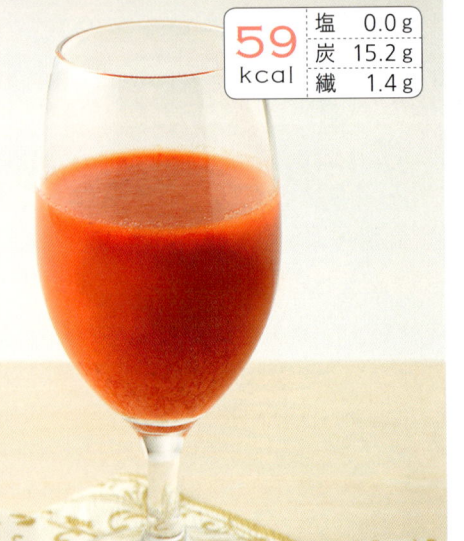

食物繊維の豊富な野菜＆果物の組み合わせ

パプリカフルーツジュース

59 kcal　塩 0.0g　炭 15.2g　繊 1.4g

[材料]

パプリカ（赤）…60g
りんご…½個（100g）
みかん…1個（100g）
水…50ml

[作り方] ① パプリカ、りんごはしんと種を取り除き、皮つきのまま適当な大きさに切る。
② みかんは皮をむく。
③ 材料をすべてミキサーに入れ、攪拌（かくはん）する。

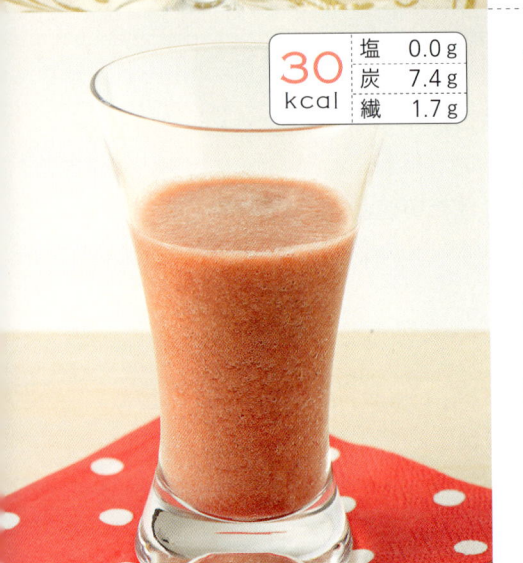

市販のトマトジュースよりすっきり味！

フレッシュトマトジュース

30 kcal　塩 0.0g　炭 7.4g　繊 1.7g

[材料]

完熟トマト…2個（300g）　　水…30ml
セロリ…20g

[作り方] ① トマトはへたを取り、4等分する。セロリは適当な大きさに切る。
② 材料をすべてミキサーに入れ、攪拌する。

> **POINT**
> 栄養価の高い完熟したトマトを使いましょう。

PART6 デザート＆ジュース

| 54 kcal | 塩 0.0 g
炭 13.5 g
繊 1.6 g |

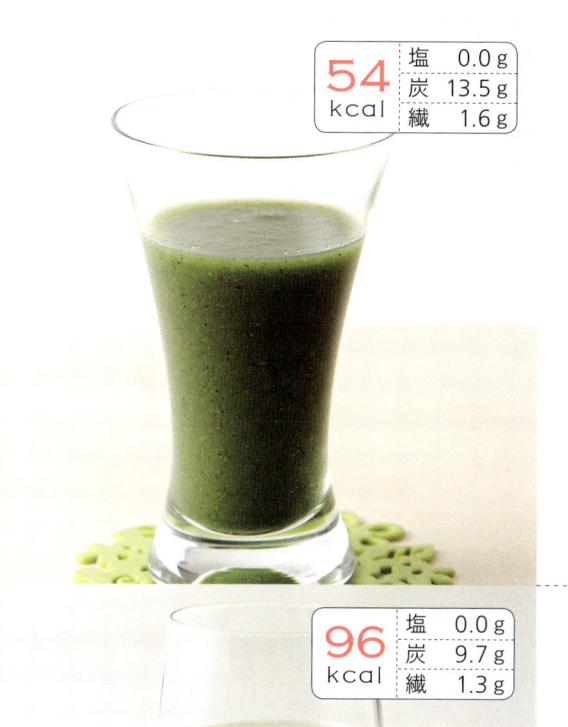

キウイの甘さで葉物野菜を飲みやすく
小松菜キウイジュース

[材料]

小松菜…40 g　　　グレープフルーツ…1個（200 g）
完熟キウイ…50 g

[作り方] ① 小松菜は3cm長さに切る。キウイは皮をむき適当な大きさに切る。グレープフルーツは皮と薄皮をむく。
② 材料をすべてミキサーに入れ、撹拌する。

> **POINT**
> ミキサーの刃側にグレープフルーツを入れてください。

| 96 kcal | 塩 0.0 g
炭 9.7 g
繊 1.3 g |

アボカドは脂肪の代謝を促す効果も
アボカドバナナドリンク

[材料]

アボカド…¼個（30 g）
完熟バナナ…½本（50 g）
無調整豆乳…200ml

[作り方] ① アボカドは皮と種を除き、一口大に切る。
② バナナは皮をむき、適当な大きさに切る。
③ 材料をすべてミキサーに入れ、撹拌する。

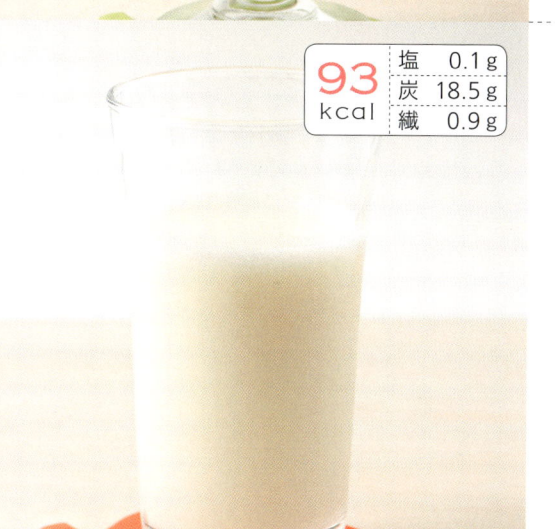

| 93 kcal | 塩 0.1 g
炭 18.5 g
繊 0.9 g |

酸味のあるフルーツでさわやかな味に
グレープフルーツヨーグルトドリンク

[材料]

グレープフルーツ…½個（100 g）
プレーンヨーグルト…100 g
バナナ…1本（100 g）

[作り方] ① グレープフルーツは皮と薄皮をむく。
② バナナは皮をむいて、適当な大きさに切る。
③ 材料をすべてミキサーに入れ、撹拌する。

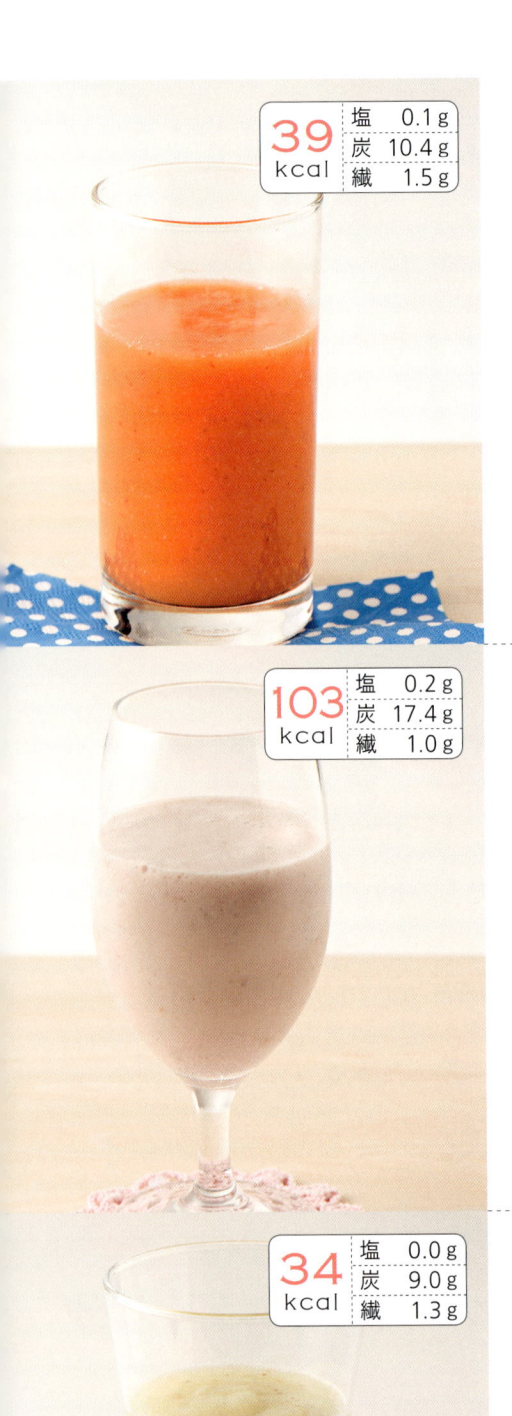

にんじんの甘みをジュースに生かして
アップルキャロットドリンク

39 kcal　塩 0.1g　炭 10.4g　繊 1.5g

[材料]

りんご…½個（100g）
にんじん…⅓本（60g）
レモン汁…小さじ2（10g）
水…120ml

[作り方] ① にんじんとりんごは、適当な大きさに切る。
② 材料をすべてミキサーに入れ、攪拌する。

食欲のない朝におすすめ
いちごバナナミルク

103 kcal　塩 0.2g　炭 17.4g　繊 1.0g

[材料]

いちご…6個（60g）　　　牛乳…150ml
完熟バナナ…小1本（100g）

[作り方] ① いちごはへたを取り除き半分に切る。バナナは皮をむいて適当な大きさに切る。
② 材料をすべてミキサーに入れ、攪拌する。

> **POINT**
> カルシウムとビタミンCが手軽にとれます。

繊維質が柔らかい白菜はジュースも◎
白菜セロリドリンク

34 kcal　塩 0.0g　炭 9.0g　繊 1.3g

[材料]

白菜…60g
セロリ…20g
りんご…½個（100g）
レモン汁…小さじ2
水…100ml

[作り方] ① 白菜、セロリは2cm幅、りんごはしんを取り除き、皮つきのまま一口大に切る。
② 材料をすべてミキサーに入れ、攪拌する。

PART6 デザート＆ジュース

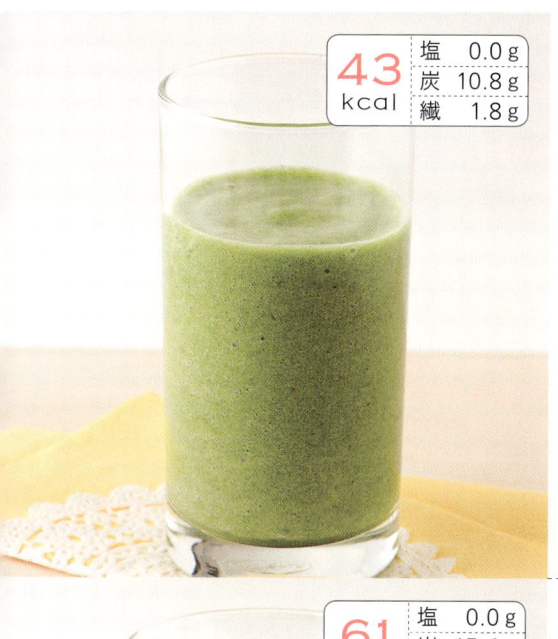

ほどよい酸味と甘みがあっておいしい
春菊パインジュース

43 kcal 塩 0.0g 炭 10.8g 繊 1.8g

［材料］
春菊…40g　　　水…100ml
カットパイン…150g

［作り方］❶ 春菊は3cm長さに切る。
❷ 材料をすべてミキサーに入れ、攪拌する。

POINT
パイナップルは不溶性の食物繊維が豊富なほか、ビタミンB_1も多く疲労回復に効果があります。

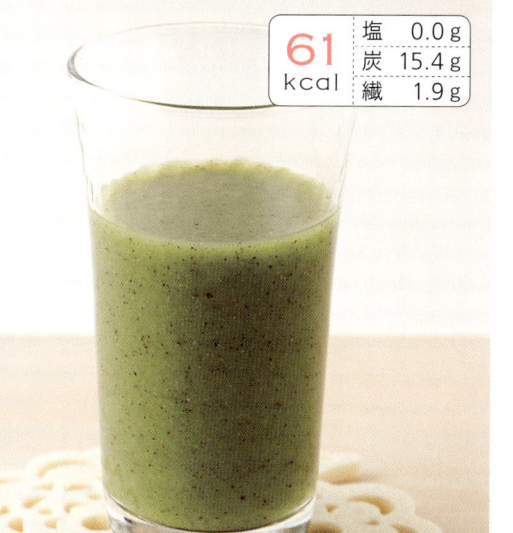

ビタミンCと食物繊維がいっぱい
キウイグレープフルーツジュース

61 kcal 塩 0.0g 炭 15.4g 繊 1.9g

［材料］
完熟キウイ…1個（80g）
グレープフルーツ…1個（200g）
パセリ…10g

［作り方］皮をむいたキウイ、グレープフルーツ、パセリをミキサーに入れ、攪拌する。
※ミキサーの刃側にグレープフルーツを入れてください。

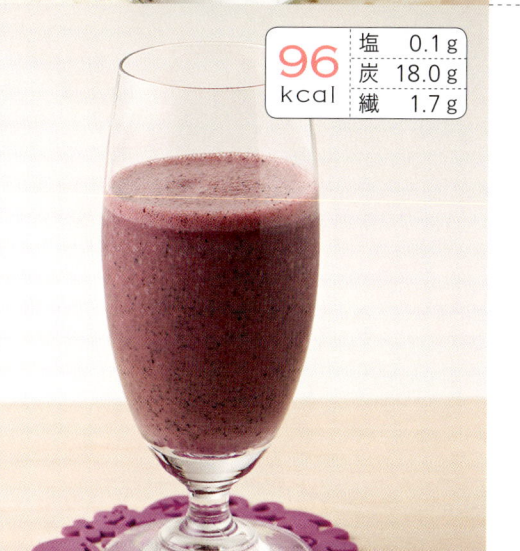

カルシウム補給にぴったりの飲み物
ブルーベリーヨーグルトドリンク

96 kcal 塩 0.1g 炭 18.0g 繊 1.7g

［材料］
冷凍ブルーベリー…100g
プレーンヨーグルト…150g
水…30ml
オリゴ糖…大さじ1 ½（22.5g）

［作り方］材料をすべてミキサーに入れ、攪拌する。

POINT
ブルーベリーは冷凍のまま使用。

市販食品を賢く利用しよう

カロリー表示を確認し、選び方にも注意

日常生活のなかで市販食品を利用する機会は多いもの。患者さんのなかには、市販食品や外食中心の食生活を送っている方も少なくないでしょう。ただし、外食やコンビニ、スーパーのお弁当や惣菜などは、炭水化物が多い、味つけが濃い、野菜が少ないなどの特徴があります。食生活を改善するには、市販食品の選び方にも気をつけることが大切です。

最近の市販食品には、エネルギー量や栄養成分が表示されています。まず表示を確認して、自分の1食分の適正摂取エネルギーをオーバーしないように選ぶ習慣をつけましょう。

冷凍食品・缶詰を選ぶコツ

冷凍食品は、根菜ミックスや青菜などの野菜類を用意しておくのがおすすめ。つけ合わせや汁物を手軽に作ることができます。

缶詰は調理ずみのものだと味が濃く、カロリーも高いので、調味していないものを選びましょう。油に漬けてあるものより、水煮を選ぶほうが低カロリーです。

缶詰を使ったおすすめ料理

さばのトマト煮

フライパンにオリーブ油を熱し、薄切りにしたにんにく、みじん切りにした玉ねぎを炒め、トマト缶をつぶしながら入れ、顆粒コンソメを加えて煮詰める。最後にさばの水煮缶を入れ、さっと煮る。

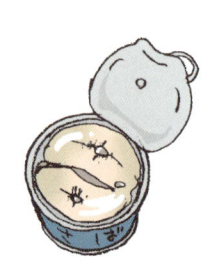

鮭（ツナ）のおろしあえ

鮭またはツナの缶詰（ノンオイルタイプ）に、大根おろしと青じそのせん切りを混ぜ合わせ、ポン酢じょうゆで味をつける。

さばと大根の煮物

だし、しょうゆ、みりん、しょうがの薄切りで煮汁を作り、さばの水煮缶と一口大に切った大根を煮る。

PART6

市販食品・刺し身の選び方

人気の惣菜やサンドイッチが2種類あったらどちらを選びますか？カロリーや糖質の少ないものを覚えておきましょう。

焼き鳥 ▶▶

たれはみりん、砂糖などの調味料を使っています。1本だけならあまり差はないですが、数本食べると摂取カロリーに差が出てきます。

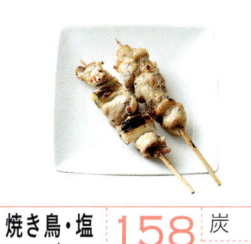

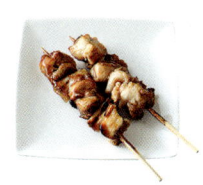

焼き鳥・塩 2本	158 kcal	炭 1.4 g
焼き鳥・たれ 2本	177 kcal	炭 4.3 g

サラダ ▶▶

マヨネーズを使った根菜サラダはコールスローよりもカロリーが少し高めです。根菜は、きんぴらなど、和風の味つけをしたものがおすすめです。

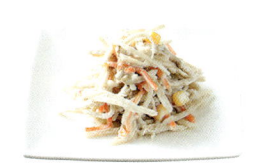

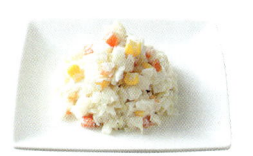

ごぼうサラダ 80 g	155 kcal	炭 8.0 g
コールスロー 100 g	137 kcal	炭 7.8 g

サンドイッチ ▶▶

ミックスサンドはハム、卵などでタンパク質系の食材と野菜をバランスよく含んでいます。カツサンドは糖質、脂質が高め。野菜サラダなどを添えましょう。

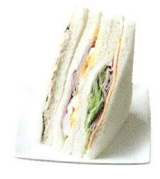

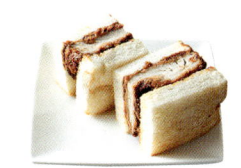

ミックスサンド 1パック	317 kcal	炭 26.7 g
カツサンド 1/2パック	232 kcal	炭 24.5 g

まぐろの刺し身 ▶▶

まぐろは部位によってカロリーにかなり差があります。トロは赤身に比べ、カロリーは約2.8倍。大トロは中トロよりカロリーが高くなります。

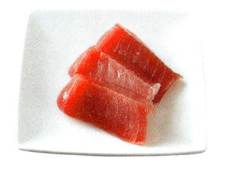

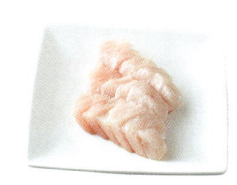

赤身 60 g	75 kcal	炭 0.1 g
トロ 60 g	206 kcal	炭 0.1 g

ぶりとまだいの刺し身 ▶▶

タンパク質、糖質の量は差がありませんが、脂質の量に違いがあります。脂質の多いぶりのカロリーは、淡泊なまだいの約1.3倍です。

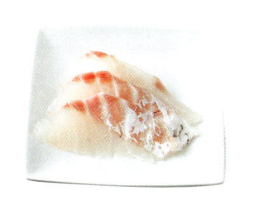

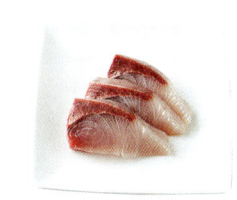

まだい 60 g	116 kcal	炭 0.1 g
ぶり 60 g	154 kcal	炭 0.2 g

＊市販食品の成分表示はさまざまなので炭水化物のみ掲載します。

おでんの選び方

コンビニで人気のおでん。糖質過多や塩分の摂りすぎにならないよう、上手に具材を組み合わせて選びましょう。

たくさん選んでもいい具材

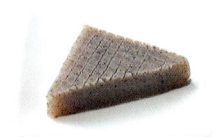

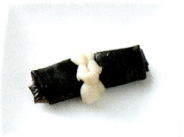

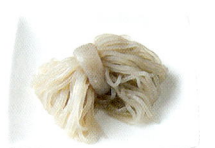

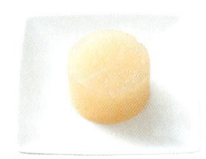

こんにゃく
11 kcal / 炭 2.6 g

昆布巻き
7 kcal / 炭 1.4 g

しらたき
11 kcal / 炭 2.6 g

大根
13 kcal / 炭 2.9 g

適量を選びたい具材

ねり製品

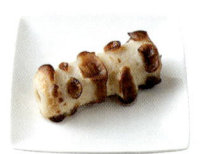

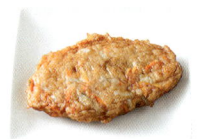

ちくわ
64 kcal / 炭 8.2 g

さつま揚げ
82 kcal / 炭 11.2 g

つみれ
64 kcal / 炭 3.2 g

ウインナー巻き
105 kcal / 炭 3.1 g

はんぺん
32 kcal / 炭 3.6 g

タンパク質系の具材

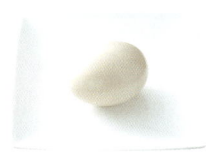

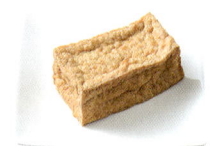

卵
77 kcal / 炭 0.9 g

厚揚げ
107 kcal / 炭 2.7 g

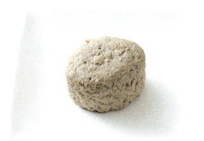

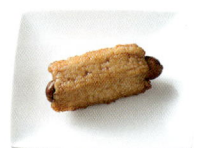

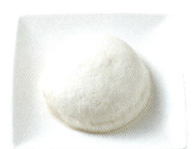

とりすぎに注意！

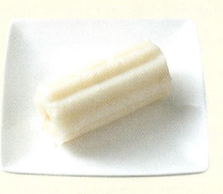

ちくわぶ
97 kcal / 炭 20.9 g

ちくわぶは糖質を多く含んでいるので、ほかの具材やごはんの量で調節しましょう。ほかに、もち入り巾着なども糖質が多いので注意して。

PART6

おにぎりとおかずの組み合わせ方

おにぎりを食べるときは、主菜になる肉や魚、副菜になる野菜も選びましょう。いも、かぼちゃなどを使ったおかずは糖質の摂りすぎに注意。

おにぎり

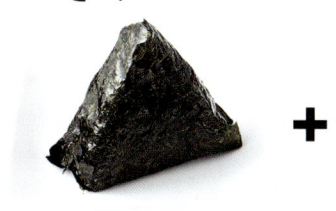

梅の場合 164 kcal 炭 36.3 g

具は梅、おかか、明太子などよりも、さけ、ツナマヨなどのほうが高カロリー。天むすは糖質が高めです。

とりすぎに注意！

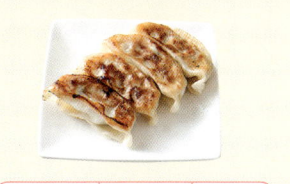

ギョーザ 233 kcal 炭 22.2 g

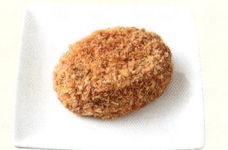

牛肉コロッケ 234 kcal 炭 19.5 g

コロッケや肉じゃが、かぼちゃの煮物などは糖質の多い食材を使っているので、血糖値の高い人はできるだけ控えるか、食べすぎないようにしましょう。ギョーザは皮の部分に糖質が多いので、主食を控えめに。

主菜
肉、魚、卵、豆腐などタンパク質系の食材をつけ加えましょう。

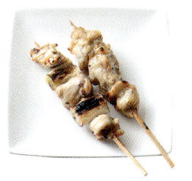

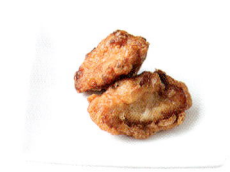

焼き鳥・塩 2本 158 kcal 炭 1.4 g

鶏のから揚げ 2個 170 kcal 炭 4.3 g

副菜
海藻類のサラダや青菜のおひたし、野菜のおひたしなどを選びましょう。

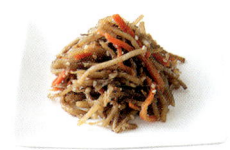

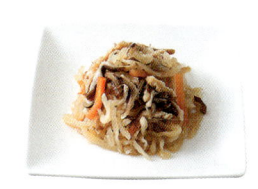

きんぴらごぼう 90 g 101 kcal 炭 18.2 g

切り干し大根の煮物 95 g 54 kcal 炭 7.8 g

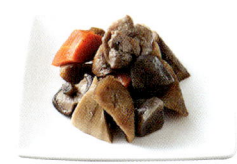

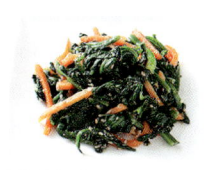

筑前煮 134 g 137 kcal 炭 19.4 g

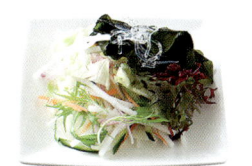

ほうれん草のごまあえ 76 g 73 kcal 炭 6.3 g
（編集部で計測）

わかめと大根のサラダ 125 g 19 kcal 炭 3.2 g
（編集部で計測）

和風ドレッシング 25 ml 77 kcal 炭 3.5 g

or

焙煎ごまドレッシング 25 ml 115 kcal 炭 2.6 g

外食カロリー　早わかり DATA

		カロリー(kcal)	塩分(g)	炭水化物(g)	食物繊維(g)
丼物（ごはん250g）	鉄火丼	548	3.6	97.9	1.1
	親子丼	713	3.3	105.1	1.9
	中華丼	640	2.7	104.6	4.6
	天丼	818	3.3	114.3	2.2
	うな重	743	2.5	101.0	0.8
	牛丼	679	2.9	111.1	3.7
	かつ丼	855	3.1	108.2	1.7
和定食（ごはん200g）	刺し身定食	637	3.9	90.2	5.8
	かれいの煮つけ定食	632	6.1	96.9	6.2
	鶏の竜田揚げ定食	793	3.4	91.3	3.1
	さんまの塩焼き定食	907	5.8	99.7	6.7
	さばのみそ煮定食	750	5.3	97.0	6.0
	豚肉のしょうが焼き定食	711	4.5	92.0	5.8
	ロースかつ定食	987	5.5	106.2	6.9
そば・うどん	ざるそば（そば220g）	327	1.9	63.7	5.2
	山菜そば（そば220g）	371	3.6	69.6	5.8
	たぬきそば（そば220g）	383	3.0	69.7	5.0
	きつねうどん（うどん250g）	447	4.6	67.1	2.4
	月見そば（そば220g）	471	3.5	76.0	6.3
	天ぷらそば（そば220g）	518	3.1	74.8	4.9
	カレーうどん（うどん250g）	501	3.6	74.2	4.6
	かき揚げうどん（うどん250g）	477	3.4	72.7	3.2

PART6

		カロリー(kcal)	塩分(g)	炭水化物(g)	食物繊維(g)
洋食	シーフードミックスピザ（1/8枚）	139	1.2	13.6	1.3
洋食	ハンバーガー	275	1.5	32.4	1.5
洋食	マカロニグラタン	621	2.0	66.8	2.1
洋食	ホットドッグ	287	1.7	28.8	0.9
洋食	ドリア（ごはん150g）	505	2.4	67.8	0.8
洋食	ポークカレー（ごはん180g）	654	3.2	97.8	3.8
洋食	ミートスパゲッティ（乾めん80g）	598	3.3	82.0	4.0
洋食	鶏の照り焼き（鶏もも肉150g）	436	2.8	17.1	0.2
洋食	ポークソテー（豚ロース肉150g）	548	2.0	9.3	2.0
洋食	牛サーロインステーキ（150g）	837	1.9	4.2	0.9
中華	チャーハン（ごはん180g）	498	1.9	70.4	1.8
中華	みそラーメン（中華生めん130g）	494	5.6	79.0	4.4
中華	しょうゆラーメン（中華生めん130g）	466	4.8	76.0	3.7
中華	野菜タンメン（中華生めん130g）	604	5.2	82.7	5.3
中華	ソース焼きそば（蒸し中華めん150g）	548	2.8	65.4	4.6
中華	あんかけ焼きそば（蒸し中華めん150g）	572	3.1	69.5	6.7
中華	酢豚（豚肩ロース肉80g）	344	2.0	24.4	3.2
中華	麻婆豆腐（豆腐100g）	220	1.4	6.5	0.7
中華	シューマイ（5個）	288	2.7	20.4	1.7
中華	八宝菜	220	2.5	11.9	3.9
コンビニおかず	フライドポテト（じゃがいも120g）	146	0.6	21.1	1.6
コンビニおかず	フランクフルト	209	1.3	4.3	0
コンビニおかず	アメリカンドッグ	230	1.0	12.5	0.3
コンビニおかず	肉まん（1個・100g）	251	0.9	43.6	3.8
コンビニおかず	あんまん（1個・100g）	281	0	51.2	2.7
コンビニおかず	フライドチキン（骨つき）	326	1.3	8.7	0.2
コンビニおかず	ビーフメンチカツ	465	1.4	22.8	1.7

		カロリー(kcal)	塩分(g)	炭水化物(g)	食物繊維(g)
おやつ	レモンシャーベット（100g）	50	0	13.0	0
	コーヒーゼリー（150g）	99	0.1	15.1	0
	しょうゆせんべい（1枚・20g）	76	0.3	17.9	0.3
	マドレーヌ（1個・25g）	108	0.2	12.0	0.2
	チョコチップクッキー（2枚・20g）	102	0.1	11.6	0.2
	プリン（75g）	105	0.2	13.1	0
	シュークリーム（100g）	245	0.3	22.3	0.2
	どら焼き（70g）	199	0.2	41.2	2.5
	ポップコーン・塩味（50g）	242	0.7	29.8	4.7
	ベイクドチーズケーキ	275	0.3	11.7	0.1
	ミルクチョコレート（50g）	279	0.1	27.9	2.0
	ポテトチップス・塩味（50g）	277	0.5	27.4	2.1
	アイスクリーム（120g）	254	0.2	26.9	0
	いちごショートケーキ	418	0.1	35.1	0.7
飲み物（各200ml）	コーヒー（無糖）	8	0	1.4	0
	紅茶（ストレート）	2	0	0.2	0
	カフェラテ	76	0.1	6.5	1.4
	ココア（砂糖入り）	183	0.2	23.1	0
	乳酸菌飲料	116	0	28.0	0
	コーラ	92	0	22.8	0
	スポーツ飲料	50	0.2	12.4	0
	100％オレンジジュース	84	0	19.8	0
	100％りんごジュース	86	0	20.8	0
	生ビール（淡色）	80	0	6.2	0
	発泡酒	90	0	7.2	0
	赤ワイン	146	0	3.0	0
	清酒（純米酒）	206	0	7.2	0
	焼酎	292	0	0	0

PART 7

糖尿病の基礎知識

糖尿病は、合併症が怖い病気です。基礎知識を頭に入れたうえで、運動や食事など、普段の生活にとり入れていきましょう。まずは216ページの食事日記をつけてみるのがおすすめです。

糖尿病の検査と診断の仕方

糖尿病の診断にはどんな検査を行うのか

一般の健康診断などでは空腹時の血糖値の検査とともに、HbA1c（グリコヘモグロビン）の検査を行います。HbA1cは赤血球のなかのヘモグロビンとブドウ糖が結合したもので、過去2カ月の血糖の状態がわかります。

空腹時血糖とHbA1cを同時に測定し、両者が基準を満たせば直ちに糖尿病と診断できます。どちらか一方が基準値であれば、数カ月後に再検査を行うことが推奨されます。また、すでに合併症が起こっていないかどうか、血縁者の病歴や喫煙、肥満、高血圧など危険因子の要素も考慮して最終的に判断されます。

[**糖尿病診断基準** ※いずれかにあてはまる]

血糖値 糖尿病型

- **空腹時血糖値** ▶▶ **126 mg/dl 以上**
  (10時間以上絶食した状態の血糖値を測定。健康診断などでは、空腹時血糖値のみを測る場合が多い)

- **ブドウ糖負荷後2時間値** ▶▶ **200 mg/dl 以上**
  (10時間以上絶食した状態で75gのブドウ糖をとかしたものを飲み、その2時間後に測定した血糖値。健康診断で要再検査となった場合に、医療機関で行われることが多い)

- **随時血糖値** ▶▶ **200 mg/dl 以上**

HbA1c ▶▶ **6.5% 以上**

〔HbA1cについて〕◎過去1〜2カ月の血糖値の平均が反映される数値です。5.6％以下が基準範囲、6.5％を超えると糖尿病が強く疑われる状態です。◎2013年4月に基準値が統一され、日本でそれまで使われていたJDS値ではなく、NGSP値に統一されました。これまでのJDS値に0.4％を足すことで求められるため、以前の数値とも比較は可能です。

段階的な目標設定で日常生活レベルで改善を

2013年5月、「HbA1cを7.0%未満に保ちましょう」という目標を掲げた「熊本宣言2013（※）」が発表されました。

合併症を防ぐ目的ではHbA1c7%未満を目標にします。血糖コントロールが困難な方の場合は8%未満が目標です。とくに合併症の進行した高齢者などは、治療強化により低血糖などを引き起こす恐れがあるため目標設定を緩やかにしています。

また低血糖の心配がなく、食事や運動でコントロール可能な中年までの方は、6%未満をめざすということも極めて重要です。

下図の自覚症状が思いあたる場合は、早めに受診しましょう。基準にあてはまらず、いわゆる予備群とされる「境界型」の場合にもすみやかに食生活の改善を行えば正常型に近づけることができます。

血糖コントロール目標値

HbA1c

6.0%未満	血糖の正常化を目指す
7.0%未満	合併症を予防する
8.0%未満	治療強化が難しい場合

※第56回日本糖尿病学会年次学術集会にて。

✓ こんな症状がありませんか？

☐ **トイレの回数、尿の量が多い**

病気が進行すると尿と一緒にブドウ糖が排泄されるためにトイレの回数が増えたり、尿の量が多くなったりします。

☐ **必要以上にのどが渇く**

排尿の回数が増えると水分が排出されるため、のどが渇くようになります。

☐ **体がだるく、疲れやすい**

インスリンの働きが低下すると、ブドウ糖をエネルギーに変えられず疲れやすくなります。

☐ **きちんと食べているのに痩せる**

エネルギーの不足分を脂肪や筋肉を分解して補うようになり、しだいに痩せてしまいます。

COLUMN
かくれ糖尿病とは

昨今、メタボでないため見つけにくい、いわゆる「かくれ糖尿病」と呼ばれるケースが知られてきました。

肉を多く食べる習慣のなかった日本人は、欧米人に比べてインスリンが出にくい人が多いほか、分泌量が足りていなかったり、生活習慣の乱れなどからインスリンが分泌されるタイミングにズレが生じたりするケースもあります。もしやと思ったらすぐに受診しましょう。

CASE 2 治療の基本は食事・運動・薬

■ まずは食生活から見直そう

食べる量や栄養バランスの偏りを改善しましょう

糖尿病やいわゆる予備群の方の症状改善に必ず行うのは食事療法です。栄養バランスを考慮し、それぞれの活動量に合わせて適切にとることが重要です。

食事は血糖値の上昇にもっとも深くかかわっています。糖尿病（予備群）と診断されたら、何をどのくらい食べているか、食事をとる時間は適切か、振り返ってみましょう。これまでの食生活を改めるだけで、軽症や予備群の方なら健康な領域まで数値を戻せる場合もあります。まずは現状を見直すことから始め、楽しみながら続けていきましょう。

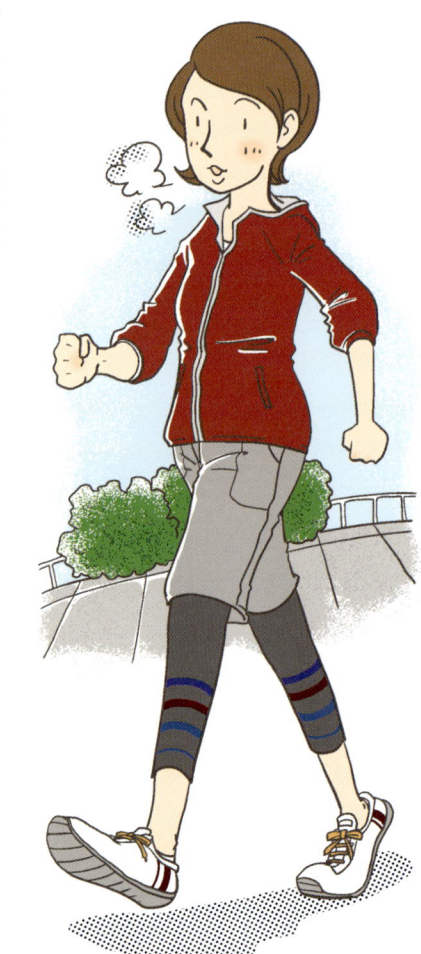

■ 糖尿病の運動療法

無理のない運動で数値改善＆代謝アップ

血糖コントロールには運動も欠かせません。エネルギーとして消費されなかった糖が肝臓や脂肪に蓄積され、特に内臓脂肪が増えると、インスリンが分泌されにくい状態（インスリン抵抗性）を引き起こすという悪循環にもなります。

適度な運動で糖代謝を活性化させると、数値の改善も可能になります。

決して激しい運動は必要なく、食後に20〜40分ほど少し息が上がる程度にウオーキングなどを行うとよいでしょう。また運動によって筋力がついてくると、さらに糖が筋肉に取り込まれる量が増えて好循環が生まれます。

PART7 糖尿病の基礎知識

おすすめはウオーキング

週3回程度、食後30分～1時間から、40分程度の軽いウオーキングがおすすめです。自転車やエアロバイク、ひざが悪い人はプールで行う水中ウオーキングがいいでしょう。

ほんの少し息が上がる程度の運動量を目指しましょう。強度の基準には運動時の心拍数を測ること。手首の血管に指をあて、10秒間の脈拍を数えて6倍すると1分換算になります。先に平常時の脈を測っておき（通常平均は1分間70～75拍程度）、平常に比べて1.5倍程度になるか、50歳未満なら1分間100～120拍、50歳以上なら90～100拍を目安にしましょう。

運動するときの注意

●高血圧や心臓病など、糖尿病以外に持病がある方は決して無理せず、医師に相談しましょう。

●脱水症状を起こさないように水分補給はこまめに行いましょう。

●低血糖にならないように空腹時には行わず、運動のしすぎにも注意しましょう。

運動の3つの効果

1 エネルギー消費を増やす

体内の糖を消費して肥満を解消することを目指します。これまで運動の習慣のない人は、いきなり無理をせず少しずつ慣らしていきましょう。

2 筋肉を増やして代謝アップ

筋肉は使わなければ減少してしまいます。激しい筋トレは必要ありませんが、その場でできるスクワットなどを意識してとり入れるとよいでしょう。

3 太りにくい体に

筋肉の量が増えると代謝が上がり、同じ量を食べても消費しやすくなるため、太りにくい体づくりにつながります。

糖尿病の治療薬

症状や目的に合わせて必要な薬を選択

生活習慣に由来する2型糖尿病などの場合、最初は食事療法や運動療法が中心になりますが、改善がみられないときや状況によって薬物治療を行います。

糖尿病の薬というと、よくインスリン注射を連想されますが、症状に合わせてさまざまな飲み薬もあります。

インスリン分泌にかかわる薬、食後の高血糖を抑える薬など、目的や飲むタイミング、懸念される副作用も薬によって異なります。

また、インクレチン関連薬は近年新しい治療薬として注目された薬です。インクレチンは食後に腸管から分泌されるホルモンで、インスリンの分泌を促しながら、血糖値を上げるホルモンの分泌を抑える働きがあり、低血糖を起こしにくい点で幅広く使用されています。

さらに、尿糖の排泄を促す薬の登場も予定されています。

薬に関しては医師とよく相談のうえ、正しい飲み方で服用しましょう。薬の治療を開始しても、食事や運動は引き続き継続していきます。

また、服用中に風邪やほかの感染症にかかった場合には血糖値が急激に高くなることがあり、調節が必要になります。その場合は医師に相談しましょう。

インスリン製薬

十分にインスリン分泌ができない場合に注射して補う療法です。膵臓の機能が弱っていたり、機能が低下している場合、食事療法と運動療法、また飲み薬での改善がみられなくなった場合に行います。比較的早期の段階でもインスリン療法を行う場合もあります。インスリン製薬には下図のようなタイプがあり、病状や生活環境によって使い分けます。低血糖に注意し、常に対応できるように日ごろから準備しておくことが必要です。

インスリン製薬のタイプ

タイプ	特徴	効果があらわれる時間	効果の持続時間
超速効型	すぐに効果があらわれる。毎食前に注射	注射から10〜20分後	3〜5時間
速効型	早めに効果があらわれる。毎食前に注射	注射から30〜1時間後	5〜8時間
中間型	ゆっくり効果があらわれ、作用が長く続く。毎食前に注射	注射から1〜3時間後	18〜24時間
混合型	速効型＋中間型。作用が長く続く。1日1〜3回注射	注射から1〜3時間後	18〜24時間
持効型	ゆっくり効果があらわれ、作用が長く続く。朝食前や就寝前に注射	注射から1〜2時間後	24時間

PART7 糖尿病の基礎知識

糖尿病の治療薬

薬の種類	タイプ	副作用
インスリンの分泌を促す薬	スルホニル尿素薬	→ 体重が増える・低血糖
	速効型インスリン分泌促進薬	→ 低血糖
インスリンの効きをよくする薬	ビグアナイド薬	→ 消化器症状（下痢）
	チアゾリジン薬	→ むくみ
ブドウ糖の吸収を遅らせる薬	α-グルコシダーゼ阻害薬	→ 腹部膨満感・下痢
インクレチン関連薬	DPP-4阻害薬（*）	→ 便秘
	GLP-1受容体作動薬（*）	→ 胃部不快感
尿糖の排泄を促す薬	SGLT2阻害薬（*）	→ 尿路感染症

*インクレチン関連薬

＊ DPP-4阻害薬

食後に分泌されるホルモン、インクレチンの分解を抑えて働きを高め、インスリンの分泌を促進する飲み薬。血糖値を上げるグルカゴンというホルモンの分泌も抑えます。低血糖を起こしにくいのが特徴ですが、スルホニル尿素薬やインスリンと併用すれば低血糖の恐れがあります。肥満を抑制する効果もあります。

＊ GLP-1受容体作動薬

DPP-4阻害薬とは異なり、体内で分解されにくくしたインクレチン（GLP-1）そのもので、より血糖を下げる効果が強い注射薬です。低血糖を起こしにくく食欲を抑える効果もあります。

*尿糖の排泄を促す薬

＊ SGLT2阻害薬

腎臓でろ過された糖は尿細管で再吸収されますが、その再吸収を抑え、尿糖として排泄してしまう薬でアメリカなどではすでに使用され、日本ではこれからスタートする予定の新しい薬です。血糖、体重減少などの効果が期待されますが、脱水や尿路感染症などの副作用が報告されています。どのような場合に有効となるのか、詳しくは医師に相談しましょう。

CASE 3 怖い糖尿病の合併症

最も注意すべきは「合併症」

糖尿病は初期の段階にはほとんど自覚症状がないため、病気に気づかずにいることもあります。また、診断後に血糖コントロールがうまくいかず治療をあきらめてしまい、合併症が起こって初めてその大変さに気づくこともあります。

血糖値が高い状態をそのままにしておくと、全身の血管や神経に影響を与え、さまざまな障害を引き起こします。

合併症のうち、代表的なものは網膜症、腎症、神経障害などですが、そのほか心筋梗塞や脳梗塞、高血圧や動脈硬化などの疾患を発症する可能性があるため、十分に注意が必要です。

細い血管への負担

● 網膜症
目の網膜の血栓や出血が起こることで視力が悪くなり、失明する恐れもあります。定期的な眼底検査が必要です。

● 腎症
老廃物をろ過する機能が衰えて排出できなくなり、最終的には人工透析が必要になります。尿中のアルブミンやタンパクの量で調べられます。

● 神経障害
高血糖により知覚や運動の末梢神経に障害が起こり、手足の感覚が鈍くなったり、しびれや痛みが出たりします。ひどくなると、潰瘍(※1)や壊疽(※2)が起こります。

太い血管への負担

● 脳梗塞
動脈硬化によってできた脂肪やコレステロールのかたまり(プラーク)が破れてできた血栓が、脳内の血管を詰まらせたり、出血を起こさせます。

● 心筋梗塞
プラークが心臓の血管を詰まらせてしまうと心筋梗塞に。高血糖のほか高血圧、脂質異常なども影響します。

● 動脈硬化
血管壁が厚く硬くなったり、血管の内側にプラークが付着し、動脈硬化を進展させます。喫煙、高血糖、高血圧、脂質異常が危険因子で、注意が必要です。

○ そのほか、歯周病や認知症も起こりやすく、免疫が低下するためさまざまな感染症にかかりやすくなります。

※1 組織が炎症を起こすこと　※2 組織が腐ってしまう状態

PART7 糖尿病の基礎知識

CASE 4 低血糖になってしまったときは

もしも低血糖になったら落ち着いて早めの対応を

薬が効きすぎてしまったり、食事の時間が遅れたり、あるいは運動のしすぎや体調不良が重なったりした場合に、インスリンが過剰な状態となって血糖値が下がりすぎ、一時的に「低血糖」の状態に陥ってしまうことがあります。

低血糖になると、だるさやめまい、震えや動悸が起こり、ひどくなると意識を失ってしまうこともあります。車の運転や長時間の移動には気をつけましょう。万が一に備えて、ブドウ糖やジュースを携帯するなどの準備をしておき、日ごろから周囲の人に対処法を依頼しておきましょう。

低血糖 5か条

1. 予防第一！ 砂糖やブドウ糖を携帯
2. 冷や汗や動悸に注意を
3. 落ち着いて対処すれば大丈夫
4. 家族や周囲の人に対処法を伝えよう
5. 「糖尿病患者用IDカード」(※)を持ち歩こう

低血糖の対処法

だるさ・動悸・震えを感じたら！

⬇

すぐに食べる
ブドウ糖5～10ｇか、ジュース200mlをとる
〔意識がない人への緊急対応として〕砂糖やブドウ糖を口の中、歯茎のあたりにすり込むこと。液体を流し込むのは誤嚥の恐れがあるため避けましょう。

⬇

安静に過ごす
通常、15～20分程度で症状は治まります。安全な場所で静かに過ごしましょう。

⬇

かかりつけの医師に連絡を
必要に応じて連絡し、指示があればそれに従ってください。

※糖尿病患者用IDカード…「わたしは糖尿病です。」と日本語と英語で書かれた携帯用のカード。万が一意識がなくなった場合でも意思表示ができる。

CASE 5 生活スタイルを見直してみよう

食事療法を行う前に！改善点を探すための見直しを

糖尿病は増加の一途です。それはライフスタイルの変化が原因だといわれています。食生活の欧米化や運動不足に加え、ストレスも見逃すことはできない要因となっています。日本人は本来、伝統的に肉を食べてきた欧米人に比べて、血糖コントロールを司るインスリンの分泌にトラブルが起こりやすいのです。

そこで食事療法などが必要となるわけですが、その前にぜひ考えてみたいのは、これまでどのような生活を送ってきたかということ。原因となる生活スタイルを見直すことこそが、そのまま病気の改善法にもつながるのです。

食生活の改善は食事日記からスタート

適切な食習慣を身につけるためには、まずこれまでの自分自身の食事の傾向をつかむことが大切です。食事指導を受ける前に、1日のうちに食べたり飲んだりしたものをありのまま書き出して記録する、食事日記をつけることが重要です。

1週間ほど続けてみて、主治医や管理栄養士と一緒にどこに問題があるのかを見つけることが大事です。間食が多すぎたり、夕食の時間が遅かったり、朝食や昼食で野菜が不足しているなど、これまで気づかなかった問題点が見えてくるはずです。それらを把握して、毎日の食事を見直しましょう。

食事日記の記入の仕方

STEP 1 →	STEP 2 →	STEP 3
食べたものと飲んだもの、そのときの時間を記入する	わかる範囲で食材と分量も記入する	外食の場合も同様に記入し、間食の内容やお酒の量もできるだけ記入する

PART7　糖尿病の基礎知識

[　こんな生活スタイルがあったら要注意　✓　]

1　好きなものを好きなだけ食べている
揚げ物や肉が大好きで、食事時間は不規則という方。インスリンをいくら分泌しても足りないと、膵臓は悲鳴を上げています。

2　残すのが嫌で、無理してでも食べてしまう
残すと罪悪感がある、家族の食べ残しまで平らげてしまう方。食べすぎは自分の体を酷使しているということです。

3　甘いものなどの間食やデザートを欠かさない
小腹がすく午後には甘い物、食後はデザートを必ず食べるという方。糖尿病の最初は自覚症状がないものだということをお忘れなく。

4　車で通勤している。運動はあまりしない
通勤を含め、車の運転が多い。あるいは仕事はデスクワークで座りっぱなし。運動不足は糖尿病に限らずさまざまな病気の危険因子です。

5　毎日の生活でストレスが多いと感じる
人間関係、売り上げ、介護など、さまざまな不安やストレスは自律神経に影響を与え、インスリンの出るタイミングにズレが生じることが。

6　お酒を飲んだあと、お茶漬けやラーメンが食べたくなる
寝る前のタイミングでの食べすぎも問題ですが、胃もたれなどを起こして、朝食べられないという悪循環も起こりがちです。

7　健診でメタボぎみであると指摘された
毎年の健康診断でメタボぎみだと言われ、何も対処していない方。肥満自体も問題ですが、内臓脂肪はインスリンの分泌に影響を及ぼします。

8　家族に糖尿病患者がいる、タバコをやめられない
近親者に糖尿病患者がいるという方。タバコを吸う方。「かくれ糖尿病」(p.207参照)についてご存じですか？　ぜひ定期的に検査を受けましょう。

	年　　月　　日（　）				年　　月　　日（　）		
	献立名	材料名	分　量		献立名	材料名	分　量
朝食（　時　分）				朝食（　時　分）			
間食				間食			
昼食（　時　分）				昼食（　時　分）			
間食				間食			
夕食（　時　分）				夕食（　時　分）			
間食				間食			

PART7 糖尿病の基礎知識

食事日記をつけてみよう

記入の仕方：食べたものを書き出してみましょう。客観的に見直してみることが生活改善への第一歩です。外食は料理名のほかに、具材などもメモしておきましょう。また、空欄に運動量やその日あった出来事などをメモしておくと、食事を見直すヒントが見えてくるかもしれません。

例

2014年 4月 XX日（X）　　　　年　月　日（　）

	献立名	材料名	分量		献立名	材料名	分量
朝食（7時30分）	トースト 野菜炒め コーヒー	食パン いちごジャム キャベツ 玉ねぎ ベーコン	6枚切り1枚 小さじ1 1枚 ½個 2枚 1杯	朝食（　時　分）			
間食				間食			
昼食（12時50分）	ラーメン、チャーハンセット	（ラーメン） チャーシュー メンマ ねぎ のり （チャーハン） 卵 ハム ねぎ	1杯 2枚 1杯 1個	昼食（　時　分）			
間食	15:00 せんべい		1枚	間食			
夕食（18時30分）	ごはん 豚肉の しょうが焼き 焼きなす 冷や奴 ビール	米 豚ロース肉 キャベツ トマト なす 豆腐	茶わん2杯分 3枚 1枚 ½個 2個 ⅓丁 大びん2本	夕食（　時　分）			
間食	(午後ウオーキング20分)			間食			

INDEX

主食、ワンプレートごはん

エネルギー量(kcal)	料理名	ページ
526	大豆のトマトカレー	166
474	お好み焼き	175
449	ハムと卵と野菜のサンドイッチ	177
438	柳川風牛丼	168
431	みそ焼きうどん	170
427	えんどう入り親子丼	168
426	小松菜としらすのチャーハン	169
417	きざみ昆布のそうめんチャンプルー	164
411	フレンチトースト フルーツヨーグルトソース	176
388	ビビンバ	158
378	アスパラガスとえびのトマトソースパスタ	172
374	ひじきチャーハン	163
354	漬けまぐろ丼	169
342	長ねぎとじゃこの和風パスタ	173
337	煮込みうどん	171
335	ポテトサラダのチーズトースト	177
324	野菜ラーメン	175
316	五目豆の炊き込みごはん	161
310	チンジャオロース風焼きそば	173
305	きのこごはん	182
300	肉つけそば	174
292	ネバネバぶっかけそば	174
286	青豆ごはん	178
281	ゆで鶏そうめん	181
276	けんちんそば	31
275	トースト(バター)	30
248	玄米ごはん	32
245	さつまいもごはん	38
227	きんぴらサンド	159
209	きのことチーズのリゾット	167
164	雑炊(ごはん、卵)	184

デザート

エネルギー量(kcal)	料理名	ページ
113	ビスコッティ	192
120	抹茶とバナナの蒸しパン	191
97	ココアケーキ	190
97	豆腐白玉のみたらし	192
86	かぼちゃとさつまいもの茶巾	193
60	フローズンヨーグルト	191
53	水ようかん	193
39	オレンジとグレープフルーツの白ワイン漬け	194
43	りんご	40
43	バナナ	36
42	メロン	46
37	杏仁豆腐	180
36	パイナップル	42

ジュース、飲み物

エネルギー量(kcal)	料理名	ページ
103	いちごバナナミルク	196
96	アボカドバナナドリンク	195
96	ブルーベリーヨーグルトドリンク	197
93	グレープフルーツヨーグルトドリンク	195
83	カフェオレ	30
61	キウイグレープフルーツジュース	197
59	パプリカフルーツジュース	194
54	小松菜キウイジュース	195
43	春菊パインジュース	197
39	アップルキャロットドリンク	196
34	白菜セロリドリンク	196
30	フレッシュトマトジュース	194

エネルギー量(kcal)	料理名	ページ
19	ズッキーニとトマトのサラダ	118
19	焼きしいたけのキムチのせ	136
18	小松菜のなめたけがけ	100
18	にらともやしの焼きのりあえ	105
18	たけのこの土佐煮	121
17	きゅうりとわかめのあえ物	48
17	キャベツの塩昆布あえ	114
17	ひじきとにんじんのサラダ	131
17	しめじといんげんのしょうがあえ	137
17	エリンギ焼き	135
16	白菜とえのきのおひたし	125
15	あちゃら漬け	120
15	かぶのゆずあえ	112
15	もずくの酢の物	132
15	えのきと三つ葉のおひたし	134
14	なめことめかぶの酢の物	138
13	チンゲン菜のしらすあえ	103
13	もずくの大根おろしあえ	132
12	小松菜としめじの梅昆布茶あえ	100
12	もずくの中華風	132
12	えのきの焼きびたし	134
12	春菊と白菜のおひたし	29
11	青じそなす	123
10	菊花かぶの甘酢漬け	179
9	レタスと海藻のサラダ	127
7	きゅうりとかぶの即席漬け	115
6	セロリとザーサイのあえ物	119

汁物、スープ

エネルギー量(kcal)	料理名	ページ
111	きのこのポタージュスープ	152
92	トマトスープ	152
90	五目豆のチャウダー風	161
52	常夜汁	149
50	豚汁	148
47	わかめのかき玉汁	150
43	酸辣湯風スープ	153
40	海鮮チゲスープ	153
37	オクラと長いもの冷やし汁	151
36	かき玉スープ	44
27	スナップえんどうとねぎのみそ汁	150
26	じゃがいもとわかめのスープ	154
23	キャベツと玉ねぎのみそ汁	150
22	けんちん汁	148
20	なめことなすの赤だし	149
19	彩り野菜の沢煮わん	178
18	あおさとねぎのみそ汁	29
18	白菜とねぎのみそ汁	48
18	ふのりと大根のみそ汁	151
17	小松菜としめじのみそ汁	42
17	わかめとみょうがのみそ汁	151
17	ブロッコリーと玉ねぎのスープ	154
15	わかめとえのきのみそ汁	40
15	キャベツとにんじんのスープ	154
12	キャベツとほうれん草のスープ	46
11	ほうれん草としめじのスープ	155
10	モロヘイヤと長ねぎのスープ	155
10	白菜としいたけのスープ	155
8	ほうれん草と大根のすまし汁	36
6	なめことねぎのすまし汁	38

INDEX

エネルギー量(kcal)	料理名	ページ
38	きのこの和風マリネ	136
37	パプリカのペペロンチーノ	107
37	ごぼうとにんじんの和風ピクルス	117
37	しらたきのたらこあえ	129
36	白菜のおひたし	36
36	春菊と油揚げのサラダ	102
36	パプリカのマリネ	107
36	ほうれん草とえのきのごまあえ	110
36	モロヘイヤとろろ	111
35	いんげんのみそマヨ	101
34	トマトの玉ねぎドレッシング	104
34	たけのことピーマン炒め	121
34	しらたきとにんじんのザーサイ炒め	129
34	小松菜のピーナッツあえ	183
33	さやいんげんとにんじんのごまあえ	38
33	ピーマンと桜えびの炒め物	108
33	ふろふき大根	120
33	かぶとかぶ葉の炒め物	112
33	たけのことふきのじゃこ煮	178
32	ブロッコリーの粒マスタードあえ	109
32	アスパラのチーズ焼き	98
32	なめこと長いものからしあえ	138
31	蒸しなす	123
31	白菜のラー油漬け	125
31	昆布と大根の煮物	130
30	オクラとゆで鶏の梅肉ソース	99
30	にらの酢みそがけ	105
30	アスパラのみそバター炒め	98
30	あさりとねぎのぬた	124
30	白菜と油揚げの煮びたし	125
30	わかめとたけのこの煮物	133
29	オクラとなめこのおろしあえ	99
29	ピーマンの焼きびたし	108
29	長ねぎとしいたけの炒め物	124
29	しめじとねぎの山椒炒め	137
29	まいたけのサラダ	139
28	いんげんのバターソテー	101
28	ズッキーニのナムル	118
28	えのきとハムのワイン蒸し	134
28	きざみ昆布の煮物	164
27	野菜サラダ	30
27	焼きなす	46
27	セロリとにんじんのきんぴら	119
26	グリーンサラダ	46
26	アスパラのヨーグルトソース	98
26	レタスとツナの蒸し煮	127
25	きゅうりとキャベツのごま酢あえ	115
25	エリンギのソテー	135
24	ほうれん草のおひたし	48
24	トマトのみょうがあえ	104
24	ズッキーニの炒め物	118
24	セロリの甘酢漬け	119
22	ゴーヤと玉ねぎのおかかあえ	116
22	カリフラワーのゆかりあえ	113
22	たけのことふきのみそ漬け	121
22	もやしとにんじんのごまあえ	126
22	わかめともやしのナムル風	133
22	しいたけの梅あえ	136
22	まいたけと春菊の煮びたし	139
22	まいたけとこんにゃくのオイスター炒め	139
21	ゆでチンゲン菜の薬味だれ	103
21	焼き玉ねぎ	122
20	塩昆布トマト	32
19	春菊のからしあえ	102

エネルギー量 (kcal)	料理名	ページ
68	しらたきサラダ	129
65	生パプリカのディップ	107
65	昆布とさつま揚げの炒め物	130
65	しめじとじゃがいものガーリックバター	137
64	長いものきんぴら風	143
63	五目豆	161
62	長ねぎのチーズ焼き	124
62	里いものオイスター炒め	141
60	なすみそ炒め	123
59	ビーンズサラダ	40
59	エリンギのベーコン巻き	135
59	かぼちゃのおかか煮	184
59	ごぼうのきんぴら	159
58	大根のそぼろあん	38
58	れんこんとにんじんの煮なます	146
58	切り干し大根のサラダ	162
58	なすのずんだあえ	180
57	きざみ昆布とトマトの和風サラダ	130
57	コーンとツナのサラダ	145
56	ピーマンの納豆あえ	108
56	里いものソテー	141
55	春菊とにんじんの白あえ	102
55	おからのいり煮	160
54	ごぼうとこんにゃくの煮物	128
53	エリンギとごぼうのコチュマヨあえ	117
52	玉ねぎのカレーマリネ	122
52	コーンと切り干し大根のあえ物	145
52	コーンとほうれん草のソテー	145
51	にんじんとツナの蒸し炒め	106
51	塩焼きれんこん	146
50	ブロッコリーの鶏そぼろあん	109
50	大根とほたてのサラダ	120
49	オクラとこんにゃくのオランダ煮	99
49	いんげんとさつま揚げの煮物	101
49	玉ねぎとわかめの梅サラダ	122
48	ブロッコリーとえびのわさびマヨネーズ	109
47	切り干し大根の煮物	162
46	小松菜と厚揚げの煮びたし	100
46	カリフラワーとブロッコリーのオーロラソース	113
46	たたきごぼう	117
45	ゴーヤとロースハムのチャンプルー	116
45	レタスとしめじの炒め物	127
44	きんぴらごぼう	42
44	キャロットラペ	106
44	なめこ入り卯の花	138
44	ひじきのいり煮	163
42	かぶと水菜のサラダ	112
42	豆もやしのカレー炒め	126
41	もやしと豚肉のうま煮	126
40	モロヘイヤと大豆もやしのナムル	111
40	ゴーヤとツナのサラダ	116
40	ひじきのからし炒め	131
40	長いもときゅうりのわさびじょうゆあえ	143
39	きゅうりとちくわのラー油炒め	115
39	わかめとたこの酢の物	133
38	ミニトマトのレモンマリネ	104
38	ほうれん草とにんじんのソテー	110
38	チンゲン菜のにんにく炒め	103
38	モロヘイヤともずくの酢の物	111
38	つきこんにゃくのきんぴら	128

INDEX

エネルギー量(kcal)	料理名	ページ
143	シャキシャキ野菜の豚しゃぶのっけ	64
143	もやし入りかに玉	88
141	まぐろのソース炒め	82
140	鮭の幽庵焼き	79
137	たらとあさりのアクアパッツァ	72
137	ほたてと青菜の塩炒め	87
135	八宝菜	44
134	高野豆腐の卵とじ	93
131	えびのバジル炒め	84
130	豚肉の西京焼き	64
130	鶏の野菜ロール	67
127	ミートソース	156
125	いかと豆苗の豆板醬炒め	83
125	鶏の照り焼き	179
122	焼き鮭	29
122	かきとほうれん草のクリームグラタン	86
121	豚肉のしょうが焼き	48
121	卵とトマトの中華炒め	89
120	にらレバ炒め	33
119	いかのにんにくバター炒め	83
119	きざみ昆布シューマイ	164
118	ほたてのカルパッチョ	87
117	卵とベーコンのココット	90
114	えびの香味野菜蒸し	84
108	かきとにんにくの芽炒め	86
105	あじのたたき	75
105	かつおのたたきサラダ仕立て	78
102	鶏の塩麹漬け焼き	69
101	豆腐の野菜あんかけ	92
97	ポーチドエッグの温野菜添え	90
94	スクランブルエッグ	30
87	肉そぼろ	158
58	切り干し大根の卵焼き	162

副菜

エネルギー量(kcal)	料理名	ページ
173	きんぴらかき揚げ	159
143	夏野菜のラタトゥイユ風	157
114	さつまいもとセロリのケチャップ炒め	140
114	さつまいもとちくわの煮物	140
101	焼き厚揚げ	31
98	かぼちゃの豆乳煮	144
98	ひじき納豆	163
97	にんじんとがんもどきの煮物	106
96	ミモザサラダ	42
96	カリフラワーとウインナー炒め	113
95	さつまいもの粉吹き	140
95	かぼちゃといんげんのピリ辛炒め	144
91	さつま揚げと焼き豆腐の炊き合わせ	36
85	じゃがいもの磯チーズあえ	142
85	花野菜のミートソース焼き	157
82	コールスローサラダ	114
82	かぼちゃのグリル	144
80	じゃがいもの炒め物	142
77	里いものサラダ	141
76	マセドアンサラダ	142
75	長いもの含め煮	143
73	ごぼうサラダ	44
73	にらと卵の炒め物	105
73	ひじきとたこのくるみ白あえ	131
72	ほうれん草のサラダ	110
72	こんにゃくサイコロステーキ	128
70	キャベツとえびの炒め物	114
69	れんこんとえのきのきんぴら	146
69	茶わん蒸し	182

料理インデックス（エネルギー量順）

この本の写真で紹介している料理を、主菜、副菜などの項目ごとにエネルギー量の多い順に並べています。自分に合ったエネルギー量で献立を考えるときにお役立てください。

主菜

エネルギー量(kcal)	料理名	ページ
304	中華風肉じゃが	56
289	ポークソテーオニオンペッパー	62
281	おからコロッケ	160
263	とんかつ	60
263	メンチカツ	59
251	さんまの塩焼き	183
246	豆腐ハンバーグ	59
245	きのこハンバーグ	58
244	たっぷり野菜と豚のしょうが焼き	61
235	牛肉とごぼうのしょうが煮	55
231	ミートローフ	57
230	さばのごまみそ煮	80
228	鶏肉とれんこんのつくね焼き	70
227	牛肉とにらのプルコギ	54
221	厚揚げと白菜のうま煮	91
220	麻婆豆腐	158
217	さばのカレー風味ソテー フレッシュトマトソース	80
212	ぶりステーキ	82
212	たこのアヒージョ	85
210	かじきのトマト煮	71
210	いり豆腐	93
209	牛もものローストビーフ	52
208	いわしのムニエル	76
204	さんまのバルサミコ蒲焼き	81
201	鶏ささ身のピカタ	66
201	さんまのハーブ焼き	81
197	牛肉の辛味炒め	55
197	いわしつみれのしょうがあんかけ	76
193	あじの南蛮漬け	75
192	ホイコーロー	63
190	豚ヒレ肉の竜田揚げ	62
188	たらちり鍋	185
185	彩り野菜のポークロール蒸し	63
185	鶏肉と野菜の煮物	69
184	牛しゃぶ	40
184	鮭ときのこのチャンチャン蒸し	73
183	酢鶏	32
182	肉豆腐	54
179	たらのみぞれ煮	79
178	若鶏から揚げ	46
177	おから入りロールキャベツ	160
175	かじきの青じそみそ焼き	77
173	さわらのとろろかぶら蒸し	74
169	牛肉と根菜のスープ煮	53
169	塩豚の薬味だれ	65
167	さばの塩焼き	38
163	豚とキャベツの重ね蒸し	65
162	かつおの焼き漬け	78
158	さわらの塩麹焼き	42
157	蒸し鶏棒棒鶏	68
156	千草焼き	36
152	牛肉ステーキのにんにくじょうゆ	56
150	たこと里いもの煮物	85
148	手羽元の中華煮	68
148	チキンのハニーマスタード焼き	70
148	かれいの煮つけ	77

223

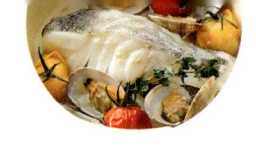

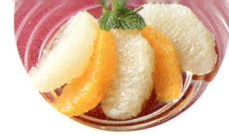

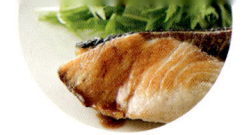

監修　関西電力病院院長
清野 裕

関西電力病院栄養管理室長
北谷直美

参考文献
『五訂増補日本食品標準成分表』
『糖尿病の食事術』主婦と生活社
『図解でわかる糖尿病』主婦の友社
『糖尿病に効くおいしいレシピ』主婦の友社
『糖尿病食事療法のための食品交換表』文光堂

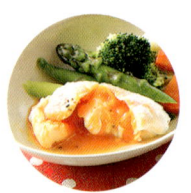

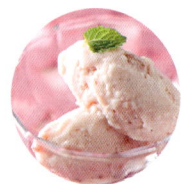

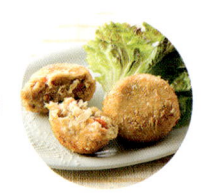

料理・レシピ制作

加藤知子
管理栄養士、日本糖尿病療養指導士。仙台白百合女子大学卒業。病院勤務を経て、一般社団法人食サポートオフィス設立。クリニックにて、通院患者さんの栄養状態の管理や外来での食事相談を担当している。糖尿病や腎臓病をはじめとする病気とともに生きる方への栄養相談を得意とし、WEBサイト・雑誌・書籍への掲載やレシピ提案も精力的に行っている。
食サポートオフィス　ホームページ　http://www.shokusupport.com/

中津川かおり
管理栄養士。food studio mamma主宰。東京家政大学大学院食物栄養学専攻修了。大学に助手として勤務後、2003年にフリーランスの管理栄養士として独立。大学や各種専門学校にて講師を務めるかたわら、レシピ、商品開発、TV・雑誌のフードコーディネイトなどにも携わり、メディア出演も多数。「家族の健康は家庭の食卓から」をモットーに、身近な食材で作りやすいレシピ提案を心がけている。現在は飲食店や社員食堂のレシピ開発も手がけ、活躍の場を広げている。

関西電力病院のおいしい糖尿病レシピ
（かんさいでんりょくびょういん　とうにょうびょう）

編　者　主婦の友社
発行者　荻野善之
発行所　株式会社主婦の友社
　　　　〒101-8911
　　　　東京都千代田区神田駿河台2-9
　　　　電話　03-5280-7537（編集）
　　　　　　　03-5280-7551（販売）
印刷所　大日本印刷株式会社

Ⓒ SHUFUNOTOMO Co., Ltd.2014 Printed in Japan
ISBN978-4-07-293143-1

■乱丁本、落丁本はおとりかえします。お買い求めの書店か、主婦の友社資材刊行課（電話03-5280-7590）にご連絡ください。
■内容に関するお問い合わせは、主婦の友社（電話03-5280-7537）まで。
■主婦の友社が発行する書籍・ムックのご注文は、お近くの書店か主婦の友社コールセンター（電話0120-916-892）まで。
＊お問い合わせ受付時間　月〜金（祝日を除く）9:30〜17:30

主婦の友社ホームページ　http://www.shufunotomo.co.jp/

Ⓡ 本書を無断で複写複製（電子化を含む）することは、著作権法上の例外を除き、禁じられています。本書をコピーされる場合は、事前に公益社団法人日本複製権センター（JRRC）の許諾を受けてください。また本書を代行業者等の第三者に依頼してスキャンやデジタル化することは、たとえ個人や家庭内での利用であっても一切認められておりません。
JRRC〈http://www.jrrc.or.jp　eメール：jrrc_info@jrrc.or.jp　電話03-3401-2382〉

た-081012

Staff
装丁／今井悦子（Met）
レイアウト／金沢ありさ（plan b design）
編集協力／小沢明子
取材・文／小沢明子、杉浦美佐緒
イラスト／尾代ゆうこ、田谷野映（シネワーク）
校正／北原千鶴子、東京出版サービスセンター
撮影／柴田和宣、松木 潤（主婦の友社写真課）
スタイリング／安保美由紀（兎兎工房）
編集担当／中野明子（主婦の友社）